これからのバイオエンジニアリング

東京大学バイオエンジニアリング教科書編集委員会 編

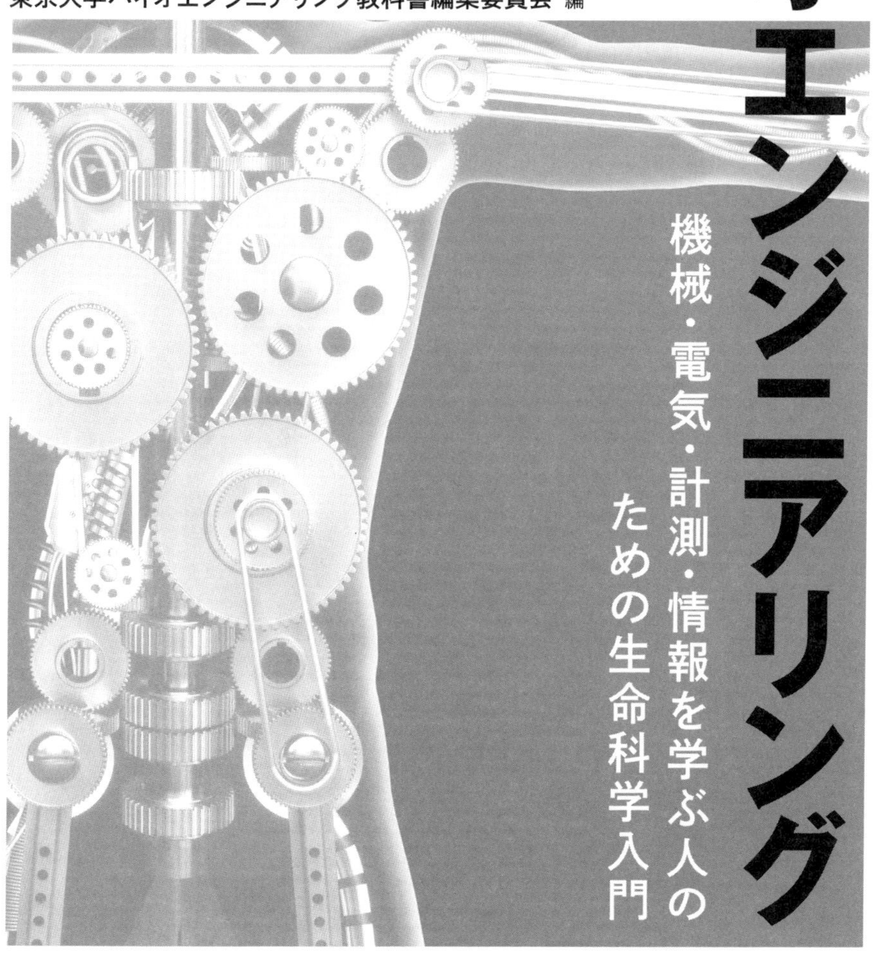

機械・電気・計測・情報を学ぶ人のための生命科学入門

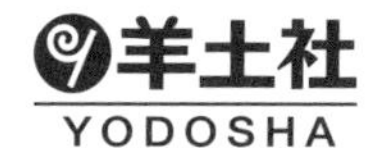

序

バイオエンジニアリングの重要性は近年ますます拡大しています．なぜならば，それは生命の原理という大きな謎を解き明かす学問であると同時に，長寿高齢社会の諸問題の解決や，生活の質いわゆるQuality of Life（QOL）の向上，環境や食料などの地球的課題の緩和に直結するものだからです．そしてその学習は，小中学校の理科の中で最初のステップが始まり，高校，大学・大学院へと展開されています．しかしこの分野を，暗記が多い，細分化されている，考え方の道筋がわかりにくい，と感じる学生も少なからずいるようです．また，数学や物理学の方がすっきりなじみやすく感じる，と話す学生もいます．

本書は，バイオエンジニアリングの基盤を，その基礎が数学や物理学にあることを意識しながら説明してゆく教科書です．脳の研究で顕著な成果を上げげた，イェール大学のネーア（Erwin Neher）は，次のように述べています．

「生物学の世界で何が起こっているのかを深く理解しようと思うなら，物理学や化学は知っておかなければなりません．…（中略）…生化学や分子生物学は学校で習う化学とはまるで違います．生化学や分子生物学は固有のテクニックやルールから成り立っています．それらは，数学的テクニックや物理学的アプローチなしでは理解できません．生化学や分子生物学は，今も数学や物理学や化学を基礎に発展しているからです．」（日生誌，66, 3 (2004) 92-95）

現代のこの分野の進展は爆発的です．しかし特に大きなジャンプを伴う発見・発明の基盤は，常に数学や物理学に根差した深い洞察です．暗記ではありません．電気電子情報工学や機械工学などを含めた数学や物理学，特にそれらが用いる論理展開方法や数式がもつ予言能力が果たす役割は絶大です．生命はとても複雑ですが，その複雑な現象の中から重要なポイントを吟味して抽出し，すなわちモデル化して，複雑な対象の本質を理解したり使ったりしてゆくことが大切です．それが新たな発見や発明につながるのです．

本書は，東京大学大学院工学系研究科バイオエンジニアリング専攻の物理系の教員が分担して執筆しました．「機械」「電気・電子」「計測」「ニューラルネットワーク」の4つの大テーマに沿った構成をとっています．以下の「　」は各章で扱う内容です．

第 1 章「軟骨や血管を再生する」は，血管や骨・軟骨などの生体組織の力学的特性に焦点を当て，これらを定量的に解析することの重要性と方法を説明します．第 2 章「人体をモデル化する，とは？」は，骨格系や血管網といった構造を階層的にとらえながらモデル化して行う，生体力学シミュレーションを取り上げます．第 3 章「医療ロボットと産業用ロボットの違い」は，医療分野におけるロボット技術を構成するための重要技術とその性能評価の要点を説明するとともに，利用の現状を概観します．

第 4 章「バイオエレクトロニクスとは？」は，生体および生体関連物質が，電気的にどのような性質を持つか取り上げ，特に電磁波にどう応答するかを考えます．第 5 章「生体の電気信号を計測する原理」では，細胞膜の電気的特性を理解します．これは神経細胞の活動の基礎にもなるものです．第 6 章「心電図の原理とは？」では，心臓でどのように電気信号が発生するのか，またそれをどのように計測するのかを理解します．

第 7 章「超音波イメージングの原理とは？」は，超音波でなぜ体内を見ることができるのか，また何を見ているのか，その原理を理解します．第 8 章「CT の原理とは？」は，X 線 CT などさまざまな生体情報の画像化に広く使われているコンピュータトモグラフィ（CT）の原理と考え方を，超音波 CT を例に説明します．第 9 章「放射線イメージングの原理とは？」は，量子放射線を使う生体イメージングの原理とそこで使われているさまざまな検出器を取り上げます．第 10 章「MRI や脳波の計測原理とは？」は，磁気共鳴画像（MRI），脳波，脳磁図を中心に，脳の活動を可視化する方法を説明するとともに，磁気で脳に刺激を与える方法を取り上げます．

第 11 章「脳とは何か：モノとしての側面」は，脳細胞の基本的な活動の様子を歴史も顧みながら取り上げ，また実体としての脳の特徴を説明します．第 12 章「脳とは何か：コトとしての側面」は，脳の中の神経細胞が作っているネットワーク，すなわちニューラルネットワークの，情報処理機能の例とその基本的な特徴を説明するとともに，お手元のパソコンでシミュレーションしていただきその動作を体感します．

読者の皆さんが，本書によってバイオエンジニアリングの基盤が実は数学や物理学によって成り立っていることを，実感していただければ幸いです．そして，もしかすると苦手意識を感じているかもしれない方々も，本書をきっかけにこの分野に興味と親しみを感じて一緒にこれを開拓してくだされば，望外の喜びです．

2022 年 8 月

著者を代表して
廣瀬　明

これからの バイオエンジニアリング

第3章

医療ロボティクス　原田香奈子

第Ⅱ部　バイオエレクトロニクスの基礎

第4章

生体およびバイオ関連物質の電気的性質，電磁波と応答　田畑　仁

第Ⅲ部　バイオイメージングの基礎

第7章
超音波によるイメージング　東 隆，高木 周，廣瀬 明

第8章
撮像行列を用いた断層撮像法（CT）　東 隆，高木 周，廣瀬 明

第9章

量子イメージング　高橋浩之

放射線イメージングの原理とは？　142

第10章

脳機能計測とイメージング　関野正樹

MRIや脳波の計測原理とは？　157

第Ⅳ部　ニューラルネットワークの基礎

■12章 章末問題②の入手方法

1 羊土社ホームページ（www.yodosha.co.jp/）にアクセス（URL入力または「羊土社」で検索）
2 トップページ右上の 書籍・雑誌付録特典（スマートフォンの場合は 付録特典）をクリック
3 コード入力欄に右記をご入力ください　コード：bvw - vuol - effi
※すべて半角アルファベット小文字
4 本書特典ページへのリンクが表示されます

※ ご利用には羊土社会員の登録が必要です．ご登録いただきますと，２回目以降のご利用の際はコード入力は不要です
※ 羊土社会員の詳細につきましては，羊土社HPをご覧ください
※ 付録特典サービスは，予告なく休止または中止することがございます．本サービスの提供情報は羊土社HPをご参照ください

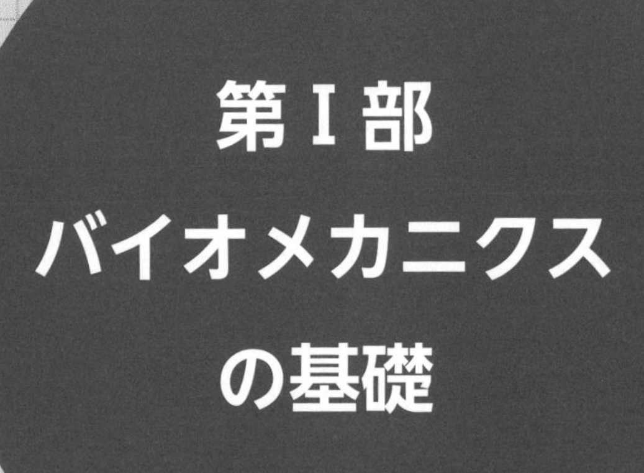

第Ⅰ部 バイオメカニクスの基礎

第Ⅰ部 バイオメカニクスの基礎

第1章 生体組織のメカニクス

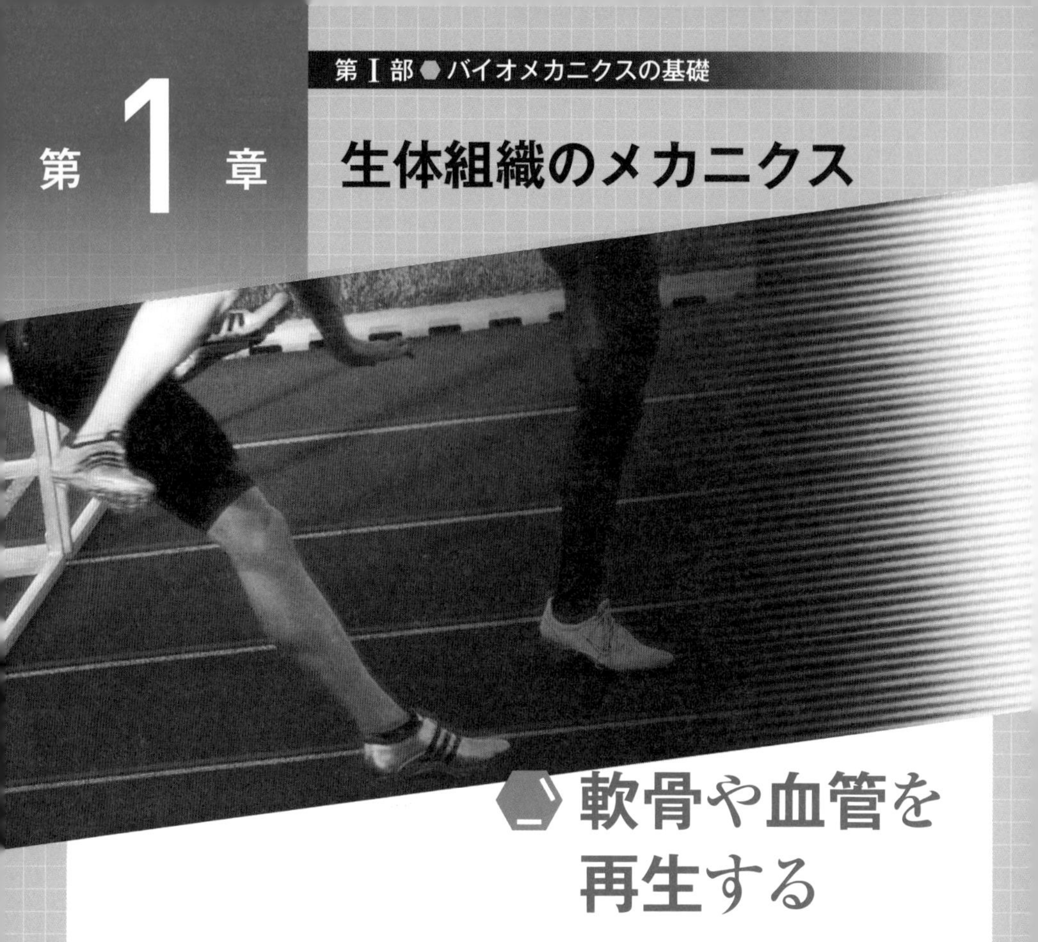

軟骨や血管を再生する

生体組織やその構造を力学の視点で理解する学問をバイオメカニクスという．生体組織の力学的な性質が正常なものからかけはなれると，病気や疾患の発症が促される場合もあり，バイオメカニクス研究は近年，ホットな学問領域となっている．さらに，結果として生じた臓器・組織の力学的な性質の変化が疾患の診断基準となることもある．本章では，生体組織の力学的な性質を定性的・定量的に扱うための考え方を概説する．生体組織の力学的な性質の理解は，疾患発症のメカニズムの解明や診断のみならず，新しい治療技術として注目されている人工臓器や再生医療の研究分野にも貢献しうる工学的手法になりうる．特に本章では，産業化や臨床の観点から，その貢献が期待される，触らずに内部の力学的な状態を計測するための非侵襲計測技術の可能性についても概説する．

【キーワード】生体組織の力学特性，血管の特性，軟骨の特性，骨の特性

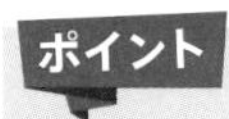

静的な力学特性の評価/動的な力学特性の評価/力学特性の非侵襲計測

1 生体組織の構成要素とバイオメカニクス

1.1 細胞と細胞外マトリクス

私たちの体は細胞と細胞外マトリクスから構成される．これらの成分が協調して働くことにより臓器が形成され，そしてそれらが機能することによって，個体として活動できる状態となる．

人体には200種類以上の細胞が存在し，約40兆個の細胞が集団で協調して活動している．遺伝情報であるDNA（デオキシリボ核酸）は細胞の中央に位置する核内にヒストンと呼ばれるタンパク質と伴に格納されている．DNAはいかなるときも，核を包み込む核膜から外に出ることはない．細胞外部から，細胞膜表面に存在するタンパク質（レセプター）などを介して刺激が核に伝達（情報伝達，シグナル伝達と呼ぶ）されると，DNA（A（アデニン），T（チミン），G（グアニン），C（シトシン）の4種類の核酸の配列に情報が格納されている）の情報を基に，DNAの特定の領域からmRNA（A，U（ウラシル），G，Cの4種類の核酸で構成される）が転写される．そのmRNAが核膜を通過して，細胞質内の小胞体に到達すると3つの核酸に対して1つのアミノ酸が

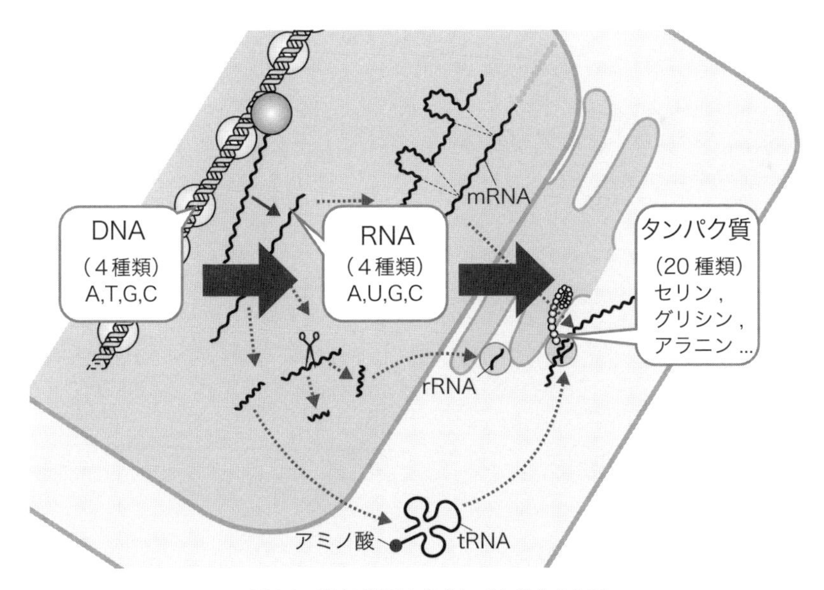

図1.1 DNA転写からタンパク質合成まで

選択され（アミノ酸は全部で20種類ある），アミノ酸同士が連結することによりタンパク質が合成される（図1.1）．合成されたタンパク質の一部は細胞外に分泌されて，細胞外マトリクスとして，細胞とともに組織形成のための役割を担う．

1.2 ダイナミックな平衡状態

生体内の組織は，staticな平衡状態にあるのではなく，dynamicな平衡状態にあると考えることができる．私たちの顔，体格などを形づくる筋肉・骨格は常に一定の形状・構造に保たれているが，ミクロな視点，つまり細胞や細胞外マトリクスの状態を眺めてみるとリモデリングが繰り広げられていることがわかっている．すなわち，外部の刺激に応答して，常に細胞が分裂しながら細胞外マトリクスが分泌され続け，そして同時に，死滅する細胞，分解される細胞外マトリクスが存在する．これらのダイナミックな現象が繰り広げられながらも平衡状態を保ち，生体組織の構造や形態は一定のものに維持される．

生体内組織のリモデリングの平衡状態は，物理的な外乱を負荷することにより容易に変化することがわかっている．例えば，歩行などにより力が骨に加わると，力を受けた部位では骨新生が促進される．この力の分布が骨のマトリクスの局在に影響を与えていることが報告されている（図1.2）．また，膝関節内の軟骨組織に適度な静水圧が加わると，恒常性維持の観点で良好な軟骨組織のリモデリング現象が惹起される[1][2]が，20 MPa以上などの高い静水圧は逆に，組織に機械的なダメージを与えるばかりか，病的な状態にその系全体をシフトさせる効果をもつ（図1.9参照）[3][4]．血管内の環境においても同様に，物理的な視点で，組織内部のリモデリングがコントロールされていることもわかりつつある．血管内

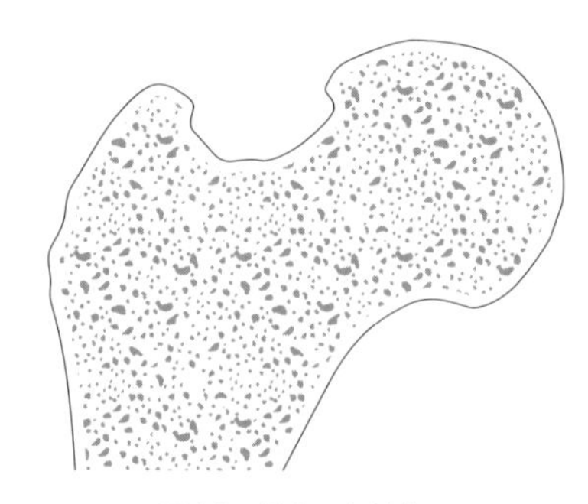

図1.2 骨のマトリクス

の流れの変化が動脈硬化症の発症などにも深くかかわっていることが近年，示唆されているが，詳細は不明なままである．したがって，生体内部における組織の物理環境への適応現象の解明が進めば，疾患の治療，そして将来的な予測と予防に役立つことが期待される．

2 生体組織の静的な力学特性の評価

生体内に存在する組織は複雑な構造を保有しており，力学的な特性の理解は一見，困難に見えるが，１つひとつの構造を分析していくと，定量的・定性的に議論できることがわかる．本項目ではその基礎を学ぶことを目標としよう．

2.1 力の種類

物体に力を加えると変形する．この変形現象は生体組織でも同様に起こり，力の加え方によりその呼び方が異なる．例えば，図 1.3 A に示すように，物体を軸方向に引張ると**引張荷重**が加わる．力の加わる向きを逆向きにすると**圧縮荷重**，物体のある断面に平行にお互いに逆向きに作用する力を**剪断荷重**と呼ぶ．さらに，図 1.3 A ④に示されるモーメントを**ねじりモーメント荷重**，それと直交する方向のモーメントを**曲げモーメント荷重**と呼ぶ．長い棒状・柱状の構造体が圧縮を受ける場合には，その構造体が大きく湾曲し，座屈が起こる．

2.2 ひずみと応力

物体に力が加わると，内部に力が生じる．前者を**外力**，後者を**内力**と呼び，これらの力を単位面積当たりで規格化したものが外部応力・内部応力である．図 1.3 B に示す棒を，両端から外力 P で引張った場合，外力と内力が釣り合うため内力も P となる．断面積を A とすると内部応力 σ は

$$\sigma=\frac{P}{A} \tag{1.1}$$

で表すことができる．図 1.3 A ①に示す方向に力を加えた際の応力を**引張応力**，図 1.3 A ②方向の応力を**圧縮応力**と呼ぶ．棒が一様に変化する場合，もとの長さを L，引張った後の長さを L' とすると，外力による伸びは

$$L'-L \tag{1.2}$$

で表すことができる（図 1.3 C）．この伸びを棒の単位長さで規格化したものが

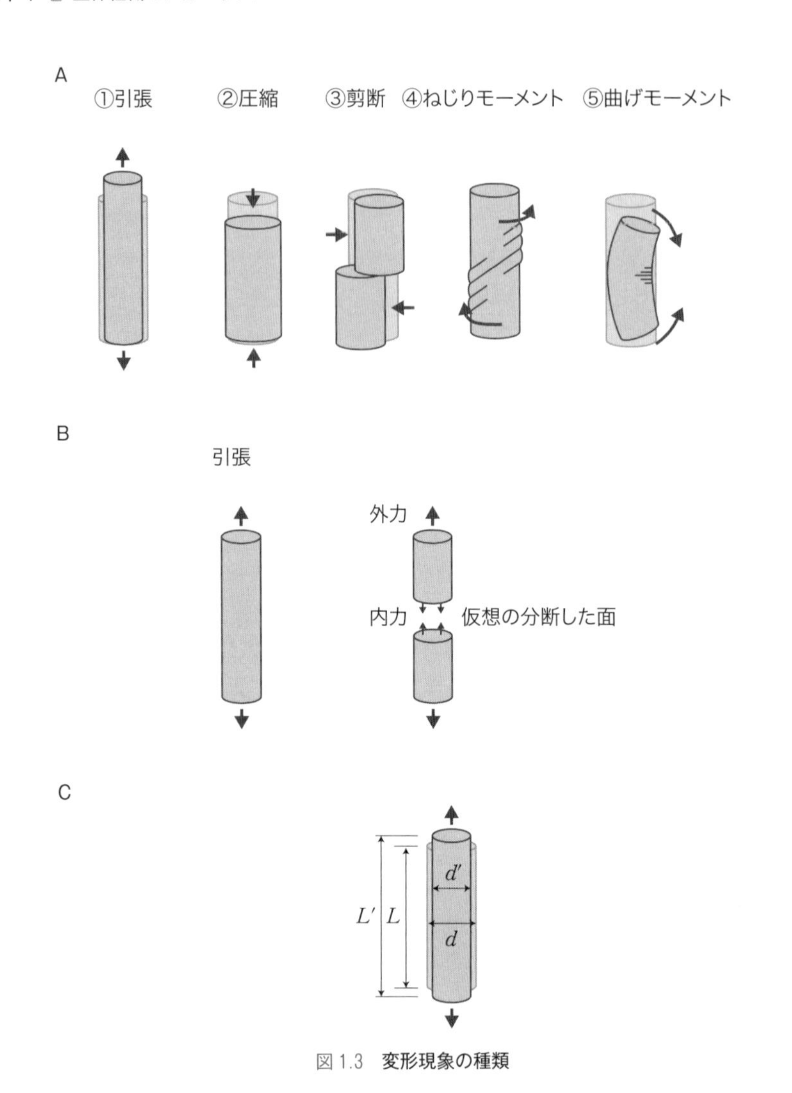

図1.3　変形現象の種類

引張ひずみεである.

$$\varepsilon=\frac{L'-L}{L} \tag{1.3}$$

同様に，圧縮した際のひずみは**圧縮ひずみ**であり，引張ひずみと圧縮ひずみの総称が**垂直ひずみ**である.

棒を引張った際に均一にひずむ場合，ひずみ方向に対して垂直な方向の棒の長

さ d は短くなる．短くなった長さを d' とした際のひずみは，

$$\varepsilon'=\frac{d-d'}{d} \tag{1.4}$$

の式で表すことができる．ε' を**横ひずみ**，引張と同じ向きのひずみ ε を**縦ひずみ**と呼ぶ．ε' と ε の比は材料ごとに一定の値 ν を示す．この値 ν を**ポアソン比**と呼ぶ．

$$\nu=-\frac{\varepsilon'}{\varepsilon} \tag{1.5}$$

もとの棒の体積を V とし，引張後の体積を V' とすると ε_v は

$$\varepsilon_v=\frac{V'-V}{V} \tag{1.6}$$

で表され，**体積ひずみ**と呼ぶ．図 1.4 A に示す直方体の各辺の長さを L_x，L_y，L_z とし，直方体が一様にひずむときのひずみを ε_x，ε_y，ε_z としたときのひずみ ε_v は

$$\begin{aligned}\varepsilon_v&=\frac{V'-V}{V}=\frac{L_x(1+\varepsilon_x)\cdot L_y(1+\varepsilon_y)\cdot L_z(1+\varepsilon_z)-L_xL_yL_z}{L_xL_yL_z}\\&=(1+\varepsilon_x)\cdot(1+\varepsilon_y)\cdot(1+\varepsilon_z)-1\end{aligned} \tag{1.7}$$

となり，ε_x，ε_y，ε_z が十分に小さいので，

$$\varepsilon_v=(1+\varepsilon_x)\cdot(1+\varepsilon_y)\cdot(1+\varepsilon_z)-1\fallingdotseq\varepsilon_x+\varepsilon_y+\varepsilon_z \tag{1.8}$$

したがって，ε_v は ε_x，ε_y，ε_z の和として近似可能である．

構造体が図 1.3 A に示す剪断力を受けるとき，図 1.4 B に示す δ を辺の長さ L で規格化した値が剪断ひずみ γ

$$\gamma=\frac{\delta}{L} \tag{1.9}$$

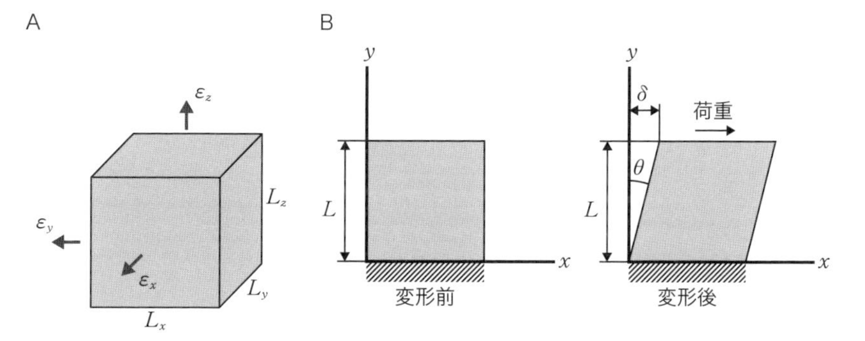

図 1.4　直方体の体積ひずみ

と表すことができる．

材料の力学的な性質を上述の式を使って定量的に表現することができるため，生体組織の力学的な性質もこれらの式を使うことにより定量的に表現し，理解することができる．

2.3 弾性係数

図 1.3 A に示す材料に引張または圧縮荷重を加え，そのときの計測値から得られた**応力**（stress）と**ひずみ**（strain）の値をグラフにプロットすると**応力ひずみ線図**（stress-strain curve，図 1.5）が得られる．このときの応力とひずみの値が線形に変化している領域ではフックの法則が成り立ち，この範囲では材料は弾性変形する．生体組織は通常はこの弾性変形領域内で活動している．応力ひずみ線図の傾きを**縦弾性係数**または**ヤング率**と呼ぶ．

図 1.3 A に示す剪断ひずみが加わる場合にも同様に定量的な解析が可能である．剪断ひずみ γ が加わる際の応力を**剪断応力** τ と呼び，その傾き G は

$$\tau = G\gamma \tag{1.10}$$

の式から計算できる．G を**横弾性係数**または**剪断弾性係数**と呼ぶ．

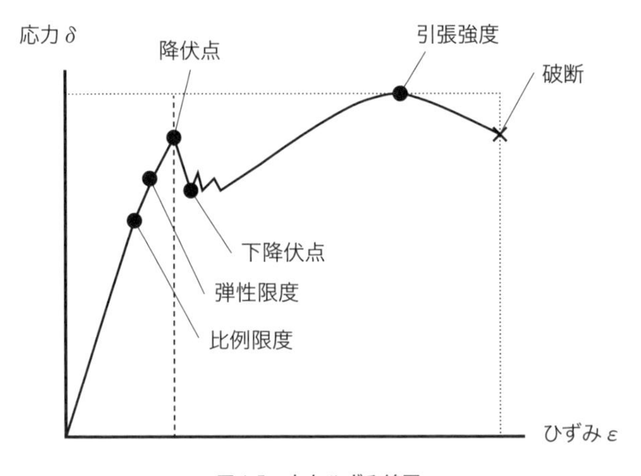

図 1.5　応力ひずみ線図

2.4 応力ひずみ線図

応力とひずみの関係が直線関係にあるその限界点を**比例限度**と呼ぶ．そして，応力とひずみの関係が線形ではないが弾性変形である領域が比例限界の次に現れ

る．その限界を**弾性限度**と呼ぶ．その後，応力を除荷してもひずみがゼロとならない塑性変形が進行する．応力ひずみ線図の中で最も大きい応力値を示す強度を**引張強度**という．最終的に破断点で材料・組織は破断する．弾性限界から破断するポイントまで，材料は塑性変形し続ける．大きく塑性変形する材料を**延性材料**と呼ぶ．塑性変形後，すぐに破断する材料を**脆性材料**（ぜいせい）と呼ぶ．

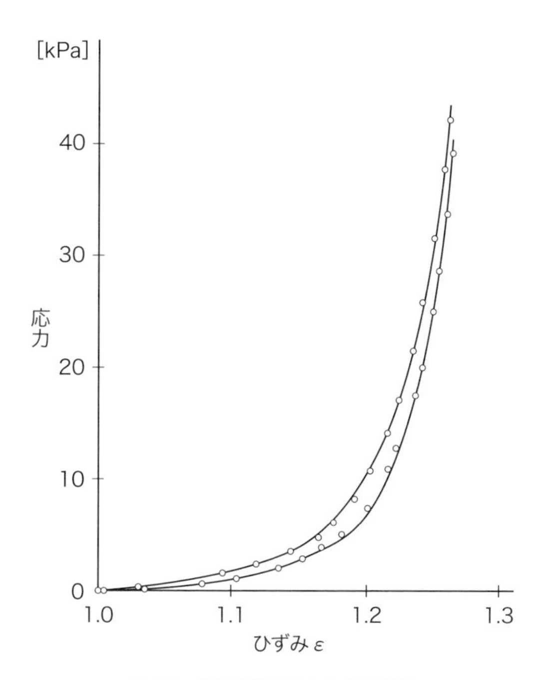

図 1.6　生体組織の応力ひずみ線図

生体組織や臓器の場合，圧縮や引張試験を行うと，弾性変形域においても応力とひずみとの関係は直線とならないことが知られている．**J カーブ**（図 1.6）と呼ばれ，応力が小さい領域では弾性率が小さく，応力を増していくと弾性率が大きくなるため，応力とひずみの関係は J に似た曲線となることが知られている．さまざまなマトリクス成分（タンパク質）が空間的な相互作用をもちながら産生され，最終的にはその臓器や組織が形成される．複数のマトリクスの存在やその相互作用の仕方により，組織や臓器特有の J カーブが形成されると考えられている．例えば，血管の場合には，エラスチンとコラーゲンが主なマトリクスであることが知られている．これらの成分のどちらかを排除することにより，J カーブの一部が消失することからも，生体組織特有の J カーブは，生体組織が複合材料であることに起因すると考えられる．

2.5 安全率

組織が今ある姿を維持するためには，その組織の力学的性質は，一定の基準を満たす必要がある．その目安として安全率 S という考え方がある．

$$S = \frac{\text{基準強さ}}{\text{許容応力}} > 1 \tag{1.11}$$

例えば，歩行にかかる圧縮応力から骨の安全率（安全係数）を見積もることにしよう．歩行時に大腿骨に加わる圧縮応力を 10 MPa とする．そして大腿骨の弾性限度の応力を 100 MPa とするとその安全率を見積もることができる．

$$S=\frac{100}{10}=10$$

1より大きいため，骨にかかわる人工臓器や再生臓器などを設計する際にもこの安全率の概念を取り入れることが有効なアプローチとなる．

3 生体組織の動的な力学特性評価

すべての生体組織は，弾性を有している一方で粘性も有している．弾性を示す材料はバネが代表的であるが，厳密にはバネ成分だけで構成されている生体組織はないと考えてよい．したがって，生体組織は**粘弾性**（visco-elasticity）という力学的特性をもっているといえる．

弾性は，バネ成分（図1.7A）によって実現されており，そのときの応力 σ はひずみ ε に弾性率 E をかけることで求められる．一方，粘性（図1.7B）は，

A バネ

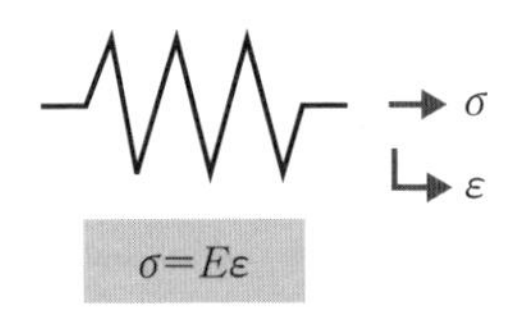

σ：応力　E：弾性率　ε：ひずみ

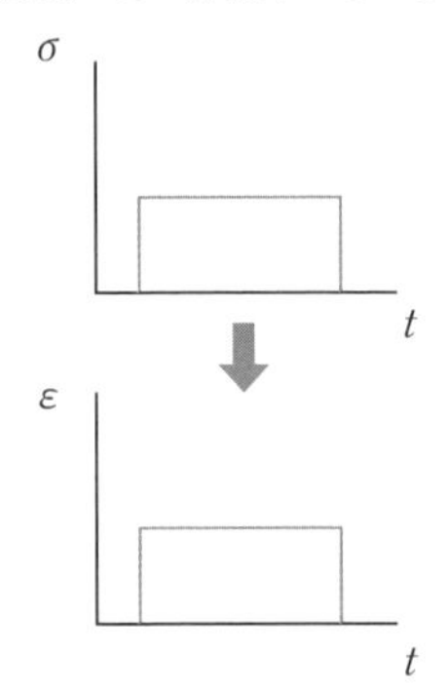

B ダッシュポット

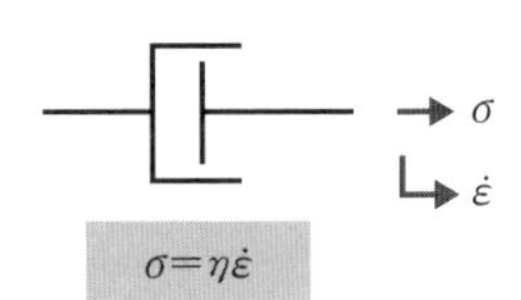

σ：応力　η：粘性率　$\dot{\varepsilon}$：ひずみの時間微分

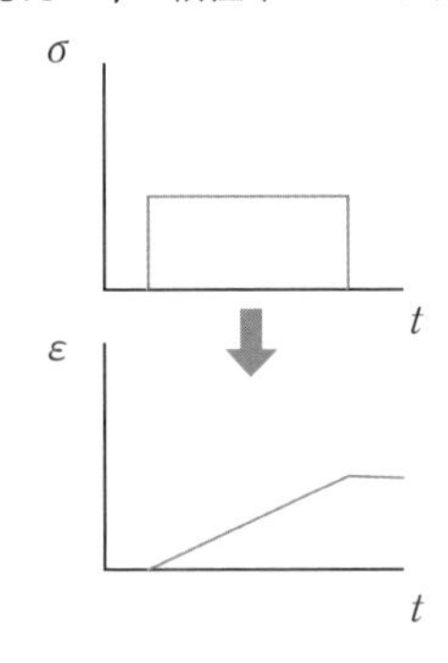

図1.7　バネ成分とダッシュポット成分

ダッシュポッド成分により実現されており，そのときの応力は，ひずみの時間微分に粘性率 η をかけることで求められる．これらの関係を図1.7に示す．

3.1 生体組織の粘弾性を表現するモデル

生体組織の粘弾性は，これらバネ成分とダッシュポッド成分とを組み合わせることにより表現することが可能である．一般的には，①マックスウェル（Maxwell）モデル，②フォークト（Voight）モデル，③標準固体モデル（standard linear solid model）の3種類のモデルが知られている（図1.8）．

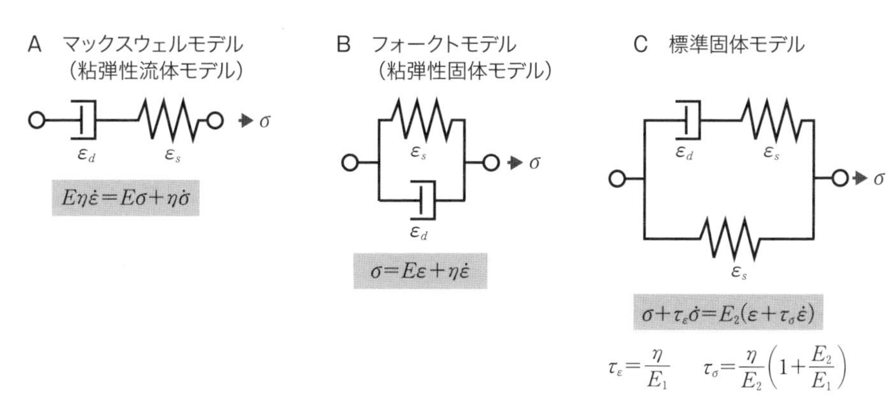

図1.8　生体組織の粘弾性の3つのモデル

1）マックスウェルモデル

マックスウェルモデルは，バネ成分とダッシュポッド成分とを直列に連結したモデルである（図1.8 A）．このモデルに応力を負荷するとひずみが時間とともに増加し続けることがわかる．したがって，このモデルは固体ではなく流体を表しており，**粘弾性流体モデル**（visco-elastic fluid model）とも呼ばれる．

A　マックスウェルモデル
（粘弾性流体モデル）
σ
ε_d　ε_s
$E\eta\dot{\varepsilon}=E\sigma+\eta\dot{\sigma}$

応力とひずみをそれぞれ σ，ε とし，弾性率，粘性率をそれぞれ E，η とする．バネ成分とダッシュポッド成分には，ぞれぞれ独立して応力とひずみが分配される．それぞれを，σ_s，σ_d そして ε_s，ε_d とすると，

$$\sigma=\sigma_d=\sigma_s \tag{1.12}$$

$$E\varepsilon_s=\eta\dot{\varepsilon}_d \tag{1.13}$$

$$\varepsilon=\varepsilon_d+\varepsilon_s \tag{1.14}$$

$$\dot{\varepsilon}=\dot{\varepsilon}_d+\dot{\varepsilon}_s=\frac{\sigma}{\eta}+\frac{\dot{\sigma}}{E} \tag{1.15}$$

という関係式が成り立つ．ひずみの時間微分をこれらの関係式を用いて表し，式を整理すると

$$E\eta\dot{\varepsilon}=E\sigma+\eta\dot{\sigma} \tag{1.16}$$

という常微分方程式で表現できる．

2）フォークトモデル

B フォークトモデル
（粘弾性固体モデル

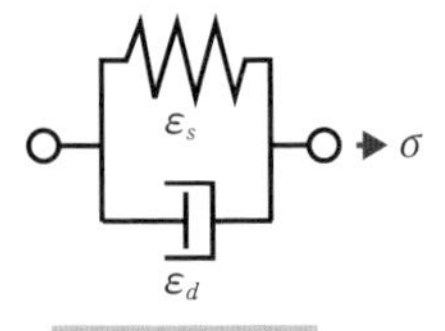

$\sigma=E\varepsilon+\eta\dot{\varepsilon}$

フォークトモデルは，バネ成分とダッシュポッド成分とを並列に連結したモデルである（図1.8B）．このモデルに応力を負荷するとひずみがある値に漸近することがわかる．したがって，このモデルは固体を表しており，**粘弾性固体モデル**（visco-elastic solid model）とも呼ばれる．

このモデルにおいても，マックスウェルモデルと同じく応力とひずみとの関係式

$$\sigma=\sigma_d=\sigma_s \tag{1.17}$$

$$\sigma_s=E\varepsilon_s \tag{1.18}$$

$$\sigma_d=\eta\dot{\varepsilon}_d \tag{1.19}$$

$$\varepsilon=\varepsilon_d=\varepsilon_s \tag{1.20}$$

から，

$$\begin{aligned}\sigma&=E\varepsilon_s+\eta\varepsilon_d\\&=E\varepsilon+\eta\dot{\varepsilon}\end{aligned} \tag{1.21}$$

のような常微分方程式で表現できる．

3）標準固体モデル

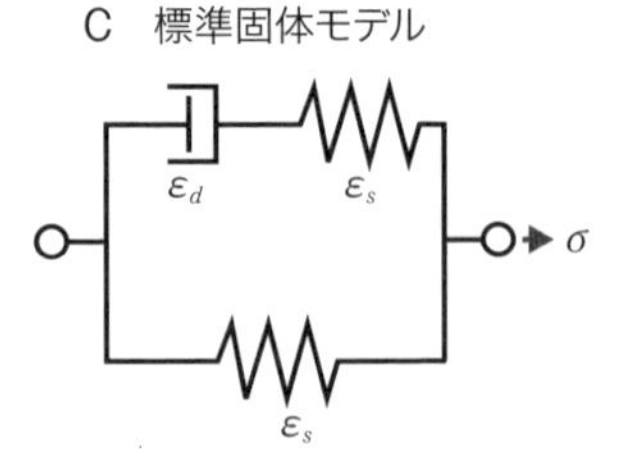

$\sigma+\tau_\varepsilon\dot{\sigma}=E_2(\varepsilon+\tau_\sigma\dot{\varepsilon})$

標準固体モデルは，フォークトモデルにおけるダッシュポッド成分にバネ成分を直列に追加したモデルであり，実際の固体，この場合は生体組織の粘弾性をより的確に表現することができるモデルである（図1.8C）．

このモデルにおいても，上段（ダッシュポッド

成分とバネ成分が直列に配置）と下段（バネ成分のみ）のそれぞれにおいて，応力とひずみとの関係式

$$\sigma=\sigma_1+\sigma_2 \tag{1.22}$$

$$\sigma_1=\eta\dot{\varepsilon}_1=E_1\varepsilon_1 \tag{1.23}$$

$$\varepsilon=\varepsilon_1+\varepsilon_2 \tag{1.24}$$

$$\sigma_2=E\varepsilon \tag{1.25}$$

を立て，それらの関係式を整理すると

$$\sigma+\tau_\varepsilon\dot{\sigma}=E_2(\varepsilon+\tau_\sigma\dot{\varepsilon}) \tag{1.26}$$

$$\tau_\varepsilon=\frac{\eta}{E_1} \tag{1.27}$$

$$\tau_\sigma=\frac{\eta}{E_2}\left(1+\frac{E_2}{E_1}\right) \tag{1.28}$$

のような常微分方程式で表現できる．

3.2 クリープ現象

もし生体組織がバネ成分だけで構成されていたとすると，生体組織に応力を負荷したときのひずみは，応力を負荷している時間にかかわりなく一定である．しかしながら，生体組織は粘性も有するため，ひずみは時間とともに変化する．このように，応力を負荷したときにひずみが時間とともに変化していく現象のことを**クリープ現象**（creep）と呼ぶ．クリープ現象は，産業で使われるさまざまな材料の機械的特性にとって重要なキーワードである．前述の3つの粘弾性モデルに，ステップ状の応力を入力したときの，アウトプットとしてのひずみの時間変化は，それぞれのモデルで得られた常微分方程式を解くことで得られる．これらの常微分方程式は，ラプラス変換・逆変換を用いることで解くことができる．その結果は次のようになる．

$$\sigma \longrightarrow U(t)=\begin{cases} 1 & t>0 \\ \dfrac{1}{2} & t=0 \\ 0 & t<0 \end{cases}$$

マックスウェルモデル　$$\varepsilon(t)=\left(\frac{1}{E}+\frac{1}{\eta}t\right)U(t) \tag{1.29}$$

フォークトモデル
$$\varepsilon(t)=\frac{1}{E}(1-e^{-\frac{E}{\eta}t})U(t) \tag{1.30}$$

標準固体モデル
$$\varepsilon(t)=\frac{1}{E_2}\left(1-\left(1-\frac{\tau_\varepsilon}{\tau_\sigma}\right)e^{-\frac{t}{\tau_\sigma}}\right)U(t) \tag{1.31}$$

3.3 応力緩和

クリープ現象の場合は，入力が応力であり，そのときのひずみの時間変化に焦点をあてている．では，入力がひずみであり，そのときの応力の時間変化に焦点をあてると，どうなるだろうか．クリープ現象の場合と同様，もし生体組織がバネ成分だけで構成されている場合は，一定のひずみを負荷したときの応力は時間にかかわりなく一定である．しかしながら，生体組織は粘性成分が存在するため，一定のひずみを負荷すると，応力は時間とともに変化する．一般には応力は時間とともに減少していくため，この減少のことを**応力緩和**（stress relaxation）と呼ぶ．この応力緩和は，クリープ現象と同様，さまざまな構造物や機械を設計するうえで重要な現象であり，これらの現象を無視しては安全な構造物や機械を設計することはできない．クリープ現象と同様，応力緩和においても，ステップ状のひずみを入力したときの応力の時間変化は，3つの粘弾性モデルのそれぞれの常微分方程式を解くことで得られる．その結果は次のようになる．

$$\varepsilon \longrightarrow U(t)=\begin{cases} 1 & l>0 \\ \frac{1}{2} & t=0 \\ 0 & t<0 \end{cases}$$

マックスウェルモデル
$$\sigma(t)=Ee^{-\frac{E}{\eta}t}U(t) \tag{1.32}$$

フォークトモデル
$$\sigma(t)=\eta\delta(t)+EU(t) \tag{1.33}$$

標準固体モデル
$$\sigma(t)=E_2\left(1-\left(1-\frac{\tau_\sigma}{\tau_\varepsilon}\right)e^{-\frac{t}{\tau_\varepsilon}}\right)U(t) \tag{1.34}$$

3.4 軟骨組織の粘弾性

関節軟骨組織は，骨の端に存在する薄い組織である．軟骨組織の表面は平滑であり摩擦係数が低いために，私たちは自由に歩いたり走ったり跳ねたりすることができ，細かく腕や指を動かすことができる．また同時にこれらの運動に伴う応力が直接，骨に伝わらないためのショックアブソーバーとしての機能も担っている．このショックアブソーバーとしての機能を実現するためには，上述の粘弾性が重要な役割を担っている．

軟骨組織は，軟骨細胞が産生したコラーゲンとプロテオグリカンと呼ばれる巨大なタンパク質で構成されている．コラーゲンは，粘弾性モデルにおけるバネ成分に相当し，プロテオグリカンはダッシュポッド成分を実現していると考えられている（図 1.9）．プロテオグリカンは多くの水分子をトラップしており，それゆえに軟骨組織の含水率は 70％以上となっている．軟骨組織に応力やひずみが負荷されると，この水分が時間とともにゆっくりと組織内を移動することから粘性が実現されていると考えられている．組織・臓器，そしてさらにもっとミクロな領域に存在する細胞に至るまで，生体内の部品はほぼすべてが粘弾性体であると考えることができる．細胞や組織・臓器により異なる個別の粘弾性モデルが存在し，それぞれの弾性率，粘性率の値はすべて異なることが予想される．そして，疾患発症などの変化によって，さらに値は別のものにかわると考えられる．このように，生体組織の粘弾性は，私たちの組織が正常な機能を果たすうえで重要な力学的特性であると考えられる．

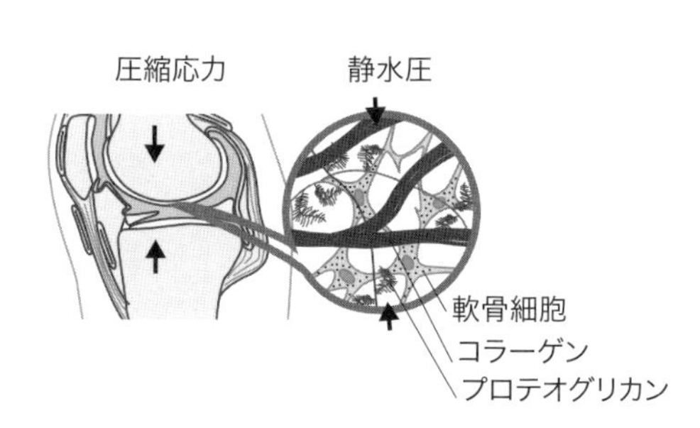

図 1.9　軟骨と静水圧

3.5 その他の生体組織の力学的特性

生体組織や臓器は人工物とは異なる共通した力学的な性質がある．代表的な性質として，異方性が挙げられる．わかりやすい例として，血管は血流に対して垂直な方向には伸びやすいが，血流方向には伸びにくいことがわかっている．このことは，心臓が拍動することによって血管が血流に垂直な方向に引き伸ばされ，そこに血液がたまることにより，効率よく血液が全身に送られるように生体組織が進化した結果なのかもしれない．

また，2.4 項で説明したように生体組織の応力ひずみ線図は J カーブと呼ばれる非線形な曲線となる．応力の低い状況では弾性率が小さく，応力値が高くなると弾性率が大きくなるという力学的特性をもつことが知られている．これらの曲線は，圧縮試験でも引張試験でも多くの生体組織に共通した性質の 1 つであると考えられる．さらに生体組織は温度に依存してその力学的特性が変わる．また，組織・臓器に，応力を加える際の周波数を変えるとその周波数に依存した力学特性データが得られることがわかっている．

4 生体組織の力学特性の非侵襲計測

4.1 変形性関節症と再生組織の評価技術

関節疾患の中でも特に変形性関節症に罹患する患者数は，わが国においては 2,000 万人に達すると報告されている．変形性関節症は，軟骨組織がすり減ってしまう疾患であり，一度罹患すると自然治癒することは希であり，一般には不可逆的に進行し歩行を困難なものとするため，中高年のクオリティオブライフ（QOL）を下げる大きな要因の 1 つとなっている．重度の変形性関節症については関節を人工関節に置き換える人工関節置換術が施されている．わが国においては年間 7 万件を越える人工関節置換が実施されている．したがって，患者の QOL の維持の観点から，変形性関節症の早期診断，早期治療の必要性は大きくなってきている．

一方，再生軟骨の移植が厚生労働省によって認可されたことから，わが国においても変形性関節症の早期治療として，再生軟骨移植による治療が始まった．再生軟骨は培養した軟骨細胞を用い，3 次元培養担体と軟骨細胞そして軟骨細胞が産生したマトリックスにより構成される（図 1.10）．これら再生軟骨組織に限らず，一般的には再生組織は移植にあたって，破壊的な検査をすることができないという再生組織製品特有の問題を有している．これは，サンプリングによる破壊的な検査を通じて品質管理が実現可能である均質・大量生産可能な人工関節などのインプラントとは決定的に異なる点である．したがって，再生組織の非侵襲的な評価技術を

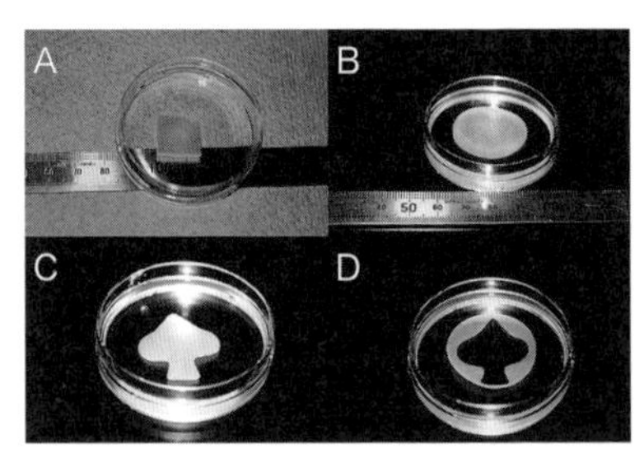

図 1.10 旋回培養による再生軟骨の形成
任意の形状制御が可能である．四角形状の再生軟骨（A），円形の再生軟骨（B），スペードの鋳型で調整（CD）．文献［5］より転載

確立することも重要な課題である．

4.2 MRI やテラヘルツ波を用いたとりくみ

生体中の軟骨組織および再生軟骨組織の力学的特性を非侵襲的に評価することのできる診断技術として MRI がある．MRI は，NMR（核磁気共鳴分光法）をベースしたイメージング法であり，NMR の信号と位置情報とを同時に得る方法として医療診断の現場で活用されている（10 章参照）．軟骨組織は上述のように多くの水分子をトラップするコラーゲンやプロテオグリカンなどのマトリクスと水分子で構成されている．したがって，軟骨組織中の水分子はマトリクス分子と相互作用し，その程度が水分子の T1，T2，拡散係数などに反映すると考えられる．実際にさまざまなマトリクス量を含有する再生軟骨の T1，T2，Diffusion coefficient を計測すると，「マトリクスにトラップされている拘束水の量と自由水の比率」と T1，T2，Diffusion coefficient との間には一定の相関があることがわかっている．このことは T1，T2，Diffusion coefficient を計測することで軟骨組織のマトリクス量，さらには力学的特性を非侵襲的に推定可能であることを示している．

生体組織の非侵襲計測を目的としてさまざまな周波数帯の電磁波が研究されている．その中で，軟骨組織をはじめとする生体組織，再生組織の非侵襲計測のためには，①細胞，DNA にダメージを及ぼすような高い光子エネルギーをもたない電磁波，②生体組織，再生組織の非侵襲評価として mm オーダー以上の厚みのある生体組織を透過できる電磁波，③水分子をはじめとする生体分子の分子間相互作用の振動モードに相当するエネルギーレベルを有する電磁波である必要がある．このようなクライテリアに適合する周波数帯の電磁波の 1 つとしてテラヘルツ波が存在する．今までは，安定した良質な発振源が存在せず，そのシステムも高価であったが，さまざまな手法でテラヘルツ波を発振する方法が開発された結果として，テラヘルツ波の応用研究が広く進められるようになってきた．テラヘルツ波帯は水素結合を含む分子間相互作用や生体内分子のような高分子の振動モードのエネルギーに対応することが多い．一方，紙やプラスチック・脂肪などを透過するが，水には吸収され，X 線と違い人体などへの影響が小さいだけでなく，十分な分解能をもちながら，さらに各物質が特有の吸収スペクトルをもつことわかってきた．生体軟骨組織を含め，生体組織の力学的特性の非侵襲計測のための新たな計測技術として脚光を浴びており，今後の発展が期待される．

まとめ

- 生体組織・臓器の力学的特性の定量的な解析は，疾病の診断・治療に役立つだけでなく，人工臓器や医療機器などの新しい産業を生み出す基礎データとして，重要な役割を担っている．
- 生体組織の静的な力学特性はひずみと応力で捉えるのがよい．
- 生体組織の動的な力学特性は主に粘弾性である．
- 非侵襲技術として，MRI やテラヘルツ波などが期待されている．

章末問題

① 生体組織とプラスチック材料の力学的な性質の違いを説明せよ．

② 生体組織に粘性があることで，どのような現象が生じるか説明せよ．

文献

[1] M. Kawanishi et al.: Redifferentiation of dedifferentiated bovine articular chondrocytes enhanced by cyclic hydrostatic pressure under a gas-controled system. *Tissue Engineering*, 13, 957-964, 2007

[2] K. Maki et al.: Hydrostatic pressure prevents chondrocyte differentiation through heterochromatin remodeling. *Journal of Cell Science*, 134, jcs247643, 2021

[3] K. Montagne et al.: High hydrostatic pressure induces pro-osteoarthritic changes in cartilage precursor cells: A transcriptome analysis. *PLoS One*, 12, e0183226, 2017

[4] K. Montagne et al.: Hydrostatic pressurization of dissociated ATDC5 aggregates as an *in vitro* model of mechanical load-induced chondrocyte damage. *AATEX Journal*, 24, 75-82, 2019

[5] K. Furukawa et al.: Scaffold-free cartilage by rotational culture for tissue engineering. *Journal of Biotechnology*, 133, 134-145, 2008

第2章 人体の力学モデルと数値解析

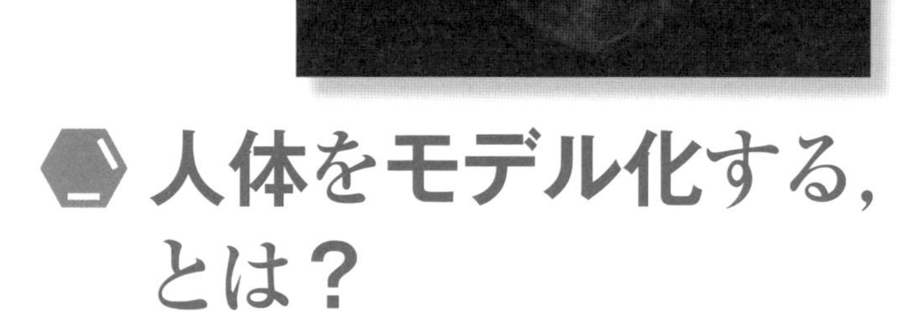

人体をモデル化する，とは？

人体に対する力学的モデルの構築は，人体を用いた実験が不可能な場合などに，その代用として極めて重要な意味をもつ．例えば，走行している自動車の衝突時の人体への影響を調べるために，自動車試験用人体ダミーなどが開発され，衝突時に受ける体の各部位への力の分布などが，シートベルトやエアバッグの安全性評価などに用いられている．また，そのような損傷予測などの直接力学的な作用に関連するものだけでなく，心筋梗塞・脳梗塞，動脈瘤などの循環器系疾患や，運動機能の破綻をもたらすパーキンソン病なども，生体内で起こる複雑な生化学反応や，脳機能と関連しながら，その力学的振る舞いが重要となる疾患である．人体には階層性という特徴があり，そのような階層性をもつ生命を理解し，医療に役立てる方法として，ここでは人体モデルに基づく生体力学シミュレーションを利用する方法について説明する．

【キーワード】コンピュータシミュレーション，医用画像，血行力学，筋骨格系，連続体力学，流体力学，固体力学，階層統合モデル，デジタルツイン

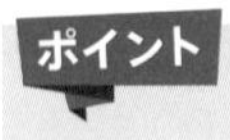

医療機器設計と治療法の検討/循環器系のモデリング/脳神経系のシミュレーション

1 階層性をもつ生体の力学

一般的な工業製品に関連する力学と，生命現象に関連する人体の力学には，システムの複雑さに本質的な違いがある．生命現象の場合には，複雑な階層性が生命維持にとって本質的な役割を果たす．すなわち，生体内においては，ゲノムレベルの情報を基にしてタンパク質が合成され，そのタンパク質の働きにより細胞がその機能を発揮し，その細胞を基本要素として，細胞の集合体としての組織・器官，さらには，その集合体として生体が存在し生命が維持されている．単純にヒトが生きているという状態だけを考えてみても，血流を介して細胞に供給される酸素および栄養分により，細胞はエネルギーをつくりだし，そのエネルギーを基にさまざまな生化学反応を引き起こしてその活動を維持している．この際，細胞におけるさまざまな活動を維持するためには，さまざまな種類のタンパク質が重要な役割を果たしており，それらのタンパク質分子同士が，その形を変えながら相互作用し，シグナルの伝達や物質の輸送を司っている．また，蓄えたエネルギーが不足すると，脳には，栄養を摂取するよう情報が伝わり，脳からの指令に基づいて栄養を摂取し，摂取された栄養が再び血液を流れて細胞にエネルギーを与えることになる．このように生命を維持している機構そのものが，分子レベルから細胞，臓器のレベルまでさまざまなスケールの現象が互いに関係しながら機能を発揮するマルチスケール性を有するのに加え，脳神経系との情報のやりとりを行ないながら機能を発揮する複雑な階層構造を有している．すなわち，これらの階層構造をモデル化し，階層を統合したシミュレーションを実施することにより生命現象を再現すること自身が，直接的に生命を維持するからくりを理解することに繋がる．

2 生体力学とコンピュータシミュレーション

生体力学（バイオメカニクス）に関するシミュレーションは，筋骨格系・臓器の変形から血流まで，生体の力学にかかわる動的挙動を再現し，そのメカニズムを解明すること，さらに，その結果を医療分野に応用する部分までをシミュレーションの対象としている．この際，生体力学シミュレーションに特有かつ重要となるのが，MRI，CT，超音波などの医用画像データを基にした解析である．多くの場合に，医用画像データより得られた静的な画像データに対し，その基礎方程式（質量保存式，運動量保存式など）を解くことにより，動的挙動を予測する．

図2.1に実際に生きているヒトのMRI，CTの医用画像データから再構築された人体モデル（ファントムモデル）の一例を示す．データはボクセル形式*1で与えられている．解像度は0.5 mm刻みとなっている．局所的に解像度を高くした画像データを用いることも可能であるが，患者固有のデータに基づく病態の予測と治療法の検討の観点からは，この程度の解像度が一般的である．つまり，このレベルの解像度のデータを利用したシミュレーション技術の開発が重要となる．

2.1 基礎方程式と保存則

生体力学シミュレーションにおいては，生体組織や臓器の変形や血流などの動的挙動は，固体力学および流体力学に基づく方程式で記述される．この方程式は，質量，運動量，エネルギーなどの物理量を，時間と空間の関数である場の量（密度，速度，温度など）として記述する連続体力学を基礎とし，保存則を満たす偏微分方程式とその境界条件で与えられる．保存則は，質量，運動量，エネルギー

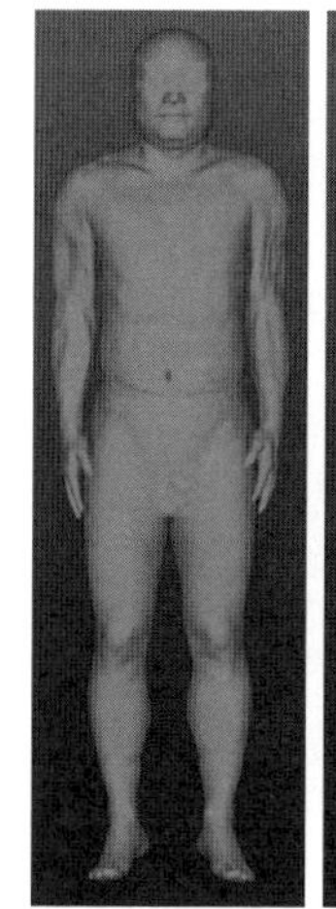

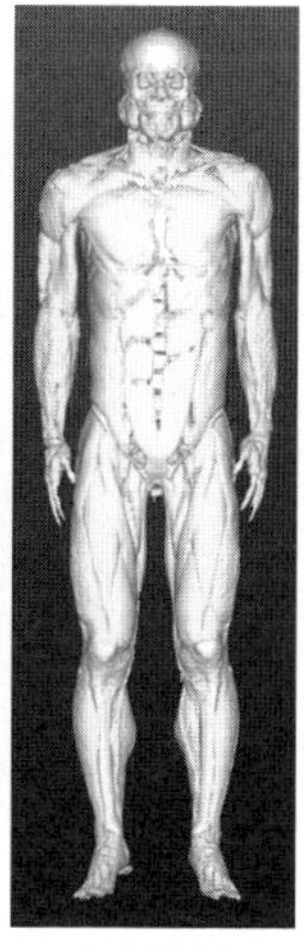

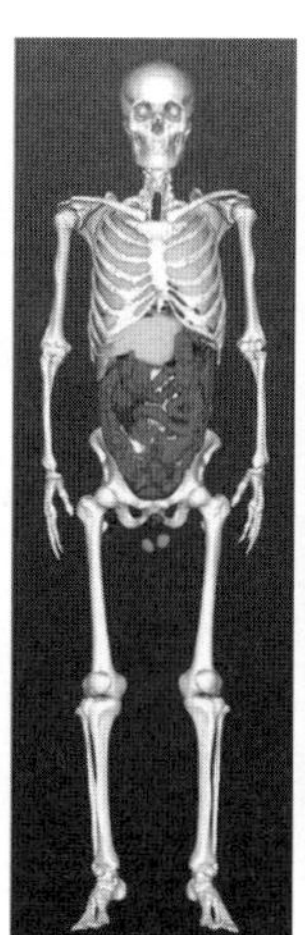

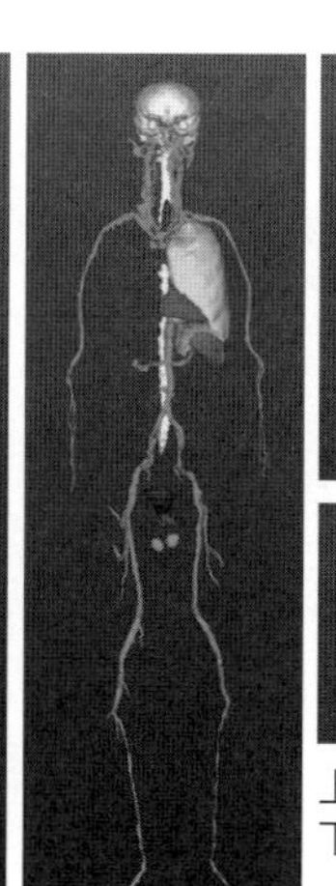

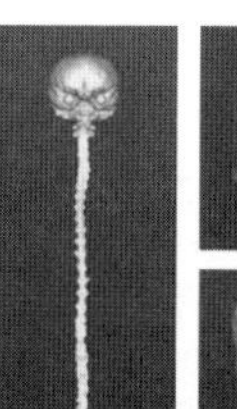

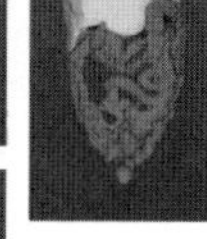

図2.1　MRI，CTの画像データを基に構築された人体モデル
理化学研究所提供．

*1　ボクセルとは，2次元の画像データにおけるピクセルの概念を3次元に拡張したものであり，データを構成している離散的な点に関して，各点がどの臓器に所属していて，どういった物性値を持っているかの情報が与えられている．

に対して与えられ，基礎方程式は検査領域における物理量の積分を用いて，以下の形式で表すことができる[1]．

$$\frac{\partial}{\partial t}\iiint_V \boldsymbol{\Phi} \mathrm{d}V = \iint_S \boldsymbol{\Psi}(\mathbf{n}) \mathrm{d}S + \iiint_V \mathbf{G} \mathrm{d}V \tag{2.1}$$

ここで，積分する検査体積内の物理量（保存量）$\boldsymbol{\Phi}$，検査面表面を通過する流束（フラックス）$\boldsymbol{\Psi}(\mathbf{n})$，検査体積内の体積力による影響を表わす項 $\mathbf{G}$ は，

$$\boldsymbol{\Phi} = \begin{bmatrix} \rho \\ \rho\mathbf{v} \\ \rho(U+|\mathbf{v}|^2/2) \end{bmatrix} \tag{2.2}$$

$$\boldsymbol{\Psi}(\mathbf{n}) = -\begin{bmatrix} \rho\mathbf{v}\cdot\mathbf{n} \\ \rho\mathbf{v}\mathbf{v}\cdot\mathbf{n} \\ \rho(U+|\mathbf{v}|^2/2)\mathbf{v}\cdot\mathbf{n} \end{bmatrix} + \begin{bmatrix} 0 \\ \boldsymbol{\sigma} \\ \boldsymbol{\sigma}\cdot\mathbf{v} \end{bmatrix} + \begin{bmatrix} 0 \\ 0 \\ \boldsymbol{\sigma}\cdot\mathbf{n} \end{bmatrix} \tag{2.3}$$

$$\mathbf{G} = \begin{bmatrix} 0 \\ \rho\mathbf{g} \\ \rho\mathbf{g}\cdot\mathbf{v} \end{bmatrix} + \begin{bmatrix} 0 \\ 0 \\ \rho Q_s \end{bmatrix} \tag{2.4}$$

である．ρ は密度，$\mathbf{v}$ は速度ベクトル，$\boldsymbol{\sigma}$ は応力テンソル，U は内部エネルギー，$\mathbf{g}$ は単位質量あたりの物体力（重力加速度など），Q_s は単位質量あたりの発熱量を表し，検査領域の体積を V，表面積を S とし，$\mathbf{n}$ は検査領域表面の外向き法線方向ベクトルである．

上記，$\boldsymbol{\Phi}$，$\boldsymbol{\Psi}(\mathbf{n})$，$\mathbf{G}$ のベクトルの成分において，上から，質量，運動量，エネルギーの保存則に対応している．この時点では，保存則を表しているのみで，解析の対象とする物質の特性は含まれていない．この式の応力 $\boldsymbol{\sigma}$ の部分に，ひずみやひずみ速度と応力の関係を記述する構成方程式を適用することにより，弾性体や流体あるいは粘弾性体としての物質の特性が与えられ，実際の物質（組織や臓器）の挙動を表す式となる．

例えば，流体力学では，応力テンソル $\boldsymbol{\sigma}$ は，応力テンソルの対角成分の平均に相当する圧力 p と，圧力からの偏差成分に相当し物質の特性を表す粘性応力 $\boldsymbol{\tau}$ に分割する．すなわち，

$$\boldsymbol{\sigma} = -p\mathbf{I} + \boldsymbol{\tau} \tag{2.5}$$

と表す．水や空気をはじめとし，多くの実在流体で，ひずみ速度に比例した粘性応力が働くとするニュートン流体のモデルが流れを精度よく再現することが知られている．ニュートン流体では，粘性応力 $\boldsymbol{\tau}$ が，粘性係数 μ を用いて，次式で

与えられる．

$$\boldsymbol{\tau}=\mu(\nabla\mathbf{v}+\nabla\mathbf{v}^{\mathrm{T}})-\frac{2}{3}\mu(\nabla\cdot\mathbf{v})\mathbf{I} \tag{2.6}$$

さて，式(2.1)は，有限なサイズの検査領域を前提に保存式を表現したものである．実際によく用いられる基礎方程式は，この検査領域を無限小にもっていき，ガウスの発散定理を用いて，偏微分方程式により記述されたものである．ニュートン流体の場合の運動量保存式が，**ナビェ・ストークス方程式**にあたり，次式で与えられる．

$$\frac{\partial(\rho\mathbf{v})}{\partial t}+\nabla\cdot(\rho\mathbf{v}\mathbf{v})=-\nabla p+\nabla\cdot\left(\mu(\nabla\mathbf{v}+\nabla\mathbf{v}^{T})-\frac{2}{3}\mu(\nabla\cdot\mathbf{v})\mathbf{I}\right) \tag{2.7}$$

2.2 弾性体の場合

固体力学においては，変位を $\mathbf{u}$ とすると，等方性をもつ線形弾性体の場合は，応力 $\boldsymbol{\sigma}$ とひずみ $\boldsymbol{\varepsilon}=\frac{1}{2}(\nabla\mathbf{u}+\nabla\mathbf{u}^{\mathrm{T}})$ の関係を与える構成方程式が，次式で与えられる．

$$\begin{aligned}\boldsymbol{\sigma}&=\lambda_s\mathrm{tr}(\boldsymbol{\varepsilon})\mathbf{I}+2\mu_s\boldsymbol{\varepsilon}\\&=\lambda_s(\nabla\cdot\mathbf{u})\mathbf{I}+\mu_s(\nabla\mathbf{u}+\nabla\mathbf{u}^{\mathrm{T}})\end{aligned} \tag{2.8}$$

ここで，λ_s，μ_s は**ラメの定数**（Lame's constants）と呼ばれ，ヤング率 E，ポアソン比 v_s を用いて，

$$\lambda_s=\frac{v_s}{(1+v_s)(1-2v_s)}E \tag{2.9}$$

$$\mu_s=\frac{1}{2(1+v_s)}E \tag{2.10}$$

で与えられる．一般に線形弾性体の構成方程式は微小ひずみを仮定した線形弾性体でしか用いることができず，柔らかく大変形する生体組織（細胞）では，超弾性体のモデルがよく用いられる．筋肉や臓器などの連続体力学モデルとして用いられる超弾性体としては，Mooney-Rivlin 体のモデル[2]などがある．

これらの基礎方程式に基づき，動的挙動を予測する場合には，質量保存式と運動量保存式を，温度分布などの熱的な効果も含める場合はエネルギー保存式も含めて連立し，有限要素法，有限差分法，有限体積法などの数値計算手法によりコンピュータシミュレーションを実施する．これに加えて，最近では，計算機の性能向上に伴い，より複雑なシミュレーションが可能となり，タンパク質のダイナ

ミクスなどを考慮にいれ，生体のもつ階層性も取り入れたマルチスケール・マルチフィジックスシミュレーションが実施されている．

3 医療機器設計と治療法の検討

医用画像データから構築された人体データを用いてシミュレーションを実施し，新しい医療機器の開発や設計，治療方法・診断方法の検討に利用することができる．ここでは，一例として，超音波を用いた治療法について説明する*2．

3.1 HIFUシミュレーション

体外より照射した超音波を目的部位に集束させ，組織を加熱凝固により壊死させる治療を**強力集束超音波療法**（high intensity focused ultrasound therapy：HIFU療法）と呼ぶ．これは前立腺がんや乳がん，子宮筋腫の治療に用いられてきている．近年，このHIFU療法を肝腫瘍や脳組織などの体深部の部位の焼灼（しょうしゃく）にも適用するための治療器が，欧米の企業を中心に続々と開発されてきており，信頼性の高い技術として確立されれば，切開手術が不要な低侵襲な治療法となる．HIFU療法を体深部の治療に用いる際に問題となるのが，皮膚や脂肪および臓器による超音波の減衰と，骨（頭蓋，肋骨）や多媒質からなる組織間の界面における超音波の反射・屈折である．特に，骨による反射・屈折の影響は，脳腫瘍などに対して頭蓋骨越しに超音波を照射する治療法の可能性を評価するのに極めて重要な要素となる．

治療器の実用化に向けては，もちろん通常の医療機器と同じように，動物実験から臨床試験へのプロセスを経るが，超音波のように骨と軟組織が混在している体内で複雑な伝播特性を示すものに関しては，動物実験以前にヒトのファントムモデルによるシミュレーションが非常に有効となる．特に，実機の設計の際には，どのようなサイズの超音波発生素子を何枚，どのような配置で設置するかが，治療の精度に大きな影響を与える．この部分の初期評価をシミュレーションで行うことにより，開発コスト・時間の大幅な短縮を期待でき，また動物実験の回数を

*2 同様の考え方に基づく解析方法は，支配方程式は異なるが，人体内を通り過ぎるある種のエネルギーの伝播を利用する放射線治療やMRI，CTなどの診断手法に対しても，有効となる．

大幅に減らすことにもつながる．以下では，このような目的に使用できる生体内を伝播する超音波のシミュレーションと，頭蓋骨越しの超音波照射に関して，目的部位への集束を達成するための焦点位置の制御の方法について説明する．

ここで紹介する数値計算手法は，圧力伝播に関する基礎方程式を有限差分法に基づいて空間に4次精度中心差分で離散化し，**FDTD法**（finite difference time domain method）に準じた方法で時間積分を行っている[3]．また，境界条件には，

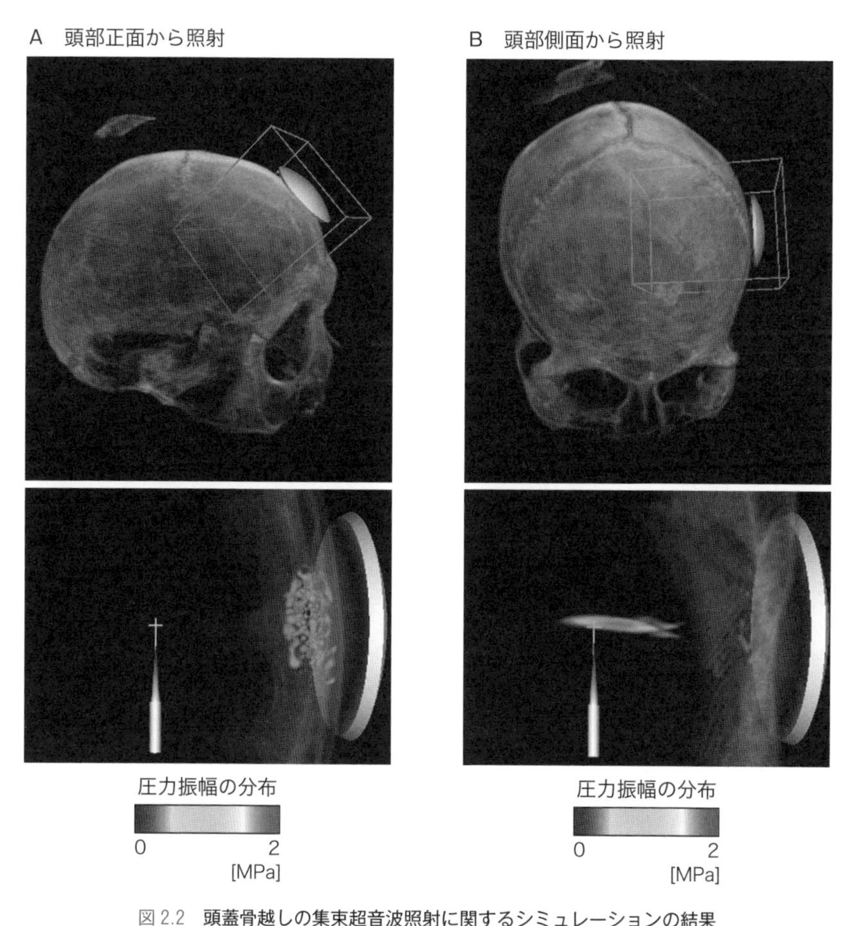

図2.2　**頭蓋骨越しの集束超音波照射に関するシミュレーションの結果**
Aの条件，頭部正面から照射した場合には頭蓋骨における反射・屈折が大きくターゲットとなる位置で十分な圧力振幅が得られていないのがわかる．これに対し，Bの条件，頭部側面から照射した場合には，ターゲット近傍で十分な圧力振幅の発生が確認できる．これは，頭蓋骨の側面部が正面部に比べ薄いことに起因している．

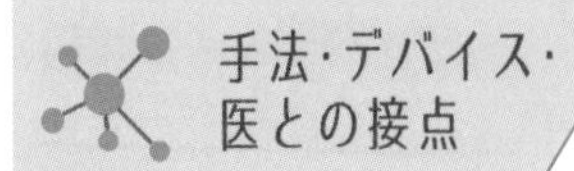

FDTD法

FDTD法とは，電磁場の解析でマックスウェル方程式を解く際にもよく使われ，差分法をもとに時間領域で解く手法である．ここでは，簡単のため，1次元の波動方程式に対して，空間方向に2次の中心差分を用いた場合の標記を示しておく．音速 c で伝播する圧力 p の波動方程式は次式で与えられる．

$$\frac{\partial^2 p}{\partial t^2}=c^2\frac{\partial^2 p}{\partial x^2}$$

この式をコンピュータ上で解く際に，微分を行う際の微小量 Δx や Δt を無限小ではなく，有限ではあるが小さな刻み幅で扱ったものが差分法である．すなわち，微分の演算が差分と呼ばれる演算になり，離散化された差分式をコンピュータを使って解くことになる．ここでは，上の波動方程式を解くときの離散方法の一つを示しておく．

波動方程式の場合，上記の方程式を2段階に分けて

$$\frac{\partial q}{\partial t}=c^2\frac{\partial^2 p}{\partial x^2} \tag{1}$$

$$\frac{\partial q}{\partial t}=q \tag{2}$$

とすると解きやすい．数学的には，時刻 t に関する2階の微分方程式を，1階の微分方程式2つに分けた操作である．この式を差分式として離散化すると以下のようになる．

$$\frac{q\left(t+\frac{1}{2}\Delta t, x\right)-q\left(t-\frac{1}{2}\Delta t, x\right)}{\Delta t}=c^2\frac{p(t, x+\Delta x)-2p(t, x)+p(t, x-\Delta x)}{(\Delta x)^2} \tag{3}$$

$$\frac{p(t+\Delta t, x)-p(t, x)}{\Delta t}=q\left(t+\frac{1}{2}\Delta t, x\right) \tag{4}$$

式(1)の差分式が式(3)，式(2)の差分式が式(4)に対応している．この離散式では，変数 q の値は p を求めている時刻の中間で計算していることになる．この式(3)と式(4)を交互に解いていくことにより，時々刻々と変化する圧力の空間分布を数値計算により求めることができる．このように空間方向および時間方向に差分の考え方を取り入れて，数値計算をする方法をFDTD法と呼ぶ．なお，この波動方程式は7章でも解説する．

境界における超音波の反射を防ぐためにPML（Perfectly Matched Layer）を用いている．この手法を用いて，実際に生きているヒトの頭部のCTデータに対して超音波照射のシミュレーションを行った結果を図2.2に示す．

一般に，側面部から当てた方が透過性のよいことは知られているが，頭蓋骨の形状や厚みは個人差が大きく，どの程度の超音波をどのように当てるべきかについては普遍的な手法は存在しない．

3.2 位相制御による焦点制御

さて，図2.2に示した計算例では，側面部から照射した場合，ターゲット部で十分な強度は得られているが，ターゲット近傍で最も大きな圧力振幅が見られるのは，ターゲットの位置より超音波発振側にあるのがわかる．このような場合には，脳腫瘍の部分ではなく正常部分を焼灼してしまうことになる．

このような状況に対して，焦点位置の制御を効率よく行う手法がある．多数の超音波発振パネルを用いて，それぞれのパネル（ピエゾ素子*3）が振動する位相をずらすことにより焦点位置を制御する方法である．実際の位相をずらす（位相遅延の）方法には，線形の圧力波の伝播を記述する波動方程式を利用する．時間方向と空間方向の反転に対して形を変えない特性を利用するのである．すなわち，超音波を集束させたい位置に超音波の音源をおいたシミュレーションを行い，その音源から頭蓋骨の外側にもれ出てくる超音波を広い範囲で録音し，この録音した情報をそのまま反転して，内部に向かって照射すると，このように照射された超音波はもとの音源をおいた位置に集束する．この手法は**時間反転法**（time reversal method）と呼ばれるが，現実には頭蓋骨外部の全域の情報ではなく，アレイ型に配置したピエゾ素子の位置で取得した情報のみを利用して超音波を照射するため，元の位置で集束することが保障されていない．また，波動伝播の非線形性も存在するため，照射強度を強めるほど，時間反転法の誤差が大きくなると考えられる．

ここでは，焦点位置を制御する際の位相遅延を求めるのに，焦点に置いた音源から来る超音波に関して，各ピエゾ素子で受信した圧力と中心のピエゾ素子で受信した圧力の相互相関を計算し，この相互相関が最大となるように各ピエゾ素子の位相遅延 τ_n を求めて，位相制御の有無の条件でシミュレーションを行った結

---

*3　ピエゾ素子とは，電気信号を振動に変換する素子．7章も参照．

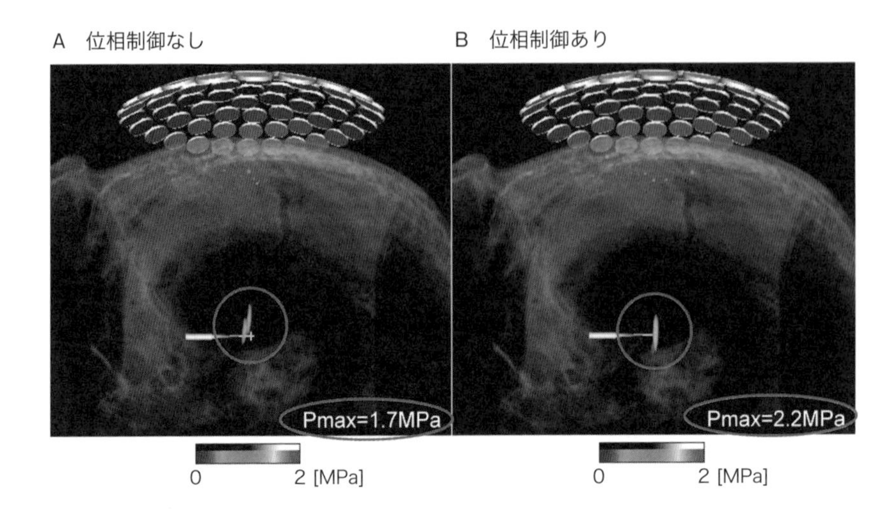

図2.3 アレイ型に配置したピエゾ素子による焦点位置制御に関するシミュレーション結果

果を図2.3に示す．図より，位相制御をしなかった場合には，ターゲットに超音波が集束していないのに対し，位相制御した場合には，ターゲット部分に超音波の集束が得られているのがわかる．

最後に計算規模について簡単に触れておくと，ここで示した例は120 mm×160 mm×120 mmの計算領域に600×800×600（$=2.88\times10^8$=2.88億）個の格子点をとり，1 MHzの超音波を照射した計算である．実際に治療用に焦点領域を絞るためには，超音波の周波数を上げることが1つの方法として考えられるが，高周波超音波を照射した系や，高照射圧で焼灼し非線形性が強く現れる系では，数値計算用にさらに解像度が必要となり，10^{10}～10^{12}個程度の格子点を用いた，大規模計算を実施する必要がある．

4 循環器系のモデリング

ここでは，循環器系のモデリングの例として，多数の赤血球や血小板などの血球細胞を含む血流のシミュレーションと，血圧の時空間変化を予測する脈波伝播のシミュレーションに関して，そのモデリングの方法を説明する．

4.1 赤血球を含む血流のシミュレーション

前述の通り，ひずみ速度に比例した応力が働く流体をニュートン流体と呼ぶ．水や空気など私たちの身の回りの多くの流体はニュートン流体として記述できる．血液は一般に非ニュートン流体と呼ばれるが，この表現は正確でない．血液の非ニュートン性を支配しているのはその体積割合（ヘマトクリット値）で35～50%程度を占める赤血球である．すなわち赤血球も含めた血流の平均的流動構造が，非ニュートン流体としての振る舞いを示すことになる．

さて，血流の平均的流動構造を考えた場合には，赤血球のサイズと血管径の比が重要な意味をもつ．血管径が十分大きい場合には，赤血球も含めた血液をニュートン流体として見なすことも可能で，血管径の減少とともに赤血球のもたらす非ニュートン性が重要となる．特に，毛細血管などでは，血管径と赤血球のサイズが同程度となるため，非ニュートン流体という呼び方も適切ではなく，血漿と血球などを分離して考える分散混相流としての扱いをしなくてはいけない．ここでは，膜-流体構造連成手法[4]を用いて，血流中を赤血球や血小板が流れる様子をシミュレートした結果について説明する．

図2.4は，血小板と赤血球が一様に混ざり合った初期条件（$t=0$）から計算を開始し，時間とともに赤血球の変形流動構造を調べた計算である．従来の知見より，赤血球は大変形とともに血管の中央寄りを流れ，血管壁近傍に血漿層ができること（赤血球の軸集中）が知られている．これに伴い，血小板は大きさが2 μmほどと赤血球に比べサイズが小さいため，血漿層とともに血管壁側に押し出され，血管壁近傍により存在しやすくなる．本計算で行なった時間ス

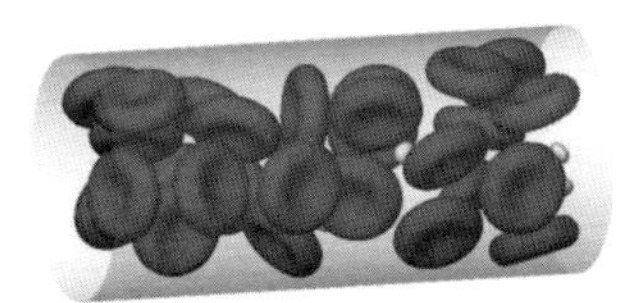

$t=0$

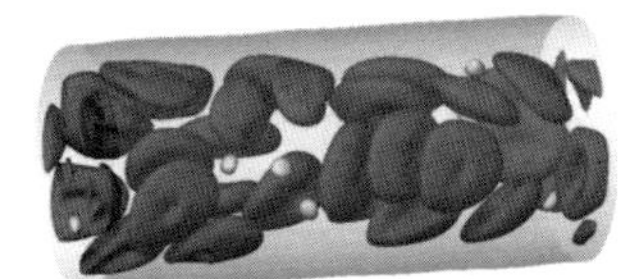

$t=7.5$ ms

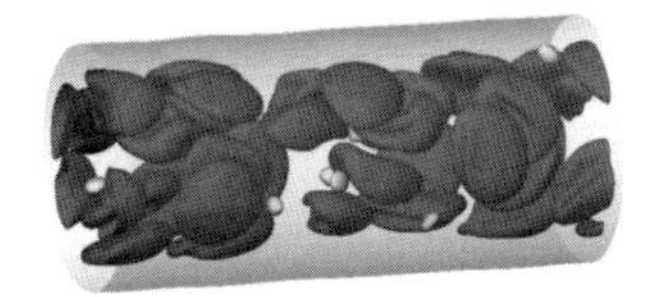

$t=30$ ms

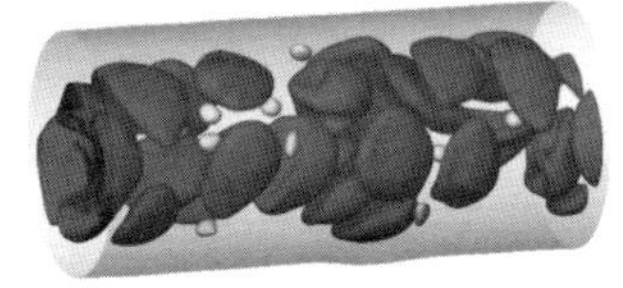

$t=75$ ms

図2.4　多数の赤血球と血小板を含む流れのシミュレーション結果

ケールでは，一様に混ざった状態からスタートし，赤血球の軸集中と血小板の血管壁集中は顕著には表れないが，赤血球および血小板の位置の時間発展を調べると，この傾向を見ることができる．図2.5は，血小板の位置の時間発展を示したものである．縦軸の10 μmの位置が血管壁の位置になる．図より一度血管壁側に押し出されてきた血小板は，その後，中央付近に戻っていくことなく血管壁近傍を流れている様子が示されている．すなわち，さらに長時間経つと，他の血小板もやがて壁面近傍に押し出され，その後，中央側に戻る傾向が抑えられるため，血管壁近傍での血小板の濃度が高くなることが推測される．なお，赤血球の軸集中の影響により，実際の血流では，血管壁近傍のヘマトクリット値が下がり，その影響で分岐後の微小血管では，分岐前の太い血管よりヘマトクリット値が下がる傾向がある．これを**ファーレウス効果**（Fahraeus effect）という．また，ファーレウス効果の結果，血液の見かけ上の粘性が下がる効果を，**ファーレウス-リンドクヴィスト効果**（Fahraeus-Lindqvist effect）と呼ぶ．

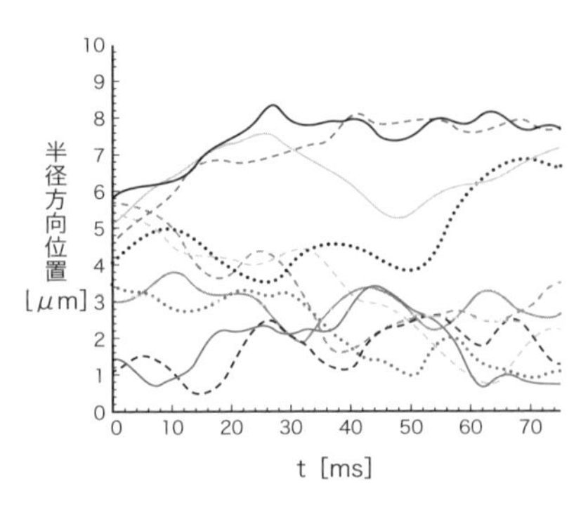

図2.5　血小板位置の時間変化
各線はそれぞれの血小板の動きを表している

4.2 血栓症のシミュレーション

血栓症は，心筋梗塞・脳梗塞を引き起こす重要な循環器系疾患である．血管には本来，外部からの損傷に対して血液の流出をくい止める（止血）作用がある．これに対し，動脈硬化などを起こして内皮細胞が剥がれた血管壁に対して，この作用が起きるのが血栓である．すなわち，血管内皮細胞の損傷を受けた部分に血小板が吸着するところから始まり，血小板の凝集さらには血栓の成長，血液の凝固へと進展し，血管閉塞に至るのが血栓症であり，その結果が心筋梗塞や脳梗塞，あるいはエコノミークラス症候群として知られる肺塞栓症などになって現れる．

血栓形成の初期段階である血小板凝集は，血小板が血管壁へと粘着する一次凝集と，血小板が活性化し，血小板同士の粘着にまで発展する二次凝集の2つの段階に分けられる．一次凝集では，血小板表面の糖タンパク質GPIbα（glycoprotein Ibα）と血管壁に吸着しているタンパク質VWF（von Willebrand Factor）

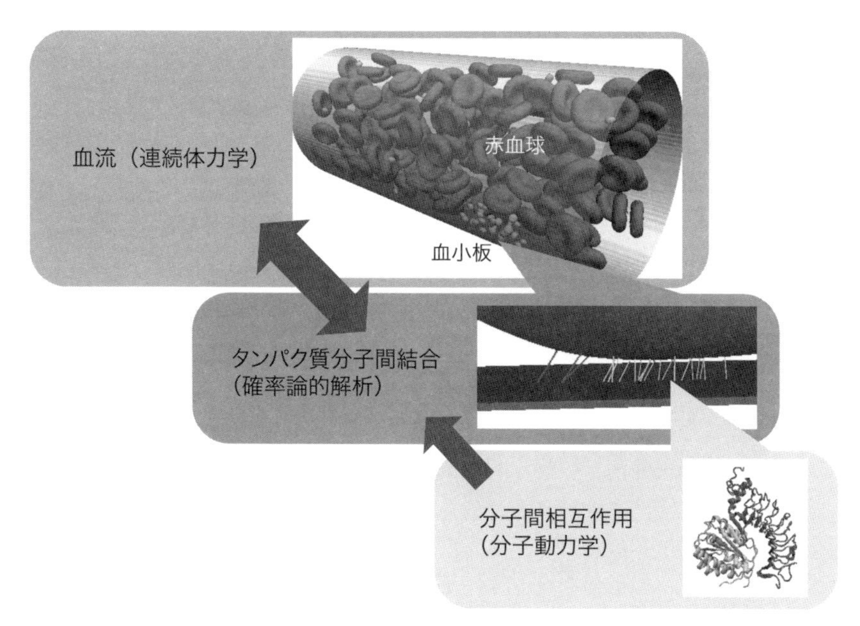

図 2.6　血小板一次凝集のマルチスケール解析

との間の結合が重要な役割を果たしている．この２つのタンパク質間の結合（タンパク質分子間結合）は血小板と血管壁の接触面において数個から数百個程度形成されると考えられており，両者を結びつけている．

また，より大きなスケールで見ると，血漿・血小板・赤血球の力学的相互作用，すなわち流体力学も血栓の形成に大きく関与している．図 2.6 に動脈硬化を起こし，内皮細胞が剥がれた血管壁に吸着した血小板に働くさまざまなスケールの力とそれを解析するための計算手法を示す．この状態で血小板が，血管壁に粘着したまま血栓の成長へと繋がり重篤な状態に向かうか，血流で吹き飛ばされてやがて血流中で溶解し事なきを得るかは，血小板と血管壁の間のタンパク質分子間に働く結合力の総和と血流によりもたらされる流体力の大小関係で決まる．すなわち，分子スケールのミクロな現象と流体力学レベルのマクロな現象の相互作用の結果，血小板の粘着・脱離が決定されることとなる．抗血小板薬として知られる，クロピドグレルやアスピリンなどは，活性化して大きな血栓へと成長する前に(一次凝集のうちに)，血小板表面のタンパク質の機能を阻害し，損傷血管壁に粘着した血小板を剥がれやすくする薬である．血栓の形成過程は，上記のようにさまざまな時空間スケールの現象が複雑に影響しあいながら進行する典型的なマルチスケール問題であるため，スケール間を橋渡しするような大規模な連成解析が必要となる．

4.3 全身血管網のマルチスケールシミュレーション

循環器系は，心臓というポンプを用いて，全身に酸素や栄養分を供給するシステムである．このシステムはさらに，二酸化炭素，代謝老廃物やホルモンなどの輸送と体温の維持・調節といった機能により，体内環境を安定に維持し，さまざまな臓器を正常に機能させている．

一方，循環器系は重篤な疾患が多発する場所でもある．日本における３大疾病の内の２つは，心疾患と脳血管疾患であり，循環器系に関係している．このような背景の下，循環器疾患の診断・治療を高度化するための研究や技術開発が盛んに行われている．なかでも循環器疾患と血流・血圧との関連を調べることは，疾患の早期発見，早期治療に向けても極めて重要な意味をもっている．この分野の研究開発は従来は実験的解析が主流であったが，最近は血流の数値解析が重要になりつつある．

患者ごとの医用画像を基にした数値流体力学（CFD）による流れの３次元解析は，動脈瘤（どうみゃくりゅう）や動脈硬化，血管の狭窄（きょうさく）などを対象にして行われてきており，血流状態の再現や手術後の状態の予測に関して，成果を挙げてきている．一方，これらの３次元計算の難しさは，計算領域の入り口と出口における境界条件の設定であり，特に血流の３次元性が重要となる太い血管では拍動に伴う非定常な血流量の変化の再現などが難しい．多くの場合に，円管内振動流の理論解であるウォマスリー解[5]を用いたり，超音波ドップラー血流計などにより患者から実測されたデータを用いて，流入条件を与える．ただし，このように上流側の流量を定めて計算の境界条件を与えるような方法では，精度や適応場所の制限など，さまざまな制約が加わる．また，患者が安静な状態でいる場合にしか計測できない場合も多い．その結果，多くの血流解析研究は安静状態での血流のみを反映するものとなってしまう．しかし，実際の血流循環の挙動は生理状態の遷移に応じて大幅に変わることがあり，また例えば，狭窄の影響などにより全体の血流分布などが変化し流入条件が変化することや術後の上流側の血圧の変化などは精度よく再現することが難しい．

これらの問題の解決法の１つとして，マルチスケールモデリング法がある．この手法では，注目したい部分を高次元モデルで，それに隣接する部分を低次元モ

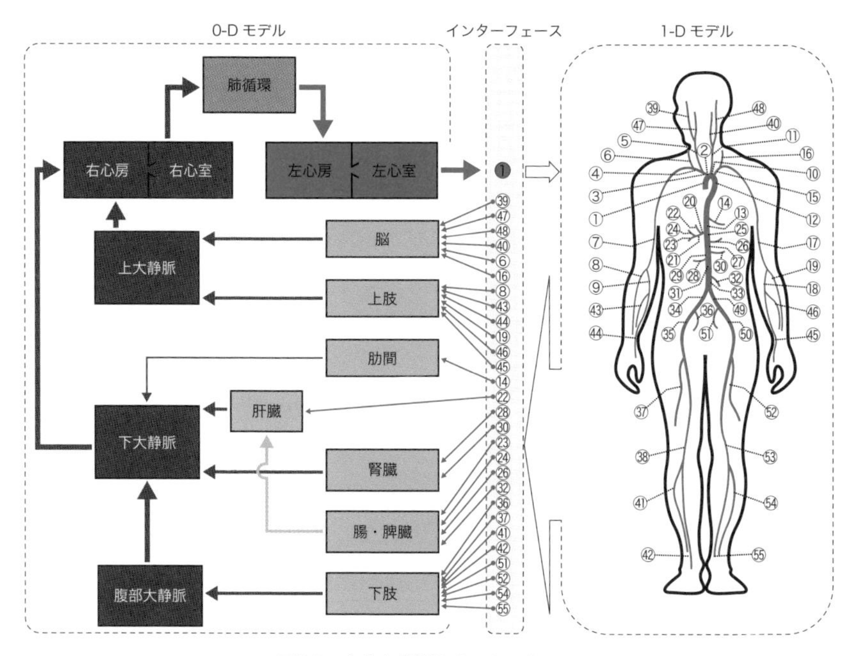

図 2.7 **全身血管網シミュレーション**

デルで表現することにより，広い領域の血行動態を取り入れることができる．具体的には，3次元の血流計算の境界を，簡易的な全身の血管網モデルと結合させる方法がある．この場合，全身血管網モデルの方は，太い動脈部分を多数の1次元円管流れと分岐構造で，細い部分から心臓までを0次元のモデルとして連成させ，閉じたループとして全身血管網を表現し，3次元の血管の流入・流出部をこのシミュレータと接続させる方法である．この方法を用いると，血流の逆流や血圧の変化も再現可能となる．図 2.7 にこのようなシミュレータの概念図を載せておく．

この全身血管網シミュレータは，上記の局所的な血流の解析のほかに，より大きいスケールから見た脈波の伝播現象に対する医学的な見地からも大きな意味をもつ．特に，脈波は心機能や動脈の形状・硬さなどの変動に応じて変化することが知られている．言い換えれば，脈波は循環器系の特性を表している．実際，臨床で循環器病を診断する際に，脈波がしばしば重要な指標として使われる．脈波の研究において，血管ごとの幾何学的情報や物理特性などが明確に与えられ，脈波を定量的に解析できる動脈系計算モデルは，医療の点からも有効な手段となる．

5 脳神経系のシミュレーションに向けて

ここでは，流体力学・固体力学などの連続体力学に基づく生体力学シミュレーションにより疾患の再現や治療方法の検討，さらには，医療機器の開発などを行うために必要となる基礎的事項について説明した．生体力学シミュレーションの観点からは，循環器系や呼吸器系を対象にした流体力学に関わる分野から，骨や筋肉などを対象とした固体力学の分野まで，さまざまな研究が進められてきているが，神経系と連成させた数値解析はまだ少ない．これは神経系の作用が複雑で未解明なことが多く，生体力学シミュレーションのレベルで脳神経系の機能と連成させることが困難であることに起因している．一方，単純に私たちが立っているという状態を考えるだけでも，脳神経系の重要さは明らかである．脳神経の制御機能なしでは，私たちは安定に立っていることもできない．電車に乗っているときなどに，立ったまま寝るのが如何に困難なことかを考えれば，起きているときの脳が，私たちの柔らかい体を如何に巧みに制御して立たせているかを想像するのは難くない．循環器系においても，神経系の重要性は言うまでもない．簡単なところでは，感情の起伏と血流量などが強い相関をもつことはよく知られている．その結果，怒りなどにより興奮することにより心臓発作などのリスクが高まることも知られている．これらは，生命を理解するうえで重要なだけでなく，事故の際の怪我の程度などにも大きな影響を与える．例えば自動車の衝突事故の際に車内にいた者が，衝突前に衝突することを認識していたかどうかにより怪我の程度は，大きく異なってくる．以上のように，意識・無意識に依らず，脳神経系は，筋骨格系や循環器系さらには他の器官の振る舞いを大きく支配し，健常であることに対して本質的な影響を与えている．

さて，脳は神経細胞が100億個以上集まってつくられている臓器である．神経細胞1つの挙動を記述する方程式は，ホジキン・ハクスレー方程式[6]がよく知られている．このホジキン・ハクスレー方程式やそれを近似した簡易的なモデルでネットワークを組むことにより，脳神経系の機能をシミュレーションにより再現しようとする試みが始まっている（11章参照）．脳内での神経細胞のネットワークより生成されるスパイクシグナルが，脊髄にある運動ニューロンプールに届き，末梢からのフィードバックも受けて，α運動ニューロンにシグナルが伝わる．そのシグナルにより筋繊維が収縮しその集合体としての筋肉が変形しながら力を発揮することになる．歩くという動作は，さらに視覚からの情報やその他複雑なフィードバック系を介して，脳にある神経細胞のネットワークで情報処理が行われ，転ばないように次の一歩に向けて筋肉が収縮していくことになる．さらには，疲れたときはどこに変化が現れるか，そのとき血流はどうなっているのかなど，単純に歩くという動作だけでも脳神経-筋骨格系-循環器系の役割の異なる部位の階層統合が求められることになる．医療応用の観点からだと，パーキンソン病のような脳神経疾患と運動機能障害が直接結びつくものだけでなく，骨折などの怪我をした際のリハビリテーションにも，脳神経-筋骨格系-循環器系を統合的に考えて治療法の検討が必要である．また，例えば，疲労による転倒といった場合にも，今考えている疲労はどのようにしてもたらされたか，転倒は脳と筋肉のどちらがどれだけ疲れたことにより引き起こされたかなどを，コンピュータシミュレーションにより予測するためには，脳神経-筋骨格系-循環器系の統合シミュレーションが必要となる．

以上のように，人体モデルを用いたシミュレーションによるさまざまな解析は，実際のヒトではできないさまざまな実験を可能とし，また動物実験の回数を大幅に減らすことにも繋がる．統合されたシミュレーションプラットフォームで，脳神経系，筋骨格系，循環器系の連成問題が扱えるようなシステムを構築し，さまざまな事象を対象とし，医学・医療に貢献していくことが期待される．

まとめ

- 生体組織や臓器の変形，血流などの生体における動的挙動は，固体力学および流体力学に基づく方程式で記述される．
- 医用画像データのような静的な画像データからでも，その動的挙動を表す基礎方程式を解き，予測ができる生体力学シミュレーションが可能となってきた．
- 生体力学シミュレーションは生体のメカニズムの解明にも利用でき，その例に循環器系のモデリングがある．人体を用いた実験が不可能な場合に重要な意味を持つ．
- 生体力学シミュレーションは新しい医療機器の開発や設計，治療方法や診断方法の検討にも利用でき，その例にHIFU療法の治療器の初期評価がある．
- ホジキン・ハクスレー方程式やそれを近似した簡易的なモデルでネットワークを組むことで，これまで難しかった脳神経系の機能をシミュレーションにより再現する試みも始まっている．

章末問題

① 実在するものと同じものをコンピュータの仮想空間上で作ったものをデジタルツインという．将来，ヒトのデジタルツインが作られるようになると，いろいろな医療革命が起きると考えられるが，どのようなことが考えられるか例を挙げて説明せよ．

文献

[1]「古典物理の数理」（今井 功／著），岩波書店，2003

[2]「非線形有限要素法のためのテンソル解析入門」（久田俊明／著），丸善，1992

[3] Okita, K., et al：Development of High Intensity Focused Ultrasound Simulator for Large Scale Computing, *International Journal for Numerical Methods in Fluids*, 65, 43-66, 2011

[4] Ii S, et al：A full Eulerian fluid-membrane coupling method with a smoothed volume-of-fluid approach. *Communications in Computational Physics*, 12, 544-576, 2012

[5] Womersley, J. R.,：Method for the calculation of velocity, rate flow, and viscous drag in arteries when the pressure gradient is known, *Journal of Physiology*, 127, 553-563, 1955

[6]「シリーズ脳科学 1 脳の計算論」（甘利俊一／監，深井朋樹／編），東京大学出版会，2009

第3章 医療ロボティクス

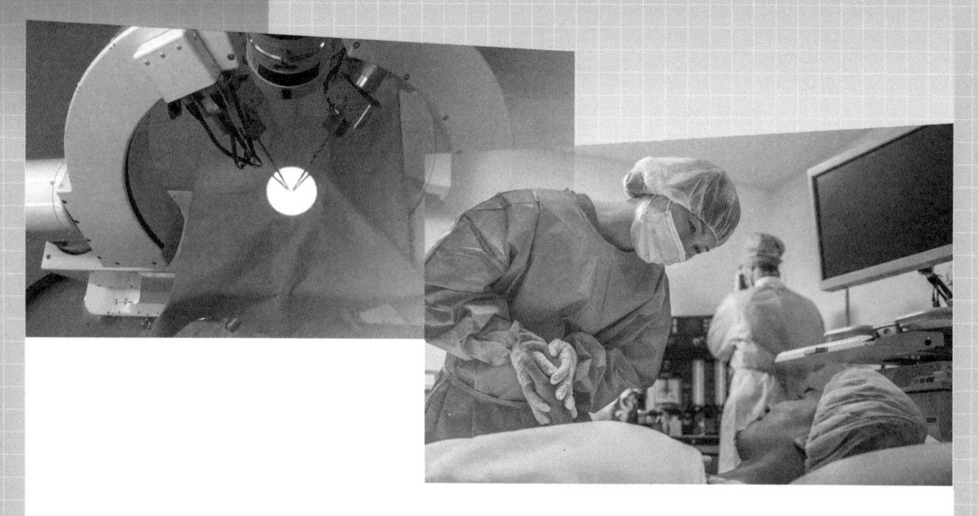

医療ロボットと産業用ロボットの違い

わが国はロボット技術では世界トップレベルであり，特に産業用ロボットでは世界トップシェアを誇る．一方で，ロボット技術の医療への応用は発展途上であり，さまざまな課題がある．医療ロボットの一部は医療機器となるため，その性能，安全性，品質が法規制の対象となることも特徴である．本章は，わが国が誇るロボット技術を医療に導入するための基礎について解説する．医療従事者や介護従事者の負担を減らし，患者や身体障害者の早期回復や早期社会復帰に役立つロボットを研究するために必要な基礎知識について整理した．

【キーワード】手術支援，リハビリ支援，ロボットデザイン，医療機器

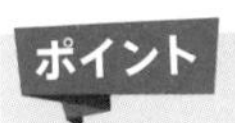

医療機器としてのロボット/手術支援ロボット
/リハビリテーション支援ロボット/ロボット技術概論

1 ロボットに求められること

ヒトと比べてロボットの得意とすることは，完全自動で，高速かつ正確に繰り返し動作を行うことであり，3Kと呼ばれるきつい，汚い，危険な作業をヒトの代わりに行うことができる．産業用ロボットは，工場内での加工や組立，部品搬送の単純作業を連続運転として行うことで生産性向上に寄与してきた．産業用ロボットは，機械部品などの形状や重量，表面摩擦などの物理特性が事前に把握でき，かつ，ばらつきのない剛体をハンドリングすることに用いられる．産業用ロボットでは技術者が対象物の特性やタスクに応じたプログラミングを事前に行い，ロボットが自動でタスクを実行する．剛体のハンドリングには大きな効果を発揮するものの，ばらつきの大きい対象物やケーブルなどの柔軟物のハンドリングは未だ研究レベルとなっている．また，産業用ロボットの場合は，ロボットのために事前に周囲の環境を整えることが必要となる．協働ロボットの開発も進んでいるが，多くの産業用ロボットは柵の中に設置され，動作中はヒトや周囲の障害物とは一切接触しないように設計することで安全性を担保している．

一方で，医療ロボットが対象とするのはヒトであり，ヒトと接触することを前提としているため，何よりも安全性が重視される．機械部品と比較するとヒトやヒトの臓器は柔軟物であり，個体差は非常に大きく，またその特性や動作を事前に知ることができない場合も多い．医療ロボットでは，タスクを実行中にその場で対象物の状況や変化を認識し，リアルタイムにロボットの動作を決定する技術が必要となる．医療ロボットとヒトは接触してもよい（場合によっては接触しなければならない）が，意図しない影響は与えてはならず，そのための設計や制御は極めて難しい．また，産業用ロボットは訓練を受けた専門のオペレータが操作するが，医療ロボットはロボットの専門知識をもたない医療従事者や患者が操作するため，誤動作を防止するユーザーインタフェースが必要となる．

2 医療ロボットとは

医療ロボットはサービスロボットの一部として分類される（図3.1）．産業用ロボットが工場における生産性向上を目的としているのに対して，サービスロボットは，病院，オフィス，家庭などにおける生活支援を目的として開発されている．サービスロボットには，インフラの点検・メンテナンス用，清掃用，警備

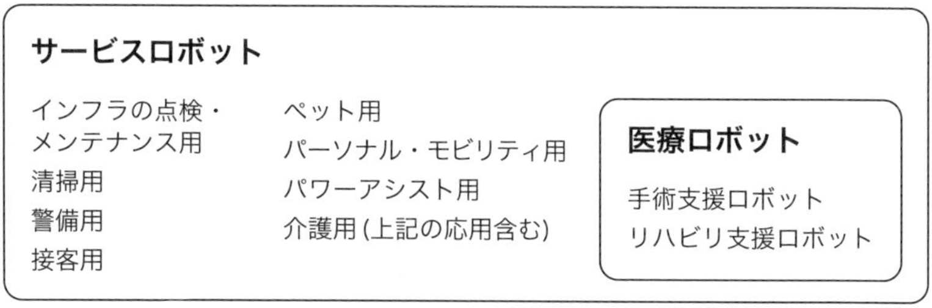

図 3.1 医療ロボットの位置づけ

用，接客用，ペット用，パーソナル・モビリティ用，パワーアシスト用，介護用，医療用などがある．家庭用掃除機ロボットや店舗用案内ロボットなどは既に日常的に使用されており，サービス業における省人化や集客率の向上に寄与している．少子高齢化が進む中，特に介護用ロボットに対する期待は大きい．介護用ロボットには，コミュニケーション・メンタルケア用，自立支援用，介護者支援用などがあり，実用化されたものも多い．このようなサービスロボットのうち，医療用途を除くパーソナルケアロボットについては 2014 年に国際標準化機構（International Organization for Standardization）から ISO 13482 として安全規格が発行されている．

サービスロボットの 1 つとして定義される医療ロボットは主に手術支援ロボットとリハビリテーション支援ロボットを指すことが多い．医療ロボットのうち，診断，治療，もしくは予防に用いられる場合は医療機器となり，法規制の対象となる．

一般的なロボットが工業用の規格により管理されるのとは異なり，医療機器は各国の規制の対象となるため，医療機器に関する法律や通知・通達も考慮しなければならない．医療機器の品質マネジメントシステムに関する国際規格 ISO 13485 や関連する国際規格にも適合する必要がある．ここで注意すべきは，介護用ロボットや車椅子ロボット，義手・義足ロボットなどはわが国では医療機器には分類されない点である*1．医療機器として分類されない場合は，厳しい規制が適用されないため企業が参入しやすい．医療福祉分野への参入を狙う企業は，

*1 自立支援型の一部は医療機器と分類されることがある．

まず，医療機器とはされないロボットを医療の現場に導入することが多いのも特徴である．例えば，株式会社デンソーが開発した手術支援ロボット iArmS® は，脳神経外科や耳鼻咽喉科などを対象として開発されたものであり，手術中に医師の腕を支えることで手の震え（振戦）を抑えるための作業補助装置であるが，非医療機器である．またアクチュエータも使用されていないため，正確にはロボットとしても定義されない．また，CYBERDYNE 株式会社の装着型サイボーグ HAL® は後述の医療用に先駆けて介護支援用などを ISO 13482 に適用させ，実用化した．

3 医療機器としてのロボット

医療機器は「医薬品，医療機器等の品質，有効性及び安全性の確保等に関する法律」（略称：医薬品医療機器等法）によって規制される．医薬品医療機器等法では，医療機器は「人若しくは動物の疾病の診断，治療若しくは予防に使用されること，又は人若しくは動物の身体の構造若しくは機能に影響を及ぼすことが目的とされている機械器具等（再生医療等製品を除く.）であつて，政令で定めるもの」と定義される．つまり，**ロボットの使用目的**（intended use）が疾病の診断，治療，予防をうたっていない場合は，医療機器とはならない．

医療ロボットを含むすべての医療機器は，不具合が生じた場合のリスクに応じてクラスに分類されており，当該機器の「品質，有効性及び安全性」のキーワードで管理される．ここで注意すべきは，有効性や安全性は，「人若しくは動物」への影響として定義される点である．医療機器は，その機器の用途について，期待される診断・治療・予防効果のベネフィットと起こりうる副作用・不具合のリスクのバランスによって管理される．つまり，医療用ロボットの評価においては，機械的な性能だけでは不十分であることに注意する必要がある．例えば，手術支援ロボットにより正確に縫合できるだけでは不十分であり，正確な縫合の結果，合併症が減少したなどの臨床面での有効性を示さなければならない．わが国では医療機器はクラスⅠ～Ⅳで管理されており，国際的な整合性も考慮した医療機器のリスクによって分類される（図 3.2）．

医療機器のうち，革新的な医療機器の開発の迅速化・効率化および承認審査の迅速化・円滑化を目的として，厚生労働省，経済産業省，日本医療研究開発機構が連携して医療機器開発ガイドラインと次世代医療機器・再生医療等製品評価指

	種類		リスクによる医療機器の分類	承認等の取り扱い
クラスⅠ	特定保守管理医療機器	一般医療機器	不具合が生じた場合でも人体へのリスクがきわめて低いと考えられるもの	品目ごとに製造販売の届出（承認および認証を要しない）
クラスⅡ		管理医療機器	不具合が生じた場合でも人体へのリスクが比較的低いもの	厚生労働大臣が定めた基準（認証基準）がある場合は認証（指定管理医療機器）品目ごとに承認
クラスⅢ		高度管理医療機器	不具合が生じた場合でも人体へのリクスが比較的高いと考えられるもの	品目ごとに承認．ただし厚生労働大臣が定めた基準（認証基準）がある場合は認証（指定高度管理医療機器）
クラスⅣ			患者への侵襲性が高く，不具合が生じた場合，生命の危険に直結する恐れがあるもの	品目ごとに承認．原則として申請の際は臨床試験データ等の提出が必要

図 3.2　医療機器のクラス分類

標を策定している．医療機器開発ガイドラインは開発者向けに指標を参照し，生物学的・工学的評価基準や試験方法を示す．一方，次世代医療機器・再生医療等製品評価指標は薬事承認の段階で求められる項目を例示し，開発者・申請者・審査者で共有することを目的として作成されている．手術支援ロボットとリハビリテーション支援ロボットの一部についてもガイドラインと評価指標が示されている．また，医薬品医療機器総合機構（PMDA）では，革新的医薬品・医療機器の創出に向け，開発初期から必要な品質・非臨床試験および治験に対する指導・助言を行うための相談業務を実施しており，さまざまな技術的シーズを迅速に実用化するための支援体制が整いつつある．

4 手術支援ロボット

手術支援ロボットの市場は2014年に34億米ドルであり，年平均成長率10%が見込まれている．2014年時点で市場の約7割を占めるのは内視鏡手術支援ロボット「ダビンチサージカルシステム」を開発した米国Intuitive Surgical社である．ダビンチサージカルシステムは2022年6月時点で世界で累計1,000万件以上のロボット手術に使用されており，ロボット手術は日常的な治療手段の1つとなった（図3.3）．2009年に薬事承認された後，2022年4月時点で合計29術

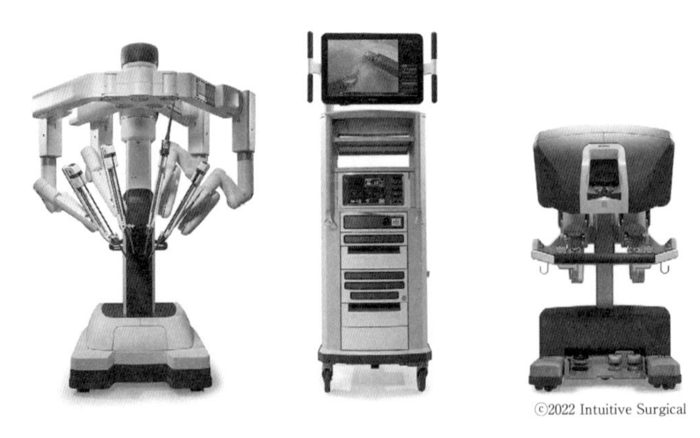

図 3.3 ダビンチ Xi サージカルシステム

式の内視鏡下ロボット支援手術に保険が適用され，今後ますます普及することが期待されている．

ダビンチサージカルシステムの本体はクラスⅢ（高度管理医療機器），ダビンチサージカルシステムの交換式の術具はクラスⅡ（管理医療機器）である．腹腔鏡手術（腹腔鏡下手術とも呼ばれる）では，気腹下において腹壁に挿入した数カ所のポートから腹腔鏡と呼ばれるカメラや細長い術具を挿入して治療を行う．このような手術は低侵襲手術と呼ばれ，開腹手術と比較して術後の痛み（疼痛）が少なく，早期回復による早期退院や早期社会復帰に寄与している．低侵襲手術は患者にとってのメリットは大きいものの，医師にとっては狭い視野で細長い術具を操作しなければならないため，困難な手術である．ダビンチサージカルシステムによるロボット手術は医師と患者双方にとってメリットがあるといえる．ダビンチサージカルシステムは，医師の手の動作を計測し振戦の影響を除去したうえで縮小し，ロボットで再現している．このように入力装置と動作を行うロボットで構成されるシステムは，多くの医療ロボットで採用されている．機構としては，腹壁の一点（切開部）に対してピボット動作を行う RCM（Remote Center of Motion）機構が採用されている．また，立体内視鏡を用いており，より直感的かつ安全な操作を可能にしている．

同様のシステム構成を採用した手術支援ロボットの例として，東京大学では脳神経外科手術などの顕微鏡手術を対象とした微細手術支援ロボット・システム（図 3.4）を開発しており，0.3 mm の人工血管の吻合に成功している．このよう

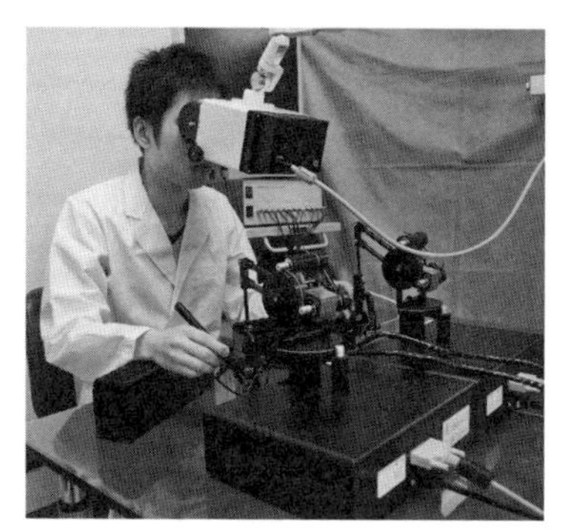

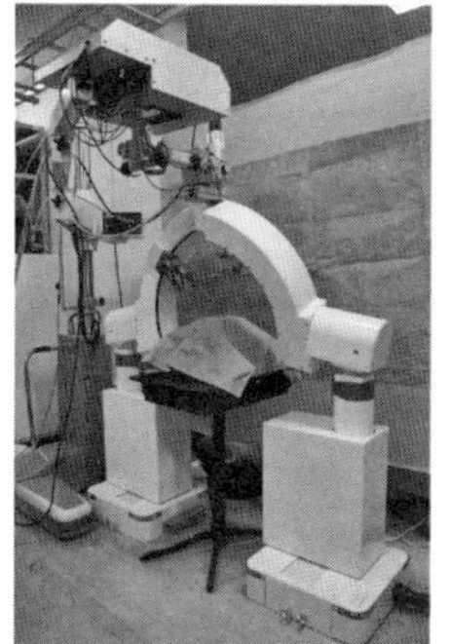

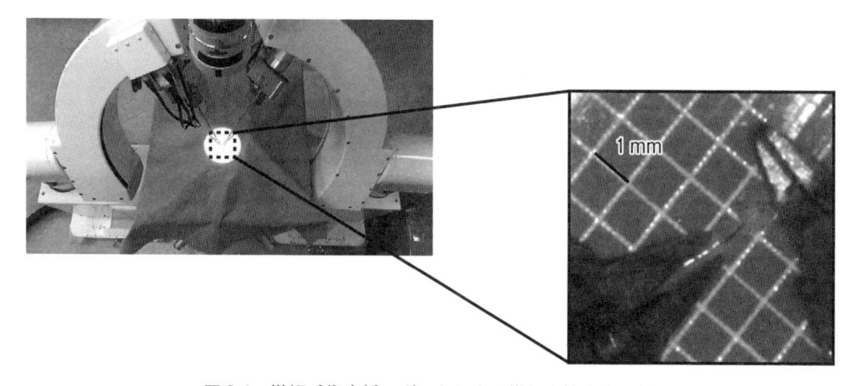

図 3.4 微細手術支援ロボットによる微細血管吻合の例

に，医師の手術操作のしやすさを支援するだけでなく，医師の手では不可能な微細なタスクを実現することが可能となっている．多くの手術タスクを対象として開発が進んでおり，さまざまな機構や制御方法が検討されている．

その他の手術支援ロボットとしては，術前の計画を全自動で実行するものとして，整形外科領域による骨加工用の手術ロボットがある．整形外科は対象物である骨の形状がCTにより事前に把握でき，また操作による変形が少ないため，産業用ロボットで培った技術の応用として古くから研究されてきた．放射線治療用のサイバーナイフ〔米国 Accuray 社，クラスⅡ（管理医療機器）〕は産業用ロボットに小型直線加速器を搭載したものであり，呼吸により動く体内の患部を自動で検出し追従しながら治療を行うことができる*2．日本のベンチャー企業リバー

*2 放射線治療は手術ロボットと分類されないことがある．

フィールド株式会社が開発し，株式会社ホギメディカルが販売するEMARO®：Endoscope MAnipulator Robotは，空気圧駆動型の内視鏡フォルダーロボットであり，クラスⅠ（一般医療機器）である（図3.5）．同社は手術ロボットの開発も行っており，認可・承認が不要なクラスⅠの医療機器から参入して将来的にクラスⅡあるいはクラスⅢとなる手術ロボットの実用化を目指すことを戦略的に行っている．また，消化管の観察を行うPillCam®カプセル内視鏡〔コヴィディエン社，クラスⅡ（管理医療機器）〕は2007年に認証され，同年に保険適用されている．今後は更なる低侵襲化に向けて，手術ロボットの小型化・高機能化・知能化・低価格化が進むと期待される．

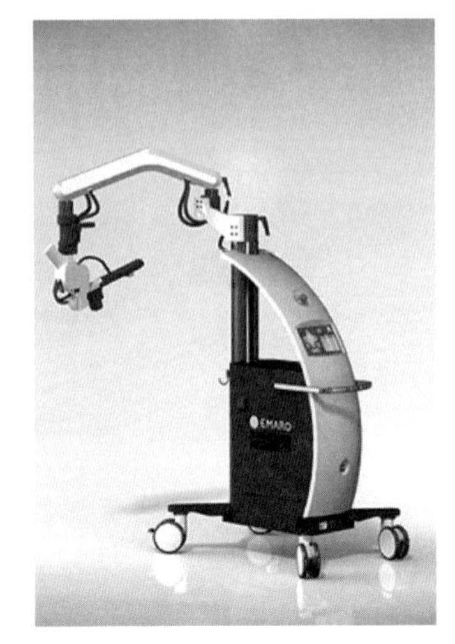

図3.5　EMARO®
株式会社ホギメディカルホームページより転載

5 リハビリテーション支援ロボット

リハビリテーション支援ロボットの市場は2014年に12億米ドルであり，年平均成長率24.6%が見込まれている．ただし，これは装具や介護用機器なども含まれた市場である．国内のデータに目を向けると，2015年に被介護者用のパワーアシストスーツの市場は765億円，次世代リハビリ機器は30億円となっている．

リハビリテーション支援ロボットのうち，運動機能などの機能回復を意図したロボットは医療機器となり機能回復ロボットや活動機能回復装置とも呼ばれる．前述のガイドラインでは，身体への接触部位に対する負荷，温度などや非常時や非常時からの復帰時の対応，装置を使用するための教育訓練などについて具体的に述べられている．このようなロボットのユーザーとなる患者は，体格だけでなく障害の程度が異なり，また，活動の回復の段階によっても必要な機能が異なるため，患者にあわせたカスタマイゼーションが重要な課題となる．

機能回復ロボットには，例えば，歩行機能が低下した患者の歩行機能を回復する目的で開発された装着型のロボットがあり，皮膚表面の生体電位信号やロボットに内臓されたセンサの情報から支援する動作を決定して，動作をアシストし，実際に歩行機能の回復を示すことにより，医療機器として認可されている．同様の医療機器としては，トヨタ自動車株式会社が下肢麻痺のリハビリテーション支援を目的として，トレッドミルを用いた装置を開発している．

6 ロボット技術概論

ロボットは**機構**（骨格と伝達機構），**アクチュエータ**，**センサ**，制御装置，インタフェースなどのさまざまな要素技術から構成され，その開発には，電子工学，材料力学，機械加工学，計測工学，制御工学，情報工学，機械力学，機構学など多岐の専門にわたるハードウェアおよびソフトウェアの知識が必要とされる．医療ロボットの開発にはさらに医療分野の知識やノウハウ，医師とのコミュニケーション能力が必要となる．以下，ロボットの概論の紹介とともに，医療ロボットにおいての注意点などをまとめる．

6.1 機構

ロボットアーム（マニピュレータ）の機構には図3.6に加えて平行リンク型やパラレル型があり，環境や特性に応じて使い分けられる．例えば，直交座標型はシンプルで精度が高いため，組立用の産業用ロボットに用いられることが多い．水平/垂直多関節型ロボットはベース部分の重量が重くなるが，人の腕に似た構造であるため，複雑な作業を行う場合に活用される．パラレル型はワークスペースは小さいが速度が高く，小型部品の整列などに用いられることが多い．

ロボットアームの先にはエンドエフェクタと呼ばれるツールを搭載することにより目的とするタスクを実行できる．ロボットアームの機構は，リンクと呼ばれる剛体が相対的に運動するようにジョイントにより結合されており，ジョイントは主に**回転動作を行うジョイント**（revolute joint）や**直動運動を行うジョイント**（prismatic joint）などから構成される．ロボットにおいて最もよく使われるのは回転動作を行うジョイントである．

6.2 自由度

ロボットの**自由度**（degrees of freedom：DOF）は，自由に動かすことのでき

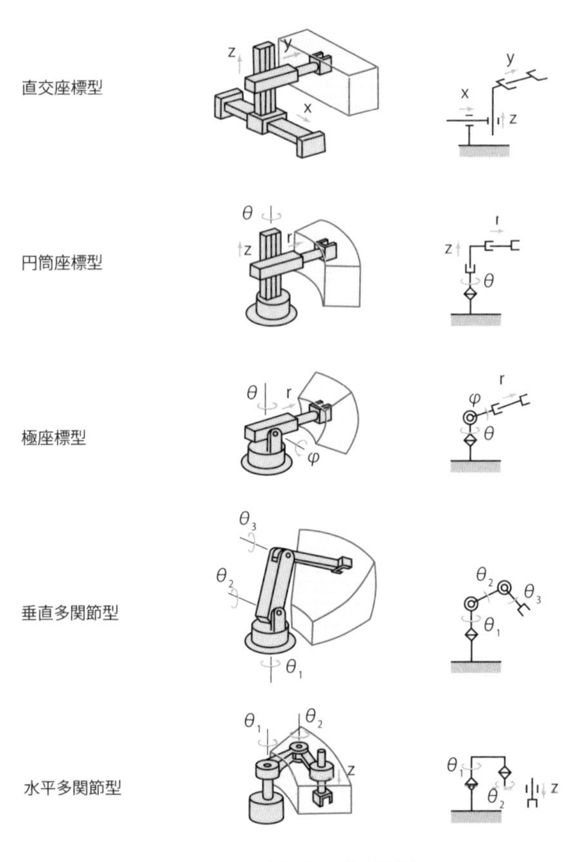

図3.6 マニピュレータの種類
文献1より引用

る変数，それがいくつあるかである．例えば，一般的な産業用ロボットは，エンドエフェクタの位置を決める3自由度と姿勢を決める3自由度の計6自由度をもつ．ヒトの腕（肩から手首）は7自由度であり，ベースと先端を固定した場合でも途中の関節を動かすことができる．これを**冗長自由度**（redundant DOF）と呼ぶ．冗長自由度があると制御は複雑になるが，一方で，エンドエフェクタの位置・姿勢の目標を達成しながら，障害物を回避できる安全な形状をとることが可能になる．

6.3 機構学

ロボットアームのジョイントの変数（回転角など）からロボットアーム先端のエンドエフェクタの位置を求める場合は，順運動学を用いる．実際はエンドエフェクタの軌道が目標として与えられ，必要なジョイントの駆動量を求めることが多く，その場合は逆運動学を用いる．ジョイントの速度とエンドエフェクタの速度は，ヤコビアンあるいはヤコビ行列と呼ばれる行列により関係付けられるが，特定の位置や姿勢においてヤコビアンの逆行列が存在しない場合があり，それを**特異点**と呼ぶ．例えば，ロボットアームのリンクが一直線に並ぶ場合は特異点であり，特異点あるいは特異点近傍では動作が不安定となることが知られている．二足歩行ロボットが常に膝を曲げているのは，このような特異点を避けるためである．

6.4 アクチュエータ

ロボットで使用される代表的なアクチュエータは，電磁型，流体型，その他がある．電磁型であるモータはロボット分野で最も頻繁に使用されているものであり，ほとんどの医療ロボットでも使用されている．流体型には油圧式と空気圧式がある．油圧式は応答性，動作特性，制御性に優れ，大きな力を出すことができるが，医療や食品などの清潔性を求められる用途では避けられることが多い．空気圧式は空気の圧縮率が高いため，応答性や制御性が悪く，大きな力も出ないが，一方で空気が漏れ出た場合も問題となる場合は少ないため，医療分野での応用も多い．その他としては，形状記憶合金や超音波モータなどがある．形状記憶合金はガイドワイヤやステントなど多くの医療機器で使用されている．超音波モータはMRI装置近傍でも使用することができるため，MRI対応手術ロボットなどに使用されている．

6.5 センサ

センサには，位置・角度センサ，速度・角速度センサ，加速度・角加速度センサ，視覚センサ，距離センサ，触覚センサ，力覚センサ，温度センサなどがある．医療ロボットでは，これにさらに生体計測センサを組み合わせて使うことが多い．センサの使用において注意したいのはサンプリング定理である．元の信号の周波数の2倍以上でサンプリングしなければならない．事前にシミュレーションを行うなどして，センサの選定/設定を行う必要がある．

6.6 要素部品の選定

一般的なロボットの設計は，さまざまなアクチュエータやセンサの中から，環境や要求される性能に応じて適切な組み合わせが選定される．医療用ロボットの場合は，性能を満たしたうえでその特殊な環境に応じた制約を満たすことを確認しなければならない．例えば，手術ロボットでは，患者に接する部分は滅菌しなければならず，当該部分には滅菌に対応した部品のみ使用が可能である．滅菌は，高温高圧の飽和水蒸気やガス，放射線が用いられるため，それらに耐性のある部品を使用しなければならない．また患者と接触した部品を繰り返し使う場合には洗浄が必要であり，付着した血液などを十分に洗い流せるものである必要がある．センサについても，周囲を医療従事者が動く場合やセンサに汗や血液が付着する可能性がある場合，センサの値がとれない場合の対応についても考慮する必要がある．

6.7 評価

完成したロボットの評価は，ユーザビリティ評価や性能評価によって行われる．

医療ロボットの場合は，対象となる，あるいは操作者となる患者や医療関係者の特性にも十分配慮して評価方法を設計する必要がある．医療ロボットのうち，医療機器であるものについては，患者に適応した場合の有効性と安全性についての評価が必要となる．ロボットの専門家ではない操作者が間違った操作をしても安全性を確保することが重要となる．また，停電時や不具合時に安全にロボットを体から取り外す，あるいは抜去することも検討しなければならない．非常停止を行った場合の復帰時に危険な動作を行うことがあるため，復帰時の動作も規定する必要がある．

機械的な性能評価について，代表的なものはロボット位置決めの性能についての評価である．このとき，指標となるのは**正確度**（accuracy）と**精度**（precision）である．正確度と精度は間違えやすい概念であり，注意が必要である．正確度は，その値が真の値にどれだけ近い値であるかの尺度であり，精度は繰り返し動作を行った場合の結果のばらつきの小ささ，つまり再現性の尺度である．例えば，的の中心に向かって矢を複数回放つ場合，的の中心からの距離が小さい方が正確度が高く，また，的の中心からずれていたとしても矢の当たった範囲が小さい方が精度が高いといえる．例えば，医療画像などから指定した目標値に対する動作を行う場合は，正確度が高い必要がある．一方で，ヒトが操作する場合は，真の値との差分をヒトによる操作で補うことができるため，高い正確度は必ずしも必要とされない．用途に応じた評価が必要となる．

まとめ

- 医療ロボットはサービスロボットの一種であり，医療機器としてのロボットが疾病の診断，治療，予防を謳う場合は医薬品医療機器等法に従う必要がある．
- 手術支援ロボットやリハビリテーション支援ロボットは実用化段階である．
- ロボットは技術的にアーム機構，アクチュエータ，センサなどからなり，評価は性能評価とユーザビリティ評価の両面からなされる．

章末問題

① 医療ロボットと産業用ロボットの違いを説明せよ．

② 医療ロボットが医療機器となる場合はどのような場合か，説明せよ．

③ 正確度と精度の違いを図を用いて説明せよ．

文献

[1]「ロボット工学の基礎 第3版」（川﨑晴久／著），森北出版，2020

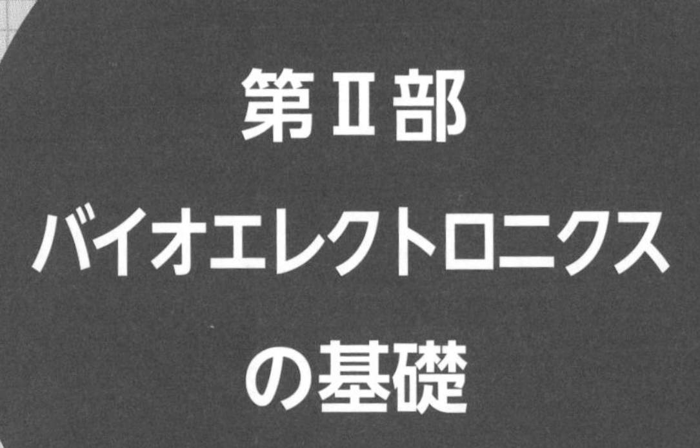

第Ⅱ部 バイオエレクトロニクスの基礎

第4章 生体およびバイオ関連物質の電気的性質，電磁波と応答

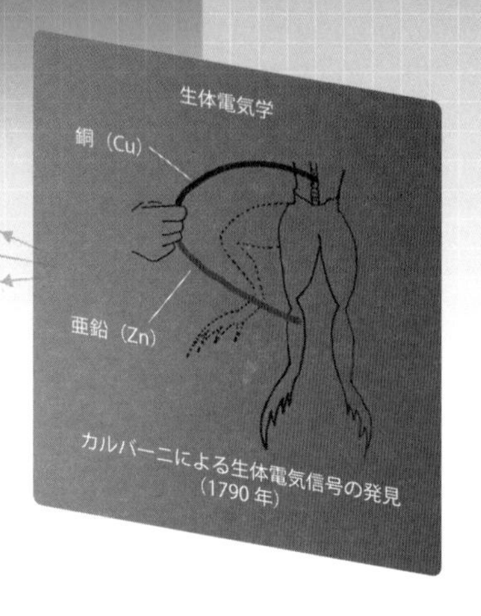

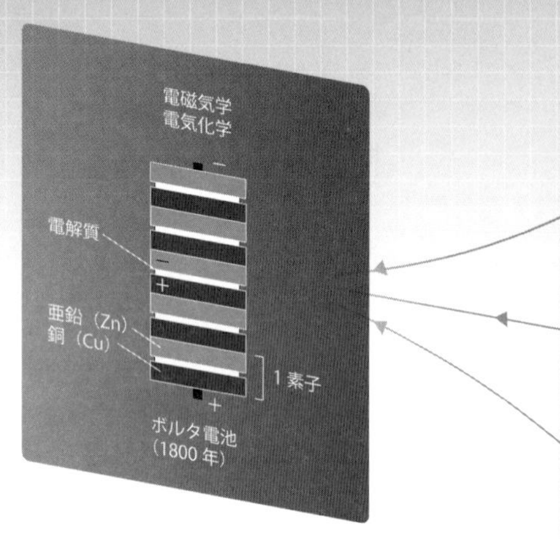

バイオエレクトロニクスとは？

生体と電気との関係は大変古い．解剖したカエルの足へ2種類の金属（Cu, Zn）を接触させた際の筋収縮を発見した，ガルバーニによる生体電気信号の発見（1790年）に端を発する生体電磁気学．それとほぼ同時期（1800年）に同じ金属の組み合わせによりボルタ電池の原理が発見され電磁気学，電気化学が誕生し，以来これらの分野は互いに密接に関係して発展してきた．日常生活および医療現場で利用されている計測・検査機器は，センサ，半導体デバイス，コンピュータ，画像・情報処理，無線通信などさまざまな電子工学（エレクトロニクス）技術によって支えられている．一方でエレクトロニクスとバイオシステムの間にまったく異なる点も存在する．タンパク質と細胞との境界にある深い谷だ．本章ではバイオとエレクトロニクスとの関連について学ぶ．

【キーワード】電気伝導率，比誘電率，比透磁率，誘電分散，緩和分散，電気化学ポテンシャル，配向分極，等価回路モデル，膜電位，イオンチャネル，ネルンストの式

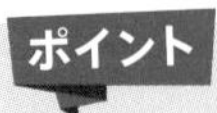

基礎物性/生体電気信号の発生と等価回路/誘電緩和応答

1 バイオ“を”学ぶためのエレクトロニクスとバイオ“に”学んだエレクトロニクス

今日バイオエレクトロニクスは大別すると次の2つのカテゴリーに分類される．バイオ“を”学ぶためのエレクトロニクスと，バイオ“に”学んだエレクトロニクスである（図4.1 A）．

前者は，エレクトロニクス技術を用いて，生体・バイオに関する信号・情報を得るものである．例えば心電図や血圧計，脳波計のような生体信号の検出や，血糖値計などの代謝反応のデータ取得，さらにはMRI，X線-CTなど生体内の3次元情報計測など枚挙にいとまがない．また遺伝子情報，細胞情報などの生体情報の解析には代表的エレクトロニクス機器であるコンピュータ利用が不可欠である．

一方後者は，バイオが有する優れた機能に学んで，エレクトロニクスや情報処理分野へ応用しようとするものである．例えば視覚，聴覚，味覚などの機能と構造に学んだ五感センサがある．また脳情報処理を模倣した，ニューラルネットワーク，ブレインモルフィック（脳模倣）素子，遺伝的アルゴリズムなどが知られている．さらにエネルギー変換，貯蔵の視点ではバイオシステムの優れたエネルギー変換機構（光合成）に学んだ人工光合成技術がある．

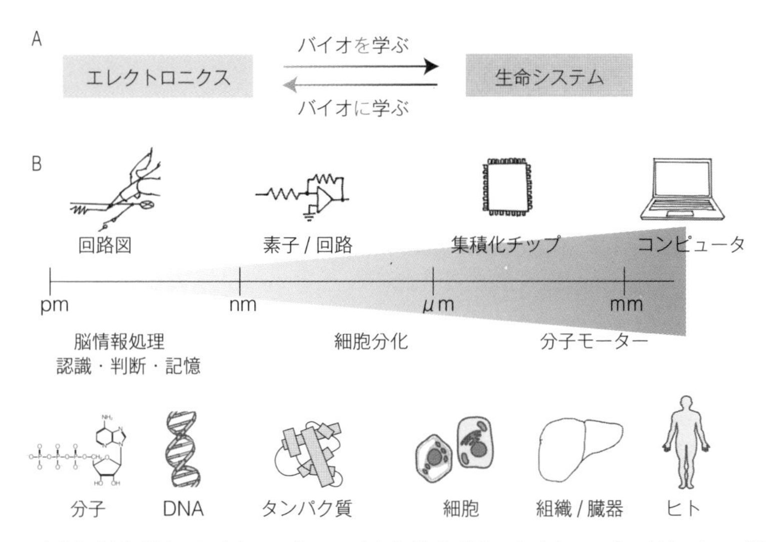

図4.1　バイオ“を”学ぶエレクトロニクス，バイオ“に”学ぶエレクトロニクス(A)．トップダウン技術の半導体エレクトロニクスとボトムアップのバイオシステムとの対比(B)．

別の視点で見てもバイオシステムとエレクトロニクスは大変興味深い．少々強引な対比ではあるが図4.1Bに示すように，エレクトロニクスにおける回路設計に相当するものがゲノム/遺伝子配列である．構成要素として素子，回路にはタンパク質が対応し，各要素が集積する集積化チップ（IC，LSI）が細胞/臓器であり，最終完成形としてPCがヒトに対応するように思われる．エレクトロニクスは1枚のシリコンウェーハからスタートするトップダウンが，一方バイオシステムは1つの受精卵から出発してボトムアップにより複雑な構造・機能が構築されている．

このように両者を対比したが，エレクトロニクスとバイオシステムの間に全く異なる点が存在する．それはタンパク質と細胞との境界に極めて高い壁（深い谷）が存在することである．これは生命と非生命（一般的な材料・物質）との境界である．核酸塩基，DNAやタンパク質は有機分子であり，物質・材料の範疇である（生体関連材料・物質）．しかし細胞はそれ1つが生命の最小単位として存在し機能する．この点を心に留めながらバイオエレクトロニクスをはじめとするバイオエンジニアリングに関する諸科目を是非学んでもらいたい．

2 基礎物性：電気的性質，磁気的性質

マクロな電気的，磁気的特性について一般的な材料と生体関連材料を比較することでその特徴を理解する．

2.1 電気抵抗率（電気伝導率）

材料の電気的な性質を考える際，対象材料の電気抵抗あるいは電気伝導度を面積と長さで規格化した**電気抵抗率**（Ω cm or Ω m）あるいは**電気伝導率**（S/m）が用いられる．電気抵抗率がおよそ10^6（Ω cm）以上の材料を**絶縁体**，10^{-3}（Ω cm）以下を**金属**，その中間の値10^{-3}～10^6（Ω cm）を示す材料を**半導体**と呼んでいる（図4.2）．生体は一般に電気が流れにくい（電気伝導率0.1～1 [S/m]）が，脂肪組織などは抵抗が大きい．筋肉や血管は相対的に抵抗が小さい．そしてこれらの電気特性を利用して体脂肪率などの状態を知ることができる．（体脂肪計の原理参照）

電気を流しにくい（抵抗が大きい）ということは，電気を蓄える性質を有することでもあり，生体関連材料の電気的性質を考える際には，電気抵抗Rと電気

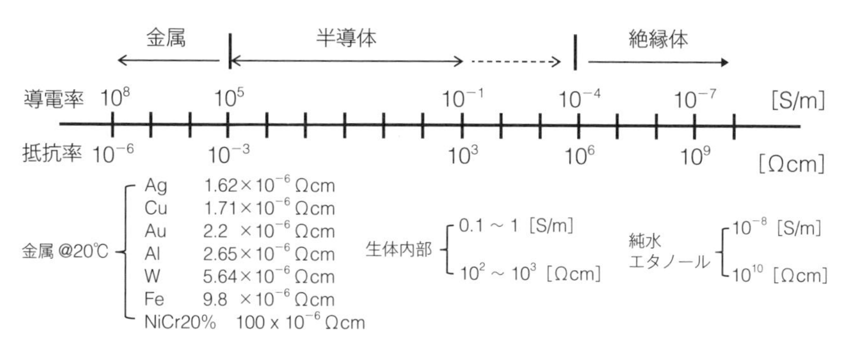

図 4.2 金属，半導体，絶縁体および生体関連材料を含む電気伝導率，導電率

容量 C を含んだ等価回路が用いられる（CR 等価回路）．さらに交流での電気特性を考える際には，R に代えてインピーダンス Z あるいはアドミッタンス Y が用いられる*1．

アドミッタンス Y は，

$$Y = G + j\omega C$$
$$= (\sigma + j\omega\varepsilon_o\varepsilon_r)\frac{S}{L} \tag{4.1}$$

ここで G：コンダクタンス，j：虚数単位，ω：角周波数 $=2\pi f$（f：周波数），C：電気容量，σ：電気伝導度，S，L：面積と長さである．ωC はサセプタンスに該当する．

一方インピーダンス Z は，

$$Z = \frac{1}{\frac{1}{R} + j\omega C}$$
$$= \frac{1}{1 + j\omega CR}$$
$$= Z_{\mathrm{Re}} - jZ_{\mathrm{im}}$$
$$= \frac{R}{1+(\omega CR)^2} - j\frac{\omega CR^2}{1+(\omega CR)^2}$$
$$= R_s + jX_S \tag{4.2}$$

---

*1 インピーダンスとは，交流電流が流れる電気回路において，該当部分に流れる電流とそこに印加される電圧の比，直流回路におけるオームの法則の電気抵抗に相当する．また，アドミッタンスはその逆数のことである．

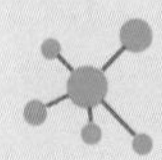

手法・デバイス・医との接点

体脂肪計の原理

脂肪（絶縁性）と筋肉，体液（導電性）との電気伝導率の違い（脂肪の方が相対的に電気伝導率が低い性質）を利用して，微弱な交流電流を体に流して生体インピーダンスを測定して体脂肪率を求めている．体重計に付随した電極（足裏電極あるいはハンドグリップ電極など）を通じて体内に微弱な電流を流して電気抵抗値を計測する方法で，**生体電気インピーダンス**（bioelectrical impedance analysis：BIA）法と呼ばれている．ただし，脂肪量／筋肉などの比は男女，年齢などにより個人差があるため，統計データをもとに個々人のデータを理解する必要がある．

さらなる正確なデータ取得のため，異なる周波数の電流を利用することがある．p.67で説明したように電気的等価回路を考慮すると，細胞内液・細胞外液は抵抗成分（レジスタンス）が，一方細胞膜は容量成分（リアクタンス）が支配的であり，図に示すように高周波電流は細胞内を通過し，低周波電流は抵抗の高い細胞膜を迂回して細胞外を通過する．この電流経路が異なる性質を活用することで，つまり複数の周波数の測定電流を併用することで生体組織の細胞の詳しい情報を得ることが可能となる．

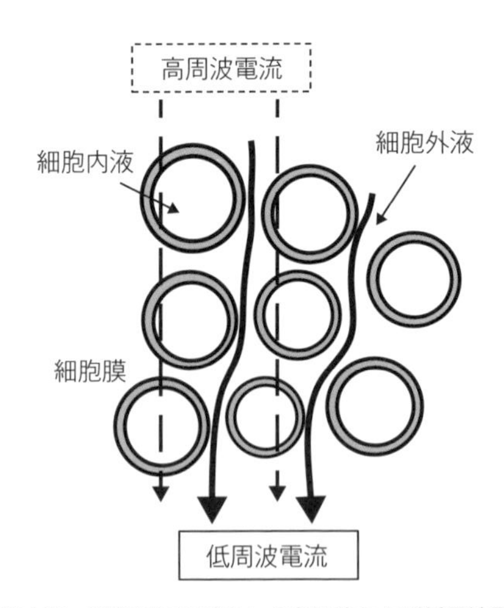

図　細胞膜，細胞内液，細胞外液を考慮した高周波および低周波電流の経路モデル

ここで，Z_{Re}：インピーダンスの実部，Z_{im}：インピーダンスの虚部，R_s は交流抵抗，X_s はリアクタンスを示す．したがって電気容量を示すリアクタンス（右辺第2項）は負となる．

生体組織は細胞膜および細胞内液と細胞外液から構成されている（図4.3 A）．そして電流のパスは印加する交流の周波数により異なり，低周波数では迂回して細胞外液を通り，一方高周波数では細胞内液を貫通して流れる．したがって CR の並列等価回路は，細胞内液と細胞外液が抵抗成分をメインに，細胞膜は電気容量をメインとした等価回路に単純化が可能となる（図4.3 B）．この性質は，体脂肪計に活用されている．

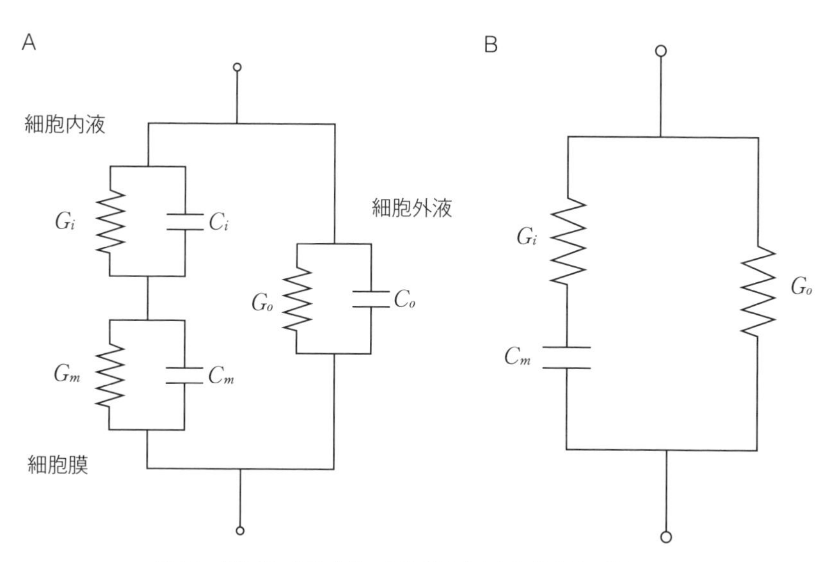

図4.3　細胞膜，細胞内液，細胞外液を含む生体材料の等価回路

2.2 誘電特性

電気抵抗率の大きな材料である絶縁体は同時に誘電体としての性質を有している．生体関連材料に電場 E を印加したとき，電束密度 D，分極 P とすると

$$
\begin{aligned}
D &= \varepsilon_0 E + P \\
&= \varepsilon_0 \varepsilon_r E \\
&= \varepsilon_0 (1 + \chi_e) E \qquad (4.3)
\end{aligned}
$$

ここで，ε_0：真空の誘電率，ε_r：比誘電率，χ_e：分極率である．静的電気特性として，代表的な値を表4.1に示す．

表4.1 静的電気特性（代表値）

電気抵抗		500〜10 kΩ/cm^2
静電容量	細胞膜	1 μF/cm^2
	筋細胞	10 μF/cm^2

細胞内液の電気特性は，導電率が3〜30 mS/cm（電気抵抗率：33〜333 Ω cm），比誘電率が50〜80，細胞外液のそれは，導電率が10〜50 mS/cm（電気抵抗率：20〜100 Ω cm），比誘電率が〜70である．これらの値は交流電界で測定した際は周波数に応じて変化するため，代表的な生体部位の電気特性，比誘電率を表4.2に示した．

表4.2 各種生体組織の各周波数における電気伝導率および比誘電率．文献1を参考に作成

	骨格筋		脂肪		肝臓		血液	
周波数 [Hz]	K [S/m]	ε_r	K	ε_r	K	ε_r	K	ε_r
100	0.11	10^6	0.01	10^5	0.12	10^6	0.5	10^6
10^4	0.13	60,000	0.03	20,000	0.15	60,000	0.5	10,000
10^7	0.5	100	0.05	40	0.4	200	2.0	100
10^{10}	1.0	50	0.1	6	1.0	50	2.0	50

2.3 磁気特性（比透磁率）

物質（材料）の磁気的性質は，外部から磁場を加えた際，物質中のスピンの配列が外部から印加された磁界に対してどのように応答するのかで決まる．外部磁場と同じ向きに配列する材料を**常磁性体**，打ち消すように反対向きに配列する材料を**反磁性体**と呼ぶ．また外部磁場を除いた後も，スピンの配列がそのまま残留する材料は**強磁性体**と呼ばれている．それら性質は，下記式のχ_mの符号および数字の大小により示される．

$$
\begin{aligned}
B &= \mu_0 H + M \\
&= \mu_0 \mu_r H \\
&= \mu_0 (1+\chi_m) H \qquad (4.4)
\end{aligned}
$$

ここで，B：磁束密度，H：磁場，M：磁化，μ_0：真空の透磁率，μ_r：比透磁率，

χ_m：磁化率である．

表4.3に一般的な材料および生体関連材料の磁気特性をまとめている．血中の濃度計測が病態管理に重要な酸素 O_2 や静脈中の赤血球に含まれる還元ヘモグロビン（デオキシヘモグロビン）は，常磁性を示す．興味深いのは，動脈中の赤血球に含まれる酸化ヘモグロビン（オキシヘモグロビン）や二酸化炭素 CO_2，また体重の50%以上を占める水 H_2O*2 は，反磁性を示す．例えば，水に対して強い磁場（～1 T）を印加すると，その反磁性により水が排除される．これは旧約聖書の出エジプト記の中でモーゼが紅海を割った話に因んで**モーゼ効果**と呼ばれている．

生体を構成する常磁性および反磁性成分はいずれも磁化率 χ_m の絶対値が極めて小さい（10^{-5}～10^{-6}）．このため，式(4.4)からわかるように，生体関連材料の比透磁率 μ_r はほぼ1となる．したがって誘電率の不均一性に影響される（ノイズの原因となる）電気的測定と異なり，磁気的信号の検出はノイズに影響されにくく，生体の信号計測には有利であるとされている．

表4.3　一般材料および生体関連物質の磁気特性

	一般材料 (χ_m/μ_0)	生体関連材料 (χ_m/μ_0)
強磁性体	Fe，Co，Ni (～10^4)	－
常磁性体	Al，Pt，Na (～10^5)	O_2，NO，NO_2，など 還元ヘモグロビン(静脈中)
反磁性体	Cu，Au 有機物質の多く (～-10^{-5})	H_2O，CO_2，など 酸化ヘモグロビン(動脈中) 生体組織 (～-10^{-6})

3　生体電気信号（膜電位）の発生と等価回路

生体の信号伝達はデジタル（イオンチャネル発火・伝達）とアナログ（シナプ

*2　年齢，男女によって割合は異なるが，胎児で体重の約90%，新生児で約75%，幼児で約70%，成人は約60%，高齢者で約50%と言われている．また男性より女性の方が高い割合を占める．

ス結合での化学物質の放出・拡散）の2種類から構成されている．前者における電気信号の起源は，主にK^+，Na^+，Ca^{2+}，Cl^-に代表される体内イオンの移動（空間分布変化）に起因する．絶縁膜として機能する脂質二重膜で囲まれた細胞の内外でのイオン濃度差により引き起こされる電気信号は**膜電位**（メンブレインポテンシャル）と呼ばれている（図4.4A）．

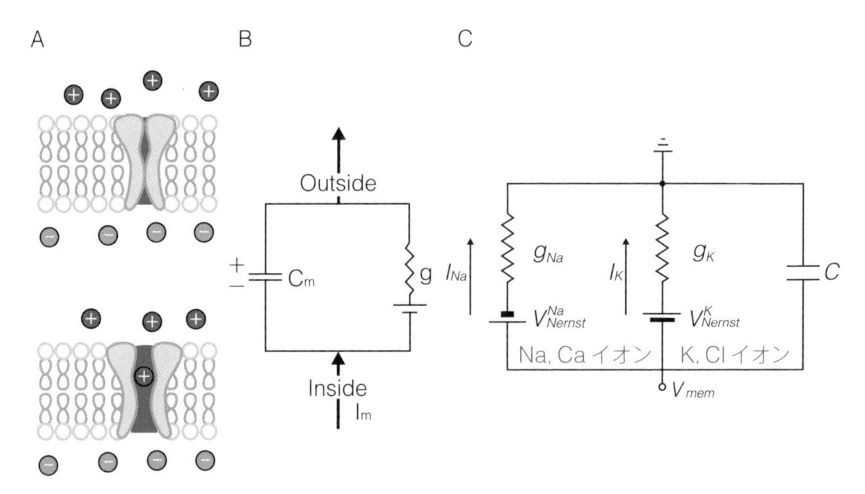

図4.4　イオンチャネル模式図(A)．単一イオンチャネルによる膜電位等価回路モデル(B)．Na，Ca，K，Clの4種類のイオン濃度分布を考慮した並列等価回路モデル(C)

3.1 生体の信号伝達はデジタルとアナログ

電気信号の起源は体内イオンの空間分布不均一性に起因する．イオンにはたらく力は駆動力と静電気力に分けることができる．その駆動力は濃度勾配に比例し

$$-RT\frac{d\ln X}{dx}$$

で示される．ここでR：気体定数［8.314 J･mol^{-1}･K^{-1}］，T：温度［K］，x：膜垂直方向の座標，X：イオンの活量（低濃度条件ではモル濃度で近似）である．

電荷をもつイオンが受ける電界からの静電気力は

$$-zF\frac{dV}{dx}$$

となる．ここでz：イオンの価数，F：ファラデー定数（9.648104 C･mol^{-1}），V：電圧である．

よって，イオンに働く力 f は上記2式より，

$$f=-\left(RT\frac{d\ln X}{dx}+zF\frac{dV}{dx}\right) \tag{4.5}$$

となる．これを座標 x で積分すると電気化学ポテンシャル μ は μ_0 を標準電気化学ポテンシャルとして

$$\mu=\mu_0+RT\ln X+zFV \tag{4.6}$$

となる．これは細胞膜の内と外でイオン濃度が異なるときに生じる生体電気信号（膜電位）の源となる．

4章

3.2 膜電位（ネルンストの式）

あるイオン X_i に着目すると，細胞内外での電気化学ポテンシャルが釣り合っており，細胞内外でのイオン濃度差に起因する膜電位（細胞外部を基準とした内部の電位）を E_i とすると，

$$RTln\frac{[X_i]_{in}}{[X_i]_{out}}+z_iFE_i=0 \tag{4.7}$$

$$E_i=-\frac{RT}{z_iF}ln\frac{[X_i]_{in}}{[X_i]_{out}}$$

$$=-\frac{59.1}{z_i}\log\frac{[X_i]_{in}}{[X_i]_{out}} \tag{4.8}$$

ここで z_i：イオンの価数である．最後の数値式では，単位は [mV] である．この式は**ネルンストの式**と呼ばれている．

3.3 等価回路モデル

細胞内外のイオンの移動はイオンチャネルと呼ばれるナノサイズの孔を有する膜貫通タンパク質を通して行われる（図4.4 A）．イオンチャネルが閉鎖しているときは，細胞膜は絶縁体（キャパシタンス C_m）として振る舞い，イオンチャネルが開口すると，イオンが移動し，細胞膜の内側と外側との電位差が変化することで，膜電位（電気信号）が発生する．これが生体的で電気的信号が生じる起源となる．濃度差によるネルンストの式で見積もられる電位（電池 V_m として振る舞う），電流 I_m とイオンの移動（コンダクタンス g）の現象は，C_m，V_m，g による等価回路で表現できる．

$$I_m=C_m\frac{dV_m}{dt}+g(V_m-E_{eq}) \tag{4.9}$$

ここで C_m：膜電気容量，V_m：膜電位（ドナン電位），E_{eq}：ネルンスト式による電位である．静止電位状態では

$$\frac{I_m}{dt}=0$$

$$I_m=0$$

より，

$$V_m=E_{eq} \tag{4.10}$$

となる．

式(4.9)は1種類のイオンに着目した等価回路であった．実際の生体内では主として4種類（K^+，Na^+，Ca^{2+}，Cl^-）のイオンの細胞内外での濃度比が膜電位を決めている．相対的な濃度比と価数を考慮して，図4.3Bに示される並列等価回路の基礎方程式で表される．

$$I_m=C_m\frac{dV_m}{dt}+\sum_i g_i(V_m-E_i) \tag{4.11}$$

この基礎方程式は静止電位，活動電位，シナプス後電位や外部電流に因る応答などに適用されている．

また，波束Jの基礎方程式であるネルンスト・プランク式は以下で表される．

$$J(x)=-D\frac{dC(x)}{dx}-\omega C(x)ZF\frac{d\Phi(x)}{dx} \tag{4.12}$$

ここでD：拡散係数，$C(x)$：濃度，ω：モル移動度，Z：イオンの価数，$\Phi(x)$：電位である．右辺第一項はフィックの拡散第一法則であり，右辺第二項は電位勾配によるドリフトである．

上記のモデルに基づき，電荷eの波束が電流を担うと考えると

電流＝拡散電流＋ドリフト電流

$$j(x)=-eD\frac{dn}{dx}-en\mu E(x) \tag{4.13}$$

と対応させることができる．

4 誘電緩和応答

4.1 誘電分散

分極 P および誘電率 ε の周波数応答を図 4.5 に示す．印加される交番電場の周波数変化に対する誘電応答として分子レベルの粘性に相当する緩和分散と固有振動に相当する共鳴分散が知られており，各々**配向分極**と**イオン分極・電子分極**の誘電応答に対応している．配向分極に対応する**緩和分散**は主にラジオ波〜マイクロ波（10^3〜10^9 Hz）の周波数帯域で観察される．一方，共鳴分散はイオン分極および電子分極に対応する周波数応答であり，各々赤外光領域（〜10^{13} Hz）と可視 - 紫外光領域（〜10^{17} Hz）の光学的領域で観察される．

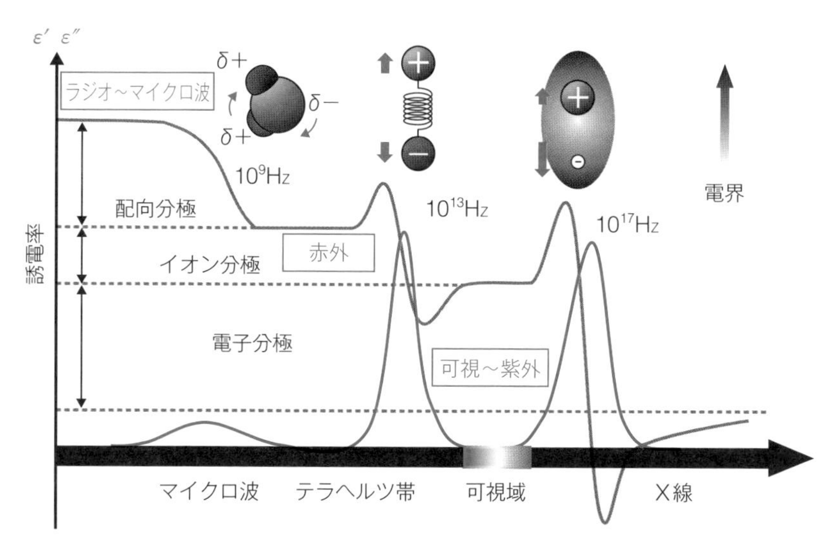

図 4.5　誘電分散（配向分極，イオン分極，電子分極による緩和分散，共鳴分散）

4.2 緩和分散

ここで特に，緩和時間 τ の緩和関数 $P_0(t)$ は，

$$P_0(t)=P_0(\infty)\left(1-e^{-\frac{t}{\tau}}\right) \tag{4.14}$$

で表される．静電界Eによる分極（配向分極）P_0は，

$$P_0(t)=\varepsilon_0(\varepsilon_{r0}-1)E \tag{4.15}$$

電界印加後の分極の時間変化

$$P_0(t)=P_0(\infty)\left(1-e^{-\frac{t}{\tau}}\right)$$

$$\frac{d}{dt}P_0(t)=\frac{P_0(\infty)}{\tau}e^{-\frac{t}{\tau}}=\frac{1}{\tau}\{P_0(\infty)-P_0(t)\} \tag{4.16}$$

以上は静電界における解析であり，交番電界へ拡張すると，

$$P_0(t)=\varepsilon_0(\varepsilon_{r0}-1)E_0e^{i\omega t} \tag{4.17}$$

tで微分をとって整理すると

$$\frac{d}{dt}P_0(t)=\frac{1}{\tau}\{\varepsilon_0(\varepsilon_{r0}-1)E_0e^{i\omega t}-P_0(t)\} \tag{4.18}$$

$$P_0(t)=\frac{1}{1+i\omega\tau}\cdot\varepsilon_0(\varepsilon_{r0}-1)E_0e^{i\omega t} \tag{4.19}$$

分極が電界に対して位相遅れを持つことを鑑み，複素誘電率を導入すると分極は

$$P_0{}^*(t)=\varepsilon_0(\varepsilon_{r0}{}^*-1)E_0e^{i\omega t} \tag{4.20}$$

で表せる．

$$\begin{aligned}P_0{}^*(t)&=\varepsilon_0(\varepsilon_{r0}{}^*-1)E_0e^{i\omega t}\\&=\frac{1}{1+i\omega\tau}\cdot\varepsilon_0(\varepsilon_{r0}-1)E_0e^{i\omega t}\end{aligned} \tag{4.21}$$

$$\begin{aligned}\varepsilon_{r0}{}^*-1&=\frac{\varepsilon_{r0}-1}{1+i\omega\tau}\\&=(\varepsilon_{r0}-1)\left\{\frac{1}{1+\omega^2\tau^2}-i\frac{\omega\tau}{1+\omega^2\tau^2}\right\}\end{aligned} \tag{4.22}$$

これは配向分極の周波数応答を示す関係式であり，**デバイ型分散モデル**と呼ばれている．さらに，複素誘電率の実部ε'，虚部ε''は

$$\varepsilon_{r0}{}^*=\varepsilon_{r0}'-i\varepsilon_{r0}'' \tag{4.23}$$

$$\varepsilon_{r0}'(\omega)=1+\frac{\varepsilon_{r0}-1}{1+\omega^2\tau^2} \tag{4.24}$$

$$\varepsilon_{r0}''(\omega)=(\varepsilon_{r0}-1)\cdot\frac{\omega\tau}{1+\omega^2\tau^2} \tag{4.25}$$

$$\left(\varepsilon'-\frac{\varepsilon_{r0}+1}{2}\right)^2+\varepsilon''^2=\left(\frac{\varepsilon^{r0}-1}{2}\right)^2\cdots \tag{4.26}$$

式(4.25)を**デバイの式**（緩和分散を表す，図4.6）といい，式(4.26)は**コールコールプロット**（Cole-Cole Plot）と呼ばれる．

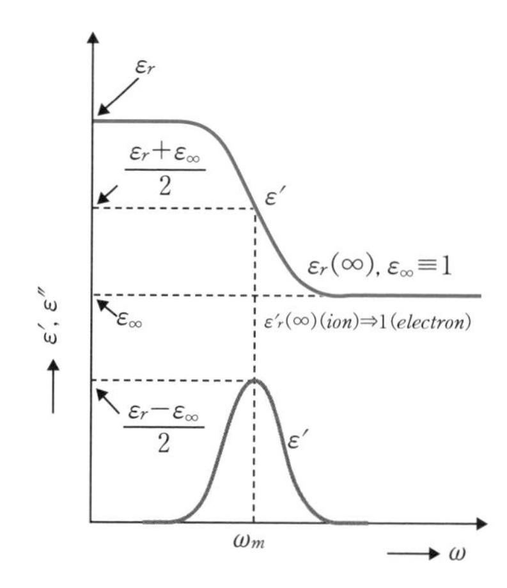

図 4.6 デバイ型緩和分散における複素誘電率の実部および虚部の周波数分散

ここで，低周波数側の比誘電率を ε_{r0}，高周波数側の比誘電率を 1 とした．

以上説明したとおり，生体関連材料は特徴的な誘電応答（誘電分散）を示すことから，交番電場（交流電界および電磁波）を用いて物質を同定することが可能となる（図 4.7）．

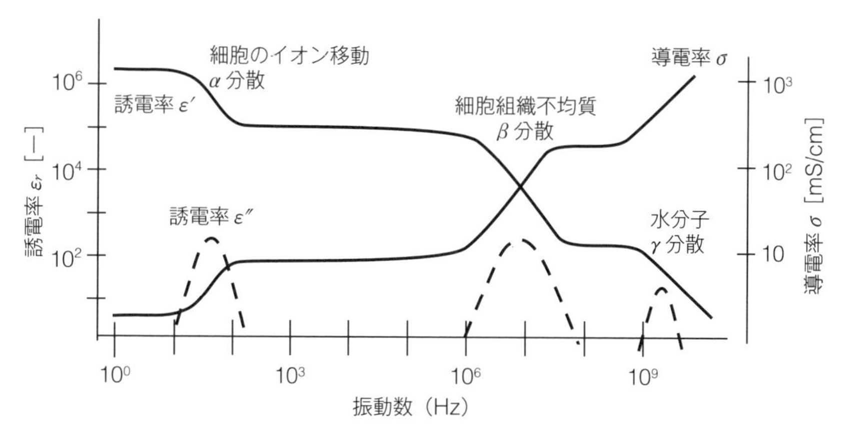

図 4.7 各種生体関連物質・材料の複素誘電分散

例えば分子量の小さな水分子は，高い周波数（10^{10} Hz）まで配向分極が交番電場に追従可能であり，その比誘電率は DC から 10^{10} Hz までの広帯域にわたって一定値の約 78 を示す．そして 2×10^{10} Hz（20 GHz）付近でデバイ型の緩和分散を示し，比誘電率は 78 から 4.1 へと減少する．一方大きな分子量およびサイズを有する DNA 分子や，細胞のイオン移動による緩和に相当する α 分散の誘電応答はその大きな緩和時間 τ により 10^2 Hz 付近に緩和分散が観察される．その他，生体組織，細胞，タンパク質など各々の構造，電荷などに対応した特徴的な誘電分散をもつ．例えば 10^1〜10^5 Hz 付近には **α 分散**，10^6〜10^7 Hz 付近には **β 分散**と呼ばれる細胞組織の不均質構造に起因する分散が，そして〜10^{10} Hz は前述したバルク水分子の水素結合分散に対応する **γ 分散**が知られている．

このように水溶液中の不明物質の同定に誘電分散の計測は大変有効である．

まとめ

- 生体およびバイオ関連物質・材料は電気伝導性の指標である R と誘電性の指標である C を組み合わせた CR 等価回路で理解される．
- 生体およびバイオ関連物質・材料の中には H_2O やオキシヘモグロビンなど特徴的な磁気特性（反磁性）を示すものがある．
- イオンチャネルにより細胞内外のイオン濃度比を形成し，ネルンストの式に従う生体電気信号（膜電位）が生じている．
- バイオ関連物質・材料はデバイ型緩和分散を示し，分子量，構造，電荷等の特徴に対応した周波数応答を示す．

章末問題

① グリア細胞は，神経細胞が分化した栄養細胞であり，胎児期に神経細胞の 50% がグリア細胞へ分化すると言われている．大脳中に 400 億個存在し，全容積の 40% を占めている．このグリア細胞の細胞膜は殆ど K^+ イオンしか通さない．

今，細胞内の K^+ イオン濃度を 160 mM．細胞外の K^+ イオン濃度が 4 mM のとき，グリア細胞の静止膜電位はいくらか．

［ヒント］静止電位 ≒K イオン

平衡電位としてネルンストの式より計算する．

文献

[1] 川上憲司：医用電子と生命工学．30-34，1989
[2]「生体電気計測」（山本尚武，中村隆夫/著），コロナ社，2011
[3]「医用生体工学概論」（大島正光，斎藤正男/著），コロナ社，1984
[4]「生体電磁工学概論」（松本英敏/著），コロナ社，1990
[5]「演習で学ぶ生命科学第 2 版」（東京大学生命科学教科書編集委員会/編），羊土社，2017
[6]「ニューロンの生物物理」（宮川博義，井上雅司/著），丸善，2003

第5章 生体系 固液界面エレクトロニクス

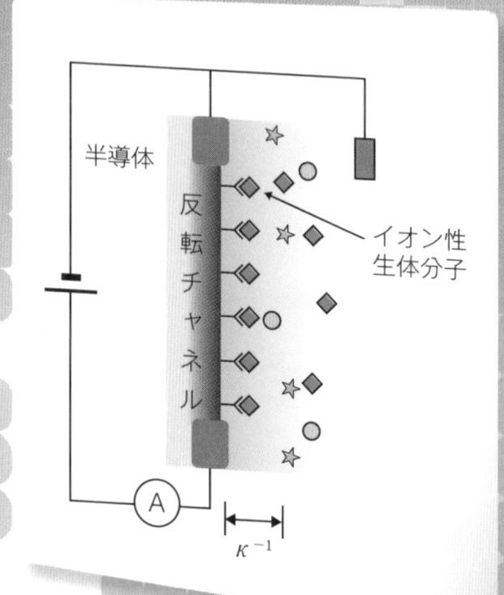

生体の電気信号を計測する原理

私たちが日常使用している携帯電話やPCで活躍するエレクトロニクスは，主として固体材料がその役割を担っている．すなわち金属（電極）と誘電体，金属と半導体，あるいは半導体同士（p-n接合）など，固-固界面のエレクトロニクスが支配している．一方，生体系のエレクトロニクスにおいては，信号検出など情報の授受は，固体（計測機器・電極）と液体（生体）との接合を通して行っており，固液エレクトロニクスを理解する必要がある．例えば，バイオセンサとして利用されている素子としてイオン感応型電界効果トランジスタ（is-FET）が知られている．正確な情報を計測するためには4章で説明したネルンストの式の理解と同時に，デバイ長や電気二重層に代表される固液界面での固有の現象を考慮する必要がある．

図はis-FETによるバイオセンシングモデル．ゲート電極部分にあらかじめターゲット分子と相補結合する分子を修飾，特異結合に伴う表面電荷変化を反転チャネルの電気伝導度変化で検出する．κ^{-1}はデバイ長を表す．

【キーワード】固体-液体界面，電気二重層，ファラデー則，界面導電現象，ヘルムホルツ層，グイ・チャップマン，シュテルン，グレアム，デバイ長，ネルンスト式，電気泳動，電気浸透，流動電位，泳動電位

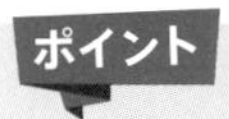
静的固液界面の性質/デバイ長の算出/動的固液界面の性質

1 固体-液体界面現象（固液界面現象）

1.1 理想分極性電極と理想非分極性電極

電極の定義として以下の２種類が考えられる．

１つは，化学反応による電気が流れないケースで，例えば水銀電極がこれにあたる．これは，**理想分極性電極**（ideally polarizable electrode）と呼ばれ，電極電位が外部電位で制御可能である．

もう１つは，電流が固液界面を横切って自由に流れるケースである．この場合，電極電位 E は電流の流れに資する物質の濃度（活量）比で決まり，その値はネルンストの式〔式(4.7)参照〕で求められる．

$$E = E_0 + \frac{RT}{nF}\ln\frac{RT}{[Red]}$$
$$= -\frac{RT}{nF}\ln\frac{[Red]}{[Ox]} \qquad (5.1)$$

ただし R：気体定数，T：温度，$[Ox]$：酸化物質の濃度（活量），$[Red]$：還元物質の濃度（活量），E_0：標準電位である．この電極は，**理想非分極性電極**（ideally non-polarizable）と呼ばれている．

本章では，理想分極性電極にフォーカスし，まず静的固液界面現象を対象として，電極を通じて電流の流れない（電極反応を伴わない）ケースを考える．次に動的固液界面を対象としたケースを考える．

1.2 熱力学的考察

まず溶液と電極の界面における熱力学的基本式を考えてみる．全系のギブスの自由エネルギー G の変化は

$$dG = -SdT + vdP + \gamma dA + \sum_i \mu_i dn_i \qquad (5.2)$$

である．ここで S：エントロピー，T：温度，v：体積，P：圧力，γ：界面過剰量〔式(5.3)参照〕，A：界面の面積，μ：化学ポテンシャル，n_i：溶液中任意の成分（i）の過不足量（濃度相当）である．

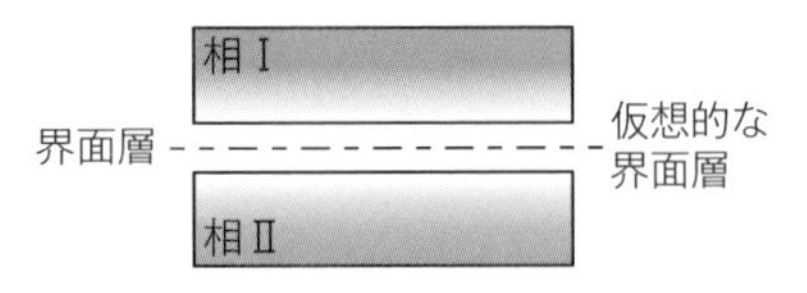

図5.1　固液界面の熱力学的モデル

任意の成分の界面層における過不足量を n_i として，相Ⅰ，相Ⅱ，境界面いずれかに存在することから，界面層の過不足量（濃度相当）n_i^{σ} と界面層の自由エネルギー G^{σ} は以下のように定義できる（図5.1）．

$$n_i^{\sigma} \equiv n_i - (n_i^{I} + n_i^{II})$$

$$G^{\sigma} \equiv G - (G^{I} + G^{II})$$

ここで

$$\Gamma_i \equiv \frac{n_i^{\sigma}}{A}$$

として**界面過剰量**（surface excess）を定義する．ここで新たに

$$\gamma \equiv \left(\frac{\partial G}{\partial A}\right)_{T,P,n_i} \tag{5.3}$$

と定義すると，これは温度 T，圧力 P，数量 n が一定のときの表面積の変化に対する系のエネルギー変化を意味し，日常的に良く知られている**表面張力**（surface tension）あるいは**界面張力**（interfacial tension）の定義となっている．

境界面まで均一な組成としたとき，Ⅰ相およびⅡ相の自由エネルギー G の変化は

$$dG = -S^{I}dT + v^{I}dP + \gamma dA + \sum_i \mu_i^{I} dn_i^{I} \tag{5.4}$$

$$dG = -S^{II}dT + v^{II}dP + \gamma dA + \sum_i \mu_i^{II} dn_i^{II} \tag{5.5}$$

界面層の自由エネルギー G^{σ} は，T，P 一定の条件で

$$dG^{\sigma} = \gamma dA + \sum_i \mu_i dn_i^{\sigma} \tag{5.6}$$

である．

一方，式(5.6)から一般に $G^{\sigma} = \gamma A + \sum_i \mu_i n_i^{\sigma}$ を微分すると

$$dG^{\sigma} = \gamma dA + A d\gamma + \sum_i \mu_i dn_i^{\sigma} + \sum_i n_i^{\sigma} d\mu_i \tag{5.7}$$

となるので，T，P が一定のとき，式(5.6)と式(5.7)を比較すると

$$Ad\gamma + \sum_i n_i^{\sigma} d\mu_i = 0 \tag{5.8}$$

よって

$$\begin{aligned} d\gamma &= -\sum_i \frac{n_i^{\sigma}}{A} d\mu_i \\ &= -\sum_i \Gamma_i d\mu_i \end{aligned} \tag{5.9}$$

これは**ギブスの吸着等温式**（Gibbs' absorption isotherm）と呼ばれている．

電気化学系に適用するとき

$$d\gamma = -\sum_i \Gamma_i d\tilde{\mu}_i$$

$$\begin{aligned} -d\gamma &= \sum_i \Gamma_i d\tilde{\mu}_i \\ &= q^M dE_i + \frac{q^M}{Z_i F} d\mu_i + \sum_i \Gamma_i d\tilde{\mu}_i \end{aligned} \tag{5.10}$$

ここで，q^M：電極の表面電荷，E_i：化学種 i に対する電位である．

式(5.10)は表面張力 γ と電極の表面電荷 q^M そして化学ポテンシャル μ の関係を示し，これは理想分極性電極に対する界面張力変化の一般式である．

今，溶液組成が一定の場合は $d\tilde{\mu}_i = 0$ であり，

$$\left[\frac{\partial \gamma}{\partial E}\right]_{\mu_i} = -q^M \tag{5.11}$$

となる．これは**リップマンの式**と呼ばれ，界面張力 γ と電位 E との関係において，その傾きが電極の電荷密度 q^M を与えることを意味している．

2　電気二重層（静的固液界面の性質）

電極界面でのイオン分布や特異吸着イオンを理解するため，固液界面に特有の界面モデルが必要性となり，**電気二重層モデル**が導入された．

2.1 ヘルムホルツモデル

固液界面の最も単純なモデルとして，固体（金属）表面にアニオン（マイナス電荷を有する物質）が特異吸着し，それに対応したカチオン（プラス電荷を有する物質）が距離 d 離れた位置に配列するモデルが提案された．これは**ヘルムホルツモデル**（Helmhortz's model）と呼ばれる（図5.2）．

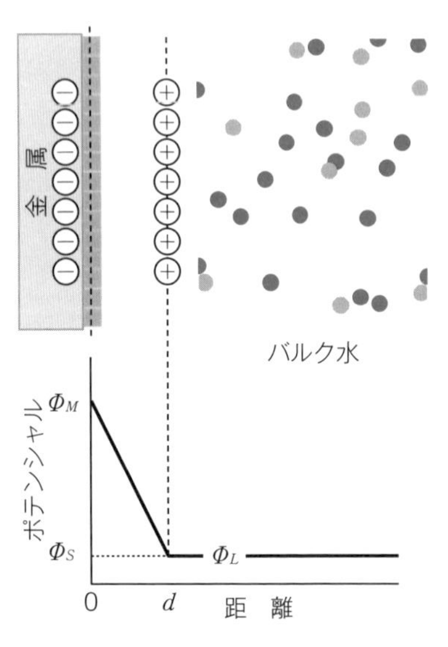

図5.2 電気二重層モデル①：ヘルムホルツモデル

並行平板モデルにより電気容量 C は以下の式で示される．

$$C=\frac{\varepsilon_0\varepsilon_r S}{d} \qquad (5.12)$$

ここで，ε_0：真空の誘電率，ε_r：溶媒の比誘電率，S：電極面積，d：距離である．

ただし，実際の現象をうまく表現するには単純すぎる欠点があった．

2.2 グイ・チャップマンモデル

前節のヘルムホルツモデルの改良版として，アニオン特異吸着は共通として，プラス電荷を表現する点電荷がボルツマン分布するとした**グイ・チャップマンモデル**（Gouy-Chapman's EDL；図5.3）が提案された．

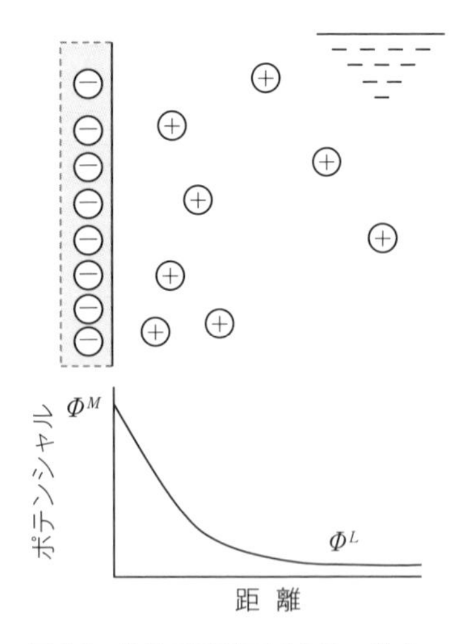

図5.3 電気二重層モデル②：グイ-チャップマンモデル

この電気容量 C を求めるには，電極表面からの電位降下（$\varDelta\Phi$）を

$$\varDelta\Phi\equiv\Phi-\Phi^L$$

で定義し，1次元のポアソン方程式から

$$\frac{d^2\varDelta\Phi}{dx^2}=-\frac{\rho}{\varepsilon_0\varepsilon_r} \qquad (5.13)$$

ここで ρ は単位体積中の電荷密度で，ボルツマン分布に従うとして，

$$\rho=\sum_i Z_i\cdot e\cdot n_i\cdot e^{-\frac{Z_i e\Delta\Phi}{kT}} \tag{5.14}$$

で表される．

いっぽう固液界面において液相方向への電位勾配を

$$\frac{d\Delta\Phi}{dx}\equiv u$$

と定義すると，

$$\frac{d^2\Delta\Phi}{dx^2}=\frac{du}{dx}=\frac{du}{d\Delta\Phi}\frac{d\Delta\Phi}{dx}=\frac{1}{2}\frac{du^2}{d\Delta\Phi}=\frac{1}{2}\frac{d}{d\Delta\Phi}\left(\frac{d\Delta\Phi}{dx}\right)^2 \tag{5.15}$$

ボルツマン分布を考慮した，ポアソン方程式は

$$\frac{d}{d\Delta\Phi}\left(\frac{d\Delta\Phi}{dx}\right)^2=-\frac{2}{\varepsilon_0\varepsilon}\sum_i z_i e n_i e^{-\frac{Z_i e\Delta\Phi}{kT}} \tag{5.16}$$

この式の積分において，境界条件

$$\left(\frac{d\Delta\Phi}{dx}\right)_{x=\infty}=0$$

$x=0$ から $x=x$ まで積分すると

$$\left(\frac{d\Delta\Phi}{dx}\right)^2=\frac{2kT}{\varepsilon_0\varepsilon}\sum_i n_i\left[e^{-\frac{Z_i e\Delta\Phi}{kT}}-1\right] \tag{5.17}$$

簡単のために，$z_+=-z_-=z$，$n_+=n_-=n$ とすると

$$\begin{aligned}\left(\frac{d\Delta\Phi}{dx}\right)^2&=\frac{2kT}{\varepsilon_0\varepsilon}n\left[e^{\frac{ze\Delta\Phi}{kT}}-1+e^{-\frac{ze\Delta\Phi}{kT}}-1\right]\\&=\frac{2kT}{\varepsilon_0\varepsilon}n\left[\mathrm{e}^{\frac{ze\Delta\Phi}{2kT}}+e^{-\frac{ze\Delta\Phi}{kT}}\right]^2\\&=\frac{8kT}{\varepsilon_0\varepsilon}n\sinh\left(\frac{ze\Delta\Phi}{kT}\right)\end{aligned} \tag{5.18}$$

となり，全式の両辺の平方根を取ると

$$\frac{d\Delta\Phi}{dx}=-\sqrt{\frac{8kTn}{\varepsilon_0\varepsilon}}n\sinh\left(\frac{ze\Delta\Phi}{2kT}\right) \tag{5.19}$$

ここで負符をとるのは，$x=\infty$ で，$\Delta\Phi=0$ となるためには，

$\Delta\Phi>0$ のとき　$\dfrac{d\Delta\Phi}{dx}<0$，　$\Delta\Phi<0$ のとき　$\dfrac{d\Delta\Phi}{dx}>0$

とならなければならない．

一方，ガウスの定理によれば，電極の表面電荷密度 q^M と表面から溶液側へ向かった $\dfrac{d\Delta\Phi}{dx}$ との間には $q^M=-\varepsilon_0\varepsilon\left(\dfrac{d\Delta\Phi}{dx}\right)_{x=0}$ という関係がある．$x=0$ で，

$$q^M = \sqrt{8kT\varepsilon_0\varepsilon n}\,\sinh\left[\frac{ze(\Phi^M - \Phi^L)}{2kT}\right] \tag{5.20}$$

したがって，電気容量 C は

$$C = \frac{dq^M}{d(\Phi^M - \Phi^L)} = \sqrt{\frac{2z^2e^2\varepsilon_0\varepsilon n}{kT}}\cosh\left[\frac{ze(\Phi^M - \Phi^L)}{2kT}\right] \tag{5.21}$$

が得られる．ゼロ点近傍の C の値は比較的，実際のものを説明できる．

2.3 シュテルンモデル（図5.4）

ヘルムホルツモデルとグイ・チャップマンモデルを組み合わせたモデルを考える．さらにこれまでの点電荷ではなく，イオンサイズ（半径）を考慮してヘルムホルツ面（シュテルン面）は電極に対して最近接イオンの中心位置，そこから沖合へはボルツマン分布しているというモデルを導入した．

ポテンシャルの連続性を考えて，ヘルムホルツポテンシャル Φ^H を導入すると

$$\Phi^M - \Phi^L = (\Phi^M - \Phi^H) + (\Phi^H - \Phi^L)$$

と表せる．さらに，電気容量の直列接続から

$$\frac{1}{C} = \frac{1}{C^H} + \frac{1}{C^L}$$

の関係があり，グイ・チャップマンモデルに基づく電気容量 C^{GC} は

$$C^{GC} = \sqrt{\frac{2z^2e^2\varepsilon_0\varepsilon_r n}{kT}}\cosh\left[\frac{ze(\Phi^H - \Phi^L)}{2kT}\right] \tag{5.22}$$

$$\cosh Z = \frac{e^2 + e^{-z}}{2}$$

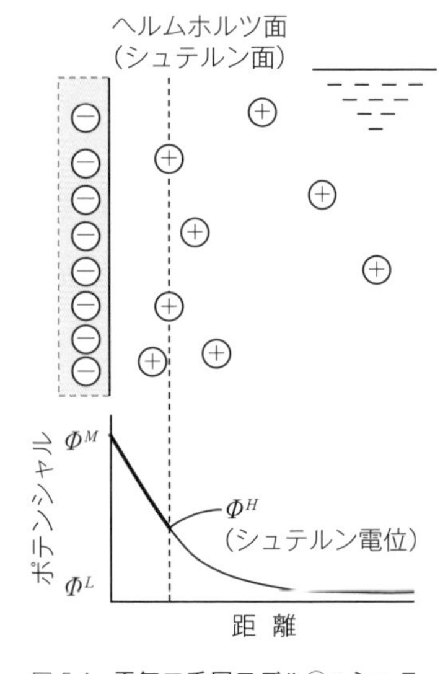

図5.4 **電気二重層モデル③：シュテルンモデル**
ヘルムホルツモデルとグイ-チャップマンモデルの統合．

2.4 グレアムモデル（図 5.5）

さらに現実に沿った電気二重層モデルとして，Electrostatic＋特異吸着（化学結合）を考慮したグレアムモデルがある．内部ヘルムホルツ層（inner Helmholtz layer：IHL）として陰イオンが電極表面に直接吸着する特異吸着が起こる層と，外部ヘルムホルツ層（outer Helmholtz layer：OHL）として水和イオンが最も近づける最近接層を導入した．

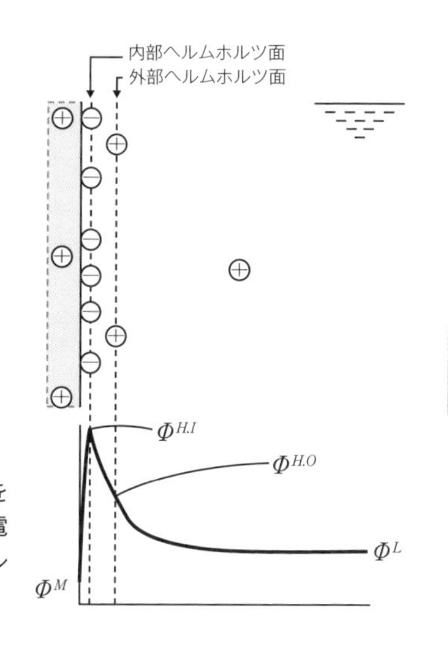

図 5.5　電気二重層モデル④：グレアムモデル
シュテルンモデルに加えて，電極表面のアニオン特異吸着を反映したモデル．内部ヘルムホルツ層（IHL）：陰イオンが電極表面に直接吸着する特異吸着が起こる層．外部ヘルムホルツ層（OHL）：水和イオンが最も近づける最近接層

2.5 BDM モデル

BDM（Bockris-Devanathan-Muller）モデル（図 5.6）とは，最も現実の固液界面状態に近いモデルである．アニオンの特異吸着とそれに対応したカウンターカチオンおよびそれらの水和水（第一水和圏）をモデルに取り込み，さらに水分子１分子層の固体表面への整列吸着も考慮したモデルである．

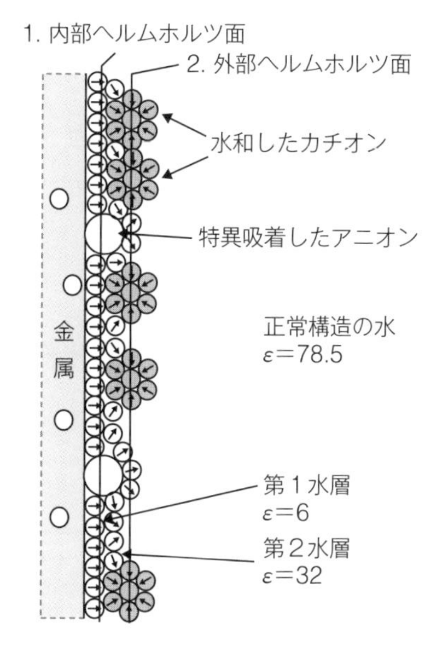

図 5.6　BDM モデル
最も現実の固液界面状態に近いモデル．アニオンの特異吸着とそれに対応したカウンターカチオンおよびそれらの水和水（第一水和圏）をモデルに取り込み，さらに水分子１分子層の固体表面への整列吸着も考慮したモデル．

3 電解質溶液論（デバイ長の算出）

固液界面におけるデバイ長とは電気二重層の深さに相当する．固液界面から液層側に形成される拡散層の電位はポアソン方程式に従う．イオン価数 z_i，濃度 c_i で溶液に溶けているとき，巨視的な電気的中性条件より，ポアソン方程式は

$$\frac{d^2 \Delta\Phi(r)}{dx^2} = -\frac{\rho(r)}{\varepsilon_0 \varepsilon_r} \tag{5.23}$$

ここで，$\Phi(r)$：空間位置 r の電位，$\rho(r)$：電荷密度，ε_r：溶液の誘電率である．

拡散層内のイオン濃度は，電荷密度の空間的な非一様性のエントロピー効果を統計力学的に記述するとボルツマン分布で表現でき，平衡条件から

$$\frac{d^2 \Delta\Phi(r)}{dx^2} = -\frac{1}{\varepsilon_0 \varepsilon_r} \sum_i z_i e c_i e^{\frac{z_i e \Phi(\gamma)}{k_B T}} \tag{5.24}$$

これは**ポアソン-ボルツマン方程式**と呼ばれ，電解質溶液の電気的性質を記述する基本方程式である．今，任意の点電荷とその周りの球対称な電位分布を考える．$\Phi(r)$ は，動径 r だけの関数

$$\frac{1}{r^2}\frac{d}{dr}\left(r^2 \frac{d\Phi}{dr}\right) = -\frac{1}{\varepsilon_0 \varepsilon_r} \sum_1 z_1 e c_1 e^{\frac{z_i e \Phi(\gamma)}{k_B T}} \tag{5.25}$$

である．ここで電位があまり大きくなく，指数関数を展開して最低次項のみとるとすると，展開の第一項は，電気的中性条件からゼロになり，以下の近似式（**デバイ-ヒュッケル近似**）を得る．

$$\frac{1}{r^2}\frac{d}{dr}\left(r^2 \frac{d\Phi}{dr}\right) = k^2 \Phi \tag{5.26}$$

$$\Phi(r) = \frac{c e^{-kr}}{r} \tag{5.27}$$

ここで，c：境界条件で決まる定数である．

$k=0$ のとき，$\Phi = \frac{c}{r}$ で電位は指数関数的に小さくなる．デバイ長 κ^{-1} は

$$\kappa^{-1} = \left(\frac{\varepsilon_0 \varepsilon k T}{2q^2 l}\right)^{\frac{1}{2}} \tag{5.28}$$

となり，溶液中のイオン濃度（イオン強度）に反比例することがわかる．

例えば，強イオン強度（～100 mM）ではデバイ長 κ^{-1}～ 1 nm，低イオン強度（～10 mM）では κ^{-1}～10 nm となる．デバイ長よりも外側の電気的な変化は，電極表面での電気的ポテンシャル（電位）を変化させないため，バイオセンサな

どの利用には計測対象のイオン強度と化学修飾する物質の長さなどの関係に注意する必要がある（is-FET を用いた DNA センサ参照）.

4 界面導電現象（動的固液界面の性質）

コロイドなどの荷電微粒子を含む溶液に電場を加えると，静止溶液中を粒子が移動する現象を**電気泳動**（electrophoresis）という．また，電界により毛細管内の溶液が移動する現象を**電気浸透**（electro-osmosis）と呼び，電圧の印加で水が移動する（図 5.7）.

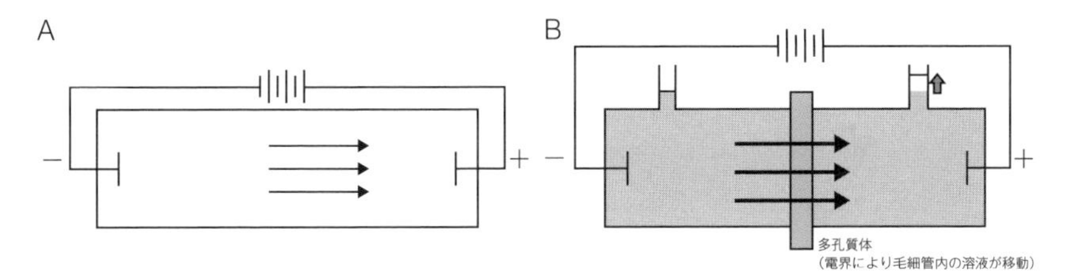

図 5.7　電気泳動の模式図（A）と電気浸透の模式図（B）
A）コロイドなどの荷電微粒子を含む溶液に電場を加えると，静止溶液中を移動．B）電界の印加により溶液（水）が多孔質体中を通って移動.

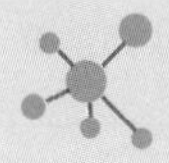

手法・デバイス・医との接点

イオン感応型電界効果トランジスタ（is-FET）を用いたDNAセンサ

DNA分子のリン酸骨格は負に帯電している．この性質を利用してイオン感応型電界効果トランジスタ（ion sensitive-field effect transistor：is-FET）のゲート電極部に相補的塩基配列を化学修飾したDNAチップを用いてDNA塩基配列を電気的に検出するDNAチップを図Aに示す．同様のアイデアによるDNAチップの研究が世界中で試みられていたが，いずれも分子サイズの大きな抗原-抗体反応を利用してDNAプローブをセンサ部に固定化していた．このサイズでは塩基配列を認識してDNA相補対形成する位置がデバイ長の外側になっていた（図B，上側図）．したがっていずれもDNA検出ができていなかった．is-FETはきわめて短い分子鎖（図Bの色丸箇所）によりプローブDNAを固定化したことにより，DNA相補対形成を電気的に検出することに初めて成功した[4][5]．

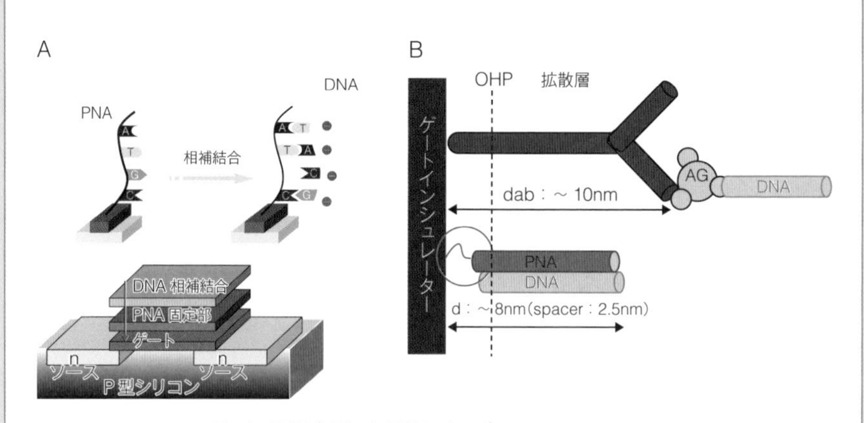

図　is-FETを用いたDNAチップ．
表面化学修飾の分子鎖の長さとデバイ長との関係

4.1 電気泳動

図 5.8 A に示すように制限酵素で適当な長さに切断された DNA 分子をアガロースゲルに配置して電界を印加すると DNA 分子のリン酸骨格が負に帯電していることからプラス電極側へ泳動する．サイズのわかっている標準試料の移動距離と比較することで断片長を同定する（図 5.8 B）．DNA 鎖長が短い方が早く移動する．識別したい DNA 断片の長さに応じてアガロース濃度を調整する（図 5.8 C）．

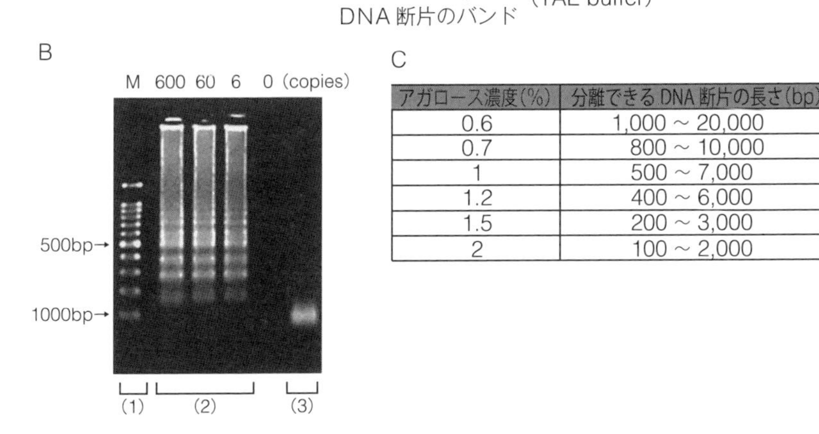

アガロース濃度（%）	分離できる DNA 断片の長さ（bp）
0.6	1,000 ～ 20,000
0.7	800 ～ 10,000
1	500 ～ 7,000
1.2	400 ～ 6,000
1.5	200 ～ 3,000
2	100 ～ 2,000

図 5.8　電気泳動の概略図（A），電気泳動の蛍光イメージング（B），電気泳動に使用するアガロースゲル濃度と分離可能な DNA 断片長（C）

注：電気泳動中にバンド状に観察される色素は，染色された DNA ではない．また，DNA 断片のバンドは電気泳動中や染色前のゲルでは確認できない

4.2 電気浸透

電気泳動および電気浸透いずれの現象も，管壁/溶液（固液）界面で生じる電気二重層が起源となる（誘電率の高い相が他相に対して正に帯電する，図5.9 A）．

電界E/Lのもとで，**電荷密度 ρ** の単位体積の溶液に作用する**静電的な力**は ρ E/L．異なった移動速度を持つ液層間に働く摩擦力 f とし，これが単位体積当たりの速度勾配 $\frac{dv}{dx}$ に比例すると考えると，ニュートンの法則より（図5.9 B）

$$f = \eta \frac{dv}{dx} \tag{5.29}$$

ここで η は粘性係数．このとき，電気浸透流による流量 Q，圧力 ΔP は，

$$Q_E = \pi a^2 \frac{\varepsilon_0 \varepsilon_r \zeta E_d}{\eta} \tag{5.30}$$

$$\Delta P = \frac{8\varepsilon_0 \varepsilon_r \zeta E_d L}{a^2} \tag{5.31}$$

ここで a：流路径，ζ：ゼータ電位である．

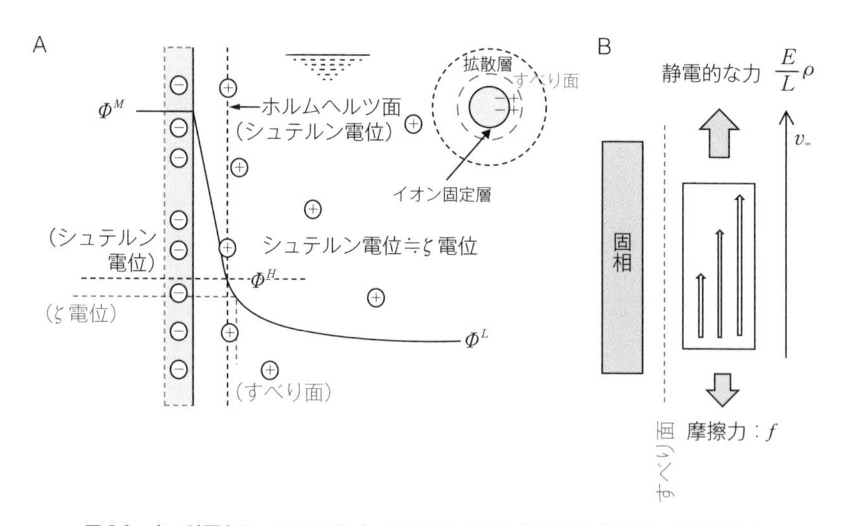

図5.9　すべり面とシュテルン面（ヘルムホルツ面）(A)と電気浸透流の模式図(B)
Aはζ電位とシュテルン電位の類似性，Bは電界E/Lのもとで電荷密度 ρ の単位体積の溶液に作用する静電的な力 ρ・E/Lと液固界面，液層間にはたらく摩擦力 f とが釣りあった条件で定常流が生じる．

4.3 ζ（ゼータ）電位

十分な太さと長さのパイプを流れる流体を考える．すべり面の電位の定義として，電位的中性領域の電位をゼロとする．ζ電位は，このゼロ点を基準とした場の流体すべり面の電位と定義される．このように定義された面は，実際には2.3節シュテルンモデルにおけるヘルムホルツ面（シュテルン面）とほとんど同じ場所に位置し，したがって電位についてもシュテルン電位≒ζ電位となる．

摩擦力は

$$\eta\left[\left(\frac{dv}{dx}\right)_{x+dx}-\left(\frac{dv}{dx}\right)_{x}\right]=\eta\frac{d^2v}{dx^2} \tag{5.32}$$

と表せる．定常流では，摩擦力と静電的な力（ρ･E/L）とが釣り合うので

$$\rho\cdot\frac{E}{L}Adx=\eta A\left[\left(\frac{dv}{dx}\right)_{x+dx}-\left(\frac{dv}{dx}\right)_{x}\right]$$
$$=\eta A\frac{d^2v}{dx^2}dx \tag{5.33}$$

ここで Adx は立体体積，η は粘性係数である．

$$\frac{E}{L}=\eta\frac{d^2v}{dx^2} \tag{5.34}$$

ρ にポアソン方程式より $\rho(r)=-\frac{d^2\Phi(\gamma)}{dx^2}\cdot\varepsilon_0\varepsilon_r$ を代入して

$$-\frac{d^2v}{dx^2}=\frac{\varepsilon_0\varepsilon_r}{\eta}\frac{E}{L}\frac{d^2\Delta\Phi}{dx^2} \tag{5.35}$$

v および Φ の管壁に垂直な成分の変化を結び付ける

$$-\frac{d^2v}{dx^2}=\frac{\varepsilon_0\varepsilon_r}{4\pi\eta}\frac{E}{L}\frac{d^2\Delta\Phi}{dx^2} \tag{5.36}$$

$x=\infty$（固液界面から十分沖合）にて，境界条件 $\frac{dv}{dx}=0$，$\frac{d\Phi}{dx}=0$ で，$x=x'$（すべり面）から ∞ の範囲で，2階積分すると二重層外側の電気浸透による定常流動速度を示す，ヘルムホルツ-スモルコフスキーの式

$$v_\infty=\frac{\varepsilon_0\varepsilon_r}{\eta}\frac{E}{L}\zeta \tag{5.37}$$

$\zeta:\Delta\Phi$

が得られる．すなわち，v_∞ を実測することで，ζ電位を知ることができる．

4.4 流動電位

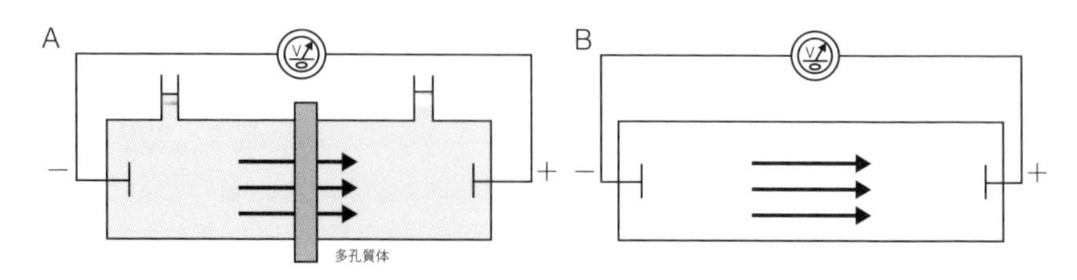

図5.10 流動電位の模式図
水の強制流動で多孔質体を通過することで電位発生.

電場の代わりに圧力差で移動させ，毛細管の両端近傍の電極に電位差が生じることを**流動電位**（streaming potential）という．図5.10は流動電位，すなわち水の強制流動で電位の発生を示したものである．壁面からの距離x，その場所での速度v，電荷密度ρとする．その場における，電流密度iは

$$i=\rho \cdot v$$

これと，ポアソン方程式により

$$i=-\varepsilon_0 \varepsilon v \frac{d^2 \Delta\Phi}{dx^2} \tag{5.38}$$

一方，流速vは，xおよび圧力勾配に依存し，ポアズイユ（Poiseuille）の式により

$$v=\frac{1}{4\eta}\frac{\Delta P}{l}\left[r^2-(r-x^2)\right] \tag{5.39}$$

ここでΔP：圧力差（毛細管両端），η：粘度，l：毛細管の長さ，r：毛細管の半径である．

今，流動電位が起こるのは，管壁近傍xがrに比べて十分小さい（$x \ll r$）とすると，下記と近似できる．

$$v=\frac{1}{2\eta}\frac{\Delta P}{l}rx \tag{5.40}$$

断面全体を流れる電流I_sは，

$$I_s=\int_o^r 2\pi(r-x)idx$$

$$=\frac{\pi r \varepsilon_0 \varepsilon \Delta P}{\eta l}\int_o^r x(r-x)\frac{d^2\Delta\Phi}{dx^2}dx$$

$$\simeq \frac{\pi r^2 \varepsilon_0 \varepsilon \Delta P}{\eta l}\int_o^x x\frac{d^2\Delta\Phi}{dx^2}dx$$

$$= -\frac{\pi r^2 \varepsilon_0 \varepsilon \Delta P}{\eta l}\zeta \tag{5.41}$$

ここで境界条件

$$x=r \text{ で } \quad \frac{\Delta d\Phi}{dx}=0, \qquad x=0 \text{ で } \quad \Delta\Phi=\zeta$$

一方毛細管中の溶液抵抗 R は，溶液の比電気伝導を κ とすると

$$R=\frac{1}{\kappa}\frac{1}{\pi r^2} \tag{5.42}$$

毛細管両端の電位差，すなわち流動電位 E_s は**ヘルムホルツ-スモルコフスキーの式**（HS 式）と呼ばれる．

$$E_s=IR=-\frac{\varepsilon_0 \varepsilon \Delta P}{\kappa \eta}\zeta \tag{5.43}$$

以上の取り扱いが成立するのは，毛細管の半径が，電気二重層の厚さより十分大きく，流速が管軸に平行で，表面電気伝導がないときに限る．

流動電位現象において，隔膜両端への印加圧力 ΔP と両端の発生電位との関係のエッセンスを HS 式により示すと

$$E=\frac{\varepsilon\zeta}{4\pi\eta\sigma}\Delta P \tag{5.44}$$

ここで，E：起電力，ΔP：圧力差，ε：溶媒の誘電率，η：溶媒の動粘度，σ：溶媒の伝導率，ζ：ゼータ電位である．

4.5 泳動電位

泳動電位とは粒子が水の中を強制移動することで電位が発生する現象をいう．表 5.1 に界面導電現象 4 種類（電気泳動，電気浸透，流動電位，泳動電位）の対比表を示した．

表 5.1　界面導電現象 4 種類（電気泳動，電気浸透，流動電位，泳動電位）の対比表

界面動電現象	一時的原因	一時的流れ	移動相	固定相	二次的流れ	二次的ポテンシャル
電気泳動	ΔE	Q（電荷）	コロイド粒子	水	m（質量）	Δd
電気浸透	ΔE	Q（電荷）	水	多孔質体	m（質量）	ΔP
流動電位	ΔP	m（質量）	水	多孔質体	Q（電荷）	ΔE
泳動電位	例えば g	m（質量）	コロイド粒子	水	Q（電荷）	ΔE

この表を見れば，泳動電位は，一次的原因として例えば重力や磁場によりコロイド粒子（質量 m）が移動することで一次的流れが生じる．移動相としてコロイド粒子が相対的に停止して固定相の役割を果たしている水の中を移動する．その結果，二次的流れとして電荷 Q が生じることにより二次的ポテンシャルとして電位 ΔE が発生する現象であることがわかる．他の電気泳動，電気浸透，流動電位についても，同様に理解できる．

まとめ

- 表面電荷密度は電気毛細管曲線の微分容量により得られる．そして電極界面でのイオン分布，特異吸着イオンの存在から，固液界面に特有のモデルが必要性となり，電気二重層モデルが導入された．
- 静的固液界面の特徴的な性質として電気二重層があり，歴史的な経緯からヘルムホルツ，グイ-チャップマン，シュテルン，グレアム，BDMモデルなどがある．
- デバイ長とイオン強度は反比例の関係にある．.
- 動的固液界面の性質を説明する界面導電現象には4つの現象（電気泳動，電気浸透，流動電位，泳動電位）がある．

章末問題

① 以下の条件におけるデバイ長を計算せよ．

(1) 常温の水に1価イオンが1 mM溶けている場合

(2) 生体内環境に近い条件として数十mMのイオンが溶けている場合

(3) 常温の真水（pH=7）の場合

［ヒント］ κ^{-1}：デバイ長，n：イオン強度（濃度の単位）は以下の式に従う

$$\kappa=\sqrt{\frac{2ne}{\varepsilon_0\varepsilon_r k_B T}}$$

$$n=\frac{1}{2}\sum_i z_i^2 c$$

② 十分な大きさのパイプ中にある純水（誘電率 $\varepsilon_r=80$，粘性計数 $\eta=10^{-3}$ Pa･s）に，電極間距離 $L=10$ mm で $V=100$ V 印加（$E_d=10$ V/mm）した際の，沖合での流速は $v=7.8\times10^{-4}$ m/sec であった．このときの

ζ電位を求めよ.

③ 管路中の純水（誘電率 $\varepsilon_r=80$, 粘性計数 $\eta=10^{-3}$ Pa·s, ゼータ電位 $\zeta=100$ mV）に対して, 電極間距離 $L=10$ mm に電圧 $V=100$ V（$E_d=10$ V/mm）を印加した際, 管路半径 $a=100$ μm および $a=1$ μm における, 各々の Q_{max} と P_{max} はいくらか.

文献

[1]「電子移動の化学」（渡辺正, 中林誠一郎/著）, 朝倉書店, 1996

[2]「電気化学第2版」（玉虫怜太/著）, 東京化学同人, 1991

[3]「電気化学測定法（上）」「電気化学測定法（下）」（藤島昭, ほか/著）, 技報堂出版, 1984

[4] T. Ohtake, et al: Immobilization of Probe DNA on Ta205 Thin Film and Detection of Hybridized Helix DNA by Using IS-FET. *Japanese Journal of Applied Physics.*, 43, L1137-L1139, 2004

[5] T. Uno, et al: Direct Deoxyribonucleic Acid Detection Using Ion-Sensitive Field-Effect Transistors Based on Peptide Nucleic Acid. *Japanese Journal of Applied Physics.*, 43, L1584-L1587, 2004

5
章

第6章 心電図と心電図計測

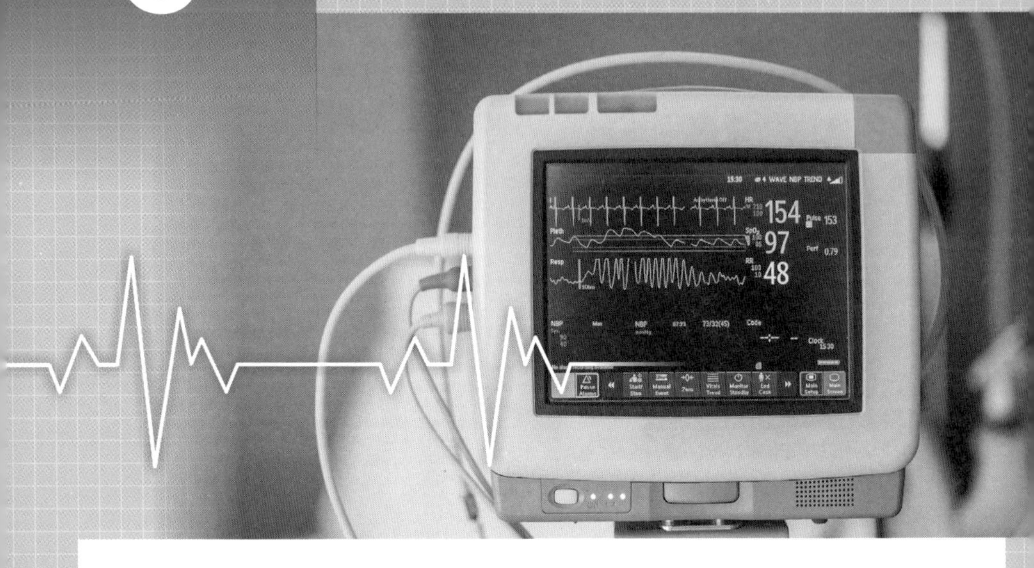

心電図の原理とは？

心臓は血液循環をつかさどる重要な臓器であり，ある調律をもって興奮と弛緩を繰り返し，血液の拍動流を生み出している．電気的な興奮の発生と伝搬がこの調律の制御に重要な役割をはたす．その活動を体表面に置いた電極から計測した電圧信号により推測することが可能である．計測される信号を心電図と呼び，心臓病の診断に重要な情報を与える．これを計測する心電計は代表的な医療機器である．本章では心電図は生体のどのような現象を反映する信号なのかについてその原理を学ぶ．具体的には心臓の構成要素である心筋細胞がどのようなメカニズムで電気興奮をするのか，またその集合体である心筋組織の中をどのように興奮は伝播するのかをまず学ぶ．そして心臓ではどのような電気興奮現象が生じているのか，このような現象を体外から電気信号として観測するとどのような現象を推定することができるのかを理解し，そのうえで心電図のもつ意味を学習する．

【キーワード】電気生理学，活動電位，細胞膜電位，イオンチャネル

活動電位の伝播/体表面電位の計測/心臓の構造と興奮の制御/心電図計測/心電計測の応用

1 細胞膜電位と活動電位

細胞は細胞の内外がリン脂質の二重層膜で細胞内空間と細胞外空間が分離されている．細胞膜の厚さは 3 ～ 6 nm 程度であり，電気的には絶縁体（コンデンサ）としてふるまう．細胞膜には細胞内外を貫通する形で，選択的にイオンを透過するイオンチャネルという機能タンパク質が存在し，細胞膜はイオンに対する選択的透過性を有する．神経細胞，心筋細胞などの興奮性細胞は電気刺激などを受けると興奮するが，興奮から醒めた静止状態においては，細胞膜 K^+ のみに透過性を有する．また細胞膜内のイオン濃度はそのイオン種によって異なるが，K^+ については

$$細胞内濃度\,[K^+]_o \ll 細胞外濃度\,[K^+]_i \tag{6.1}$$

となる．濃度差が存在する 2 つの空間が選択的透過性をもつ膜で仕切られると，イオンが細胞内から細胞外に拡散力により移動する．K^+ は正電荷をもっているので，細胞膜外側に正電荷が，細胞膜内側に負電荷が蓄積される．細胞膜は電気的にはコンデンサとして機能するため，細胞内の電位は細胞外の電位より負になる．

このように心筋細胞など興奮性細胞は，静止状態の細胞内は細胞外に比べて負の電位となっている．

イオン種 P について以下の 2 つを仮定し，

(1) 細胞内の P^+ の濃度が細胞外の P^+ の濃度より高い

(2) P^+ と対となるイオン Q^- は細胞膜を通過できない（膜は P^+ に対する選択的透過性をもつ，図 6.1）

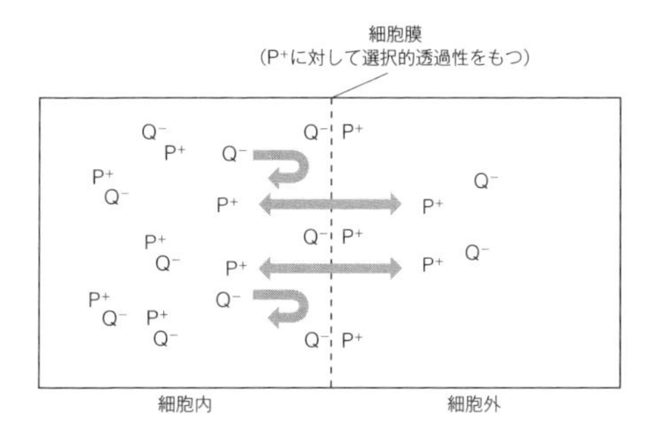

図 6.1　**選択的透過性**

細胞外を基準とした細胞内の電位を膜電位 V_m^{eq}，細胞内のイオン種Pの濃度と細胞外のイオン種濃度をそれぞれ $[C_P]_i$，$[C_P]_0$，絶対温度を T，イオンの価数を z_P，気体定数を R，ファラデー定数を F として

$$V_m^{eq} = -\frac{RT}{z_P F}\ln\left(\frac{[C_P]_i}{[C_P]_o}\right) \tag{6.2}$$

で与えられる．この式はネルンストの式（Nernst equation）と呼ばれる．自然対数の代わりに常用対数を用い，温度 $T=20℃=293\mathrm{K}$ での膜電位を[mV]単位で表現すると

$$V_m^{eq} = \frac{58}{z_p}\log\left(\frac{[C_P]_o}{[C_P]_i}\right) \tag{6.3}$$

となり，選択的透過性をもつ膜で隔てられた2つの空間のイオン濃度の差が10倍あると1価のイオンの場合58 mVの膜電位差が生じることを示す．心筋細胞外の K^+ 濃度の代表的な値として

$$[K^+]_o = 4\ \mathrm{mM}$$
$$[K^+]_i = 140\ \mathrm{mM}$$

を代入すると，$V_m^{eq} = -89.5\ \mathrm{mV}$ となり，実際心筋細胞の静止膜電位とほぼ一致する．

興奮性細胞の細胞膜には，Na^+，Ca^{2+}，K^+，Cl^- のそれぞれのイオンに対し，選択的な受動輸送を担うイオンチャネルと，能動輸送を担うトランスポーター（またはポンプ）と呼ばれる機能タンパク質が存在する．イオンチャンネルはイオンに対するゲート機構を有する．その構造（タンパク質のコンフォメーション）が変化することでイオンの透過性を変化させる（概念図は図6.2）．細胞膜を介した90 mVの電位差はわずかなものだと思えるが，細胞膜の厚さを5 nm

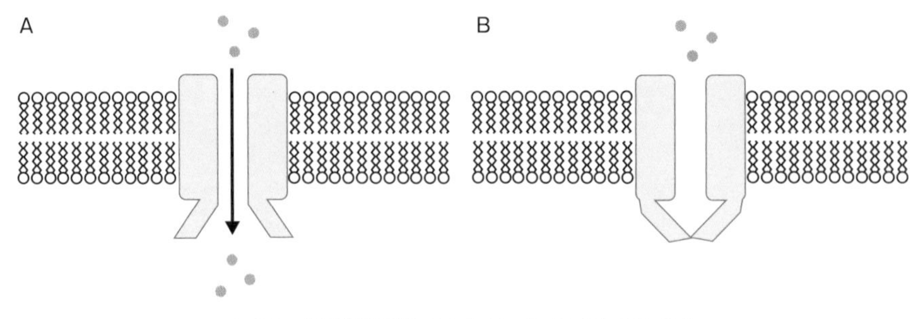

図6.2 細胞膜を貫通するイオンチャンネルの模式図
A，開口状態，B，閉鎖状態

程度と仮定すると，平均して 1.8×10^7 [V/m]＝1.8×10^5 [V/cm] という非常に大きな電場が加わっている．膜電位の変化によりタンパク質内の荷電した部位への電気力は変化するので，膜電位に依存してコンフォメーションが変化する．また薬物が結合することにより特性が変化する部位をもち，薬物によるイオン透過性の変化も生じる．また能動輸送とは濃度勾配に逆らってエネルギーを使いながらイオン濃度が低い空間からイオン濃度が高い空間にイオンを輸送する機能である．

図6.3に示すように心筋細胞が興奮すると，膜電位の変化をトリガーとしてまず Na^+ を透過するイオンチャネルが開口し，細胞外の濃度が細胞内濃度より高い Na^+ イオンが細胞内に流れ込む．すると膜電位は 0 mV を超え一気に＋20 mV 付近まで上昇する．この膜電位の急激な上昇を**脱分極**と呼ぶ（0相）．脱分極*1 に引き続きゲート機構をもつ Ca^{2+} チャネルが開口し，Ca^{2+} が細胞外から細胞内に流れ込む．同時に，細胞内濃度が高い K^+ は細胞内から細胞外へ流れ出し，この外向き K^+ 電流の電流量が内向きの Ca^{2+} 電流とつりあう．その結果，膜電位が大きく変化しないプラトー相が長く維持される（1相～2相）．その後，外向きの遅延整流 K^+ 電流が活性化され，膜電位は再び負へと移行する．

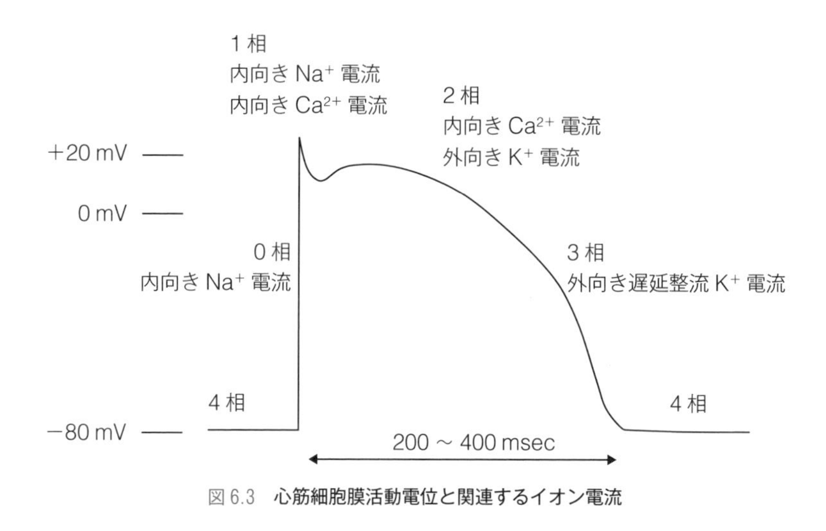

図6.3　心筋細胞膜活動電位と関連するイオン電流

*1　細胞内が細胞内に対して −90 mV であることから細胞膜は分極していると考えられ，それから脱するという意味で「脱分極」という用語が使われる．

この過程を**再分極**と呼ぶ（3 相）．最後に再分極が進み，静止電位で再び平衡となる（4 相）．以上の一過性の膜電位変化を**活動電位**と呼ぶ．1 相～ 2 相で細胞内に流入する Ca^{2+} により，細胞内器官の**筋小胞体**（sarcoplasmic reticulum：SR）からの **Ca^{2+} の放出**（calcium induced Ca^{2+} release：CICR）が促され筋収縮が生じる．

2 活動電位の伝播

心筋細胞は図 6.4 に示すように細胞と細胞の間にギャップジャンクションと呼ばれる構造が存在し，細胞内を電気的に結合している．ギャップジャンクションには connexin とよばれるタンパク質をもつ．リン脂質二重層からなる細胞膜は電気的には絶縁体（コンデンサ）としてふるまうが，このギャップジャンクションの電気抵抗は小さく電気を導く．したがって細胞内は電気的にギャップジャンクションによって接続されていることになる．細胞の内から外，細胞間を流れる電流はイオンチャネルあるいはギャップジャンクションを介して流れることになる．また細胞外および細胞内空間は Na^+，Ca^{2+}，K^+，Cl^- などの電解質を含む細胞外液に満たされているので，細胞外空間も電気を導く媒質としてふるまう．

図 6.4 では水平方向に細胞が結合されているが，実際の心筋組織では心筋細胞は 3 次元的に結合して心筋繊維を構成している．心筋繊維に沿う方向と，心筋繊維に垂直な方向でこのギャップジャンクションの密度が異なり，細胞内空間の心筋繊維方向に沿った電気抵抗は，繊維に垂直な方向より低くなっている．

図 6.4 A に示すように左の心筋細胞が興奮しているとする．前述の通り，この心筋細胞では興奮によりイオンチャンネルが開口し，Na^+ 電流などの脱分極性内向き電流が細胞外から細胞内に流入する．電流はループを作るのでどこかにその電流は流れ出ていかなければならない．この電流は細胞内電位が細胞外電位より低くなっている隣接する静止膜電位をもつ興奮していない細胞に，ギャップジャンクションを介して隣接する細胞内に流れ込む．静止状態にある興奮していない細胞膜にはコンデンサとして機能する細胞膜の内側に負の電荷が，細胞膜の外側に正の電荷があるように分極しているのでこの電流はその分極を緩和する方向に働く．すなわち隣接する細胞の細胞内電位が細胞外に対して負の状態から徐々に，浅くなっていく．ある閾値をこえると隣接する細胞（図の中央の細胞）のイオンチャンネルが活性化して脱分極が生じる（図 6.4 C）．この過程が中央

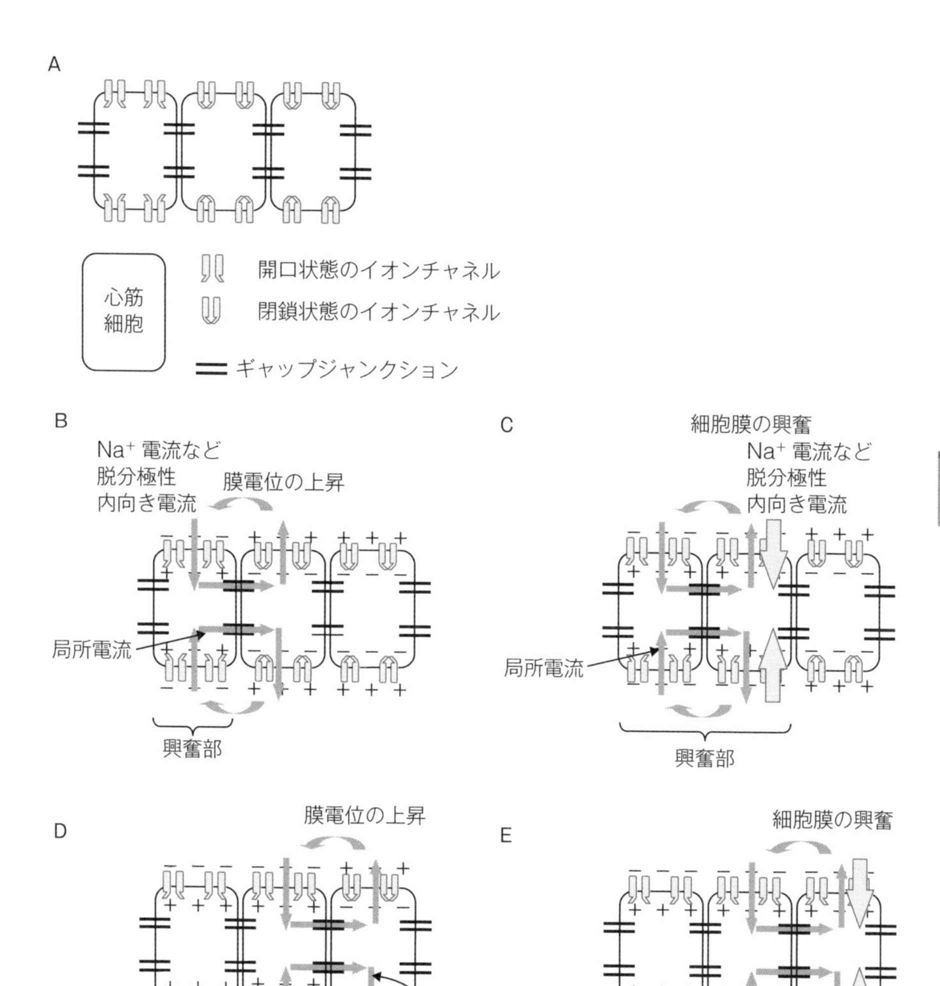

図 6.4 A 心筋細胞間のギャップジャンクションによる結合
B 興奮した細胞への内向き電流による局所電流の発生と隣接する細胞の膜電位の上昇
C 隣接細胞の膜電位の上昇に伴う内向き電流の活性化
D 興奮した細胞への内向き電流による局所電流の発生と隣接する細胞の膜電位の上昇
E 隣接細胞の膜電位の上昇に伴う内向き電流の活性化と興奮の伝播

の細胞から右側の細胞に同様に過程で伝播していく．これが電気興奮の伝播のメカニズムである．この隣接する細胞の細胞膜の電位を正方向に変化させる細胞から細胞に流れる電流を**局所電流**（local current）と呼ぶ．

以上の説明からわかるように細胞内空間がギャップジャンクションで接続されていない細胞には電気興奮は伝わらない．またコンデンサとしてふるまう細胞膜の細胞内外の電位差が膜電位であり，その膜電位がどのような速度で変化するかは，細胞膜の電気容量と細胞の間の電気抵抗*2 で決まる時定数に依存することがわかる．前述の通り心筋組織では細胞内空間の心筋繊維方向に沿った電気抵抗は，繊維に垂直な方向より低くなっているので，細胞膜電位の変化の速度を定める時定数は，心筋繊維方向でより小さくなる．したがって心筋繊維に沿った方向の興奮伝播の速度は心筋繊維に垂直な方向の速度より大きくなる．

3 体表面電位の計測

体表に置いた2つの電極の間に生じる電位差が，前述の電気興奮の伝播が心臓組織で生じている場合に，どのようになるのかを考える．局所電流の存在は，興奮が伝播している部分に等価的に起電力が存在することとみなすことができる．体内は Na^+，Ca^{2+}，K^+，Cl^- などの電解質を含む細胞外液に満たされているので，そこに局所電流が流れれば，オームの法則により空間的に離れた2点間にその電流密度に依存した電位差が発生する（図6.5）．体表面の2点間の電位差の計測で得られる信号の意味は，生体深部の起電力により生じた電流により生じる2点の電極間の電位差であるということである．この体表面電位の発生過程は，**心電図**（electrocardiogram），**脳波**（electroencephalogram），**筋電図**（electromyogram）など興奮性細胞からなる組織からの体表面電位計測に共通である．生体電気現象により流れる電流はわずかなのでその大きさは微小だが，心臓の場合後述するように，心筋組織が規則性をもってあるタイミングで同時に興奮するので脳波などに比べるとより大きな信号を得られるとともに，興奮の記憶的な制御の構造を示す信号を得ることができる．

---

*2　局所電流が流れる経路に沿った電気抵抗．通常は細胞外空間が細胞内空間に比べて十分に大きく，その電気抵抗を無視できると仮定し，細胞内空間の間の電気抵抗とする．

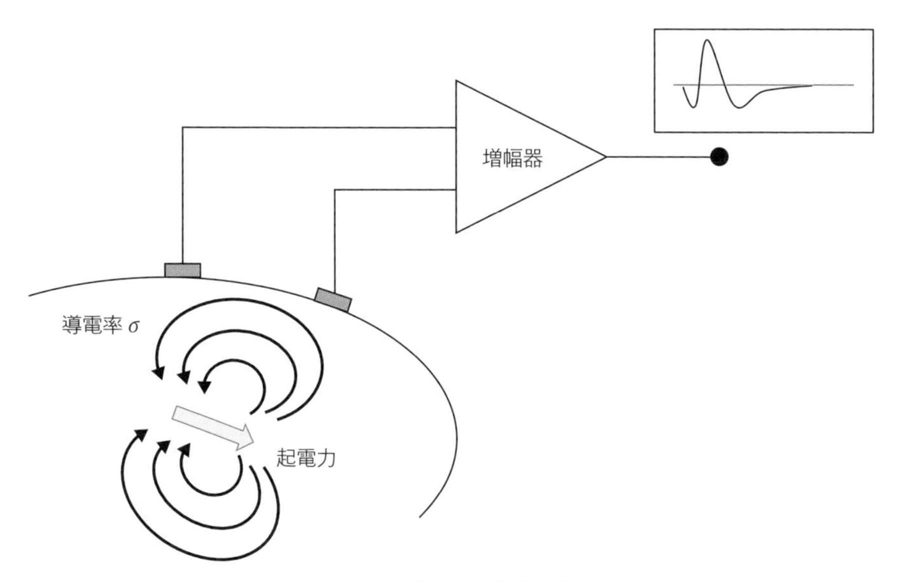

図 6.5　体表面観測される生体電気信号の起源

3.1 細胞外電位のモデル

単純な考察として充分に広い媒質におかれた心筋線維における電気的興奮に伴う局所電流による細胞外電位を考えてみる．図 6.6 に示すようにこの心筋繊維の微小区間から電流が発生し，媒質を流れることで，媒質に電位分布が生じる．微小区間の単位長さあたりの膜電流は $i_m dx$ で与えられる*3．細胞外空間が充分大きいとすると，この電流源を点電流源とみなすことができる．このような仮定のもとで議論を進める．

強さ I_0 の点電流源の周囲に作られる電場は，電流源からの距離を r，媒質の電気伝導率を σ_e とすると

$$\Phi_e = \frac{I_0}{4\pi\sigma_e r} \tag{6.4}$$

で与えられる．ここで $I_0 = i_m dx$ とする．微小電流 $i_m dx$ による電位の寄与を考えると

$$d\Phi_e = \frac{i_m dx}{4\pi\sigma_e r} \tag{6.5}$$

---

*3　細胞内から外に向かう外向きを正とする

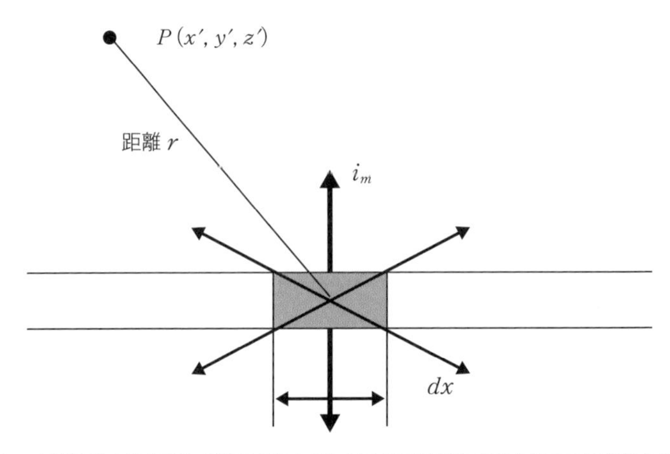

図 6.6　心筋繊維の微小部分の膜電流により生じる細胞外電位を考える上での単純なモデル

となる．微小電流 $i_m dx$ が位置 $(x,\ y,\ z)$ にあり，電場を計算する位置の座標を $(x',\ y',\ z')$ とすると，

$$r=\sqrt{(x-x')^2+(y-y')^2+(z-z')^2} \tag{6.6}$$

となる．座標の原点を活動電位の発生部位とすれば $x=0$，$y=0$ となるので

$$\Phi_e(x',\ y',\ z')=\frac{1}{4\pi\sigma_e}\int\frac{i_m(x)dx}{\sqrt{(x-x')^2+(y-y')^2+(z-z')^2}} \tag{6.7}$$

で細胞外電位が与えれる．

心筋組織内の細胞膜電位分布によりどのような膜電流分布が空間的に発生するかについてはより厳密な議論が必要だが，前述の局所電流による興奮の伝播の議論を振り返ると以下の考察ができる．

- 興奮部位の直前では局所電流による電流の湧き出し点が存在する
- 興奮部位は Na^+ の内向き電流による電流の吸い込み点となる
- 興奮部位の後方では局所電流による電流の湧き出し点が存在する

したがって，興奮部位が近づくといったん正の電位に振れ，その後負の電位が観測される，そしてまた正の電位の振れゼロ点に戻るということになる．しかし生体内の電気興奮とその伝播にともなって観測される体表面の電位は，生体電気現象が生じている部位と電極が設置された位置との相対位置関係（距離と方向）によって異なる（詳しい議論は参考文献を参照）．一般的には興奮前面が接近してくる方向に置かれた電極での細胞外電位は興奮の接近に従って正方向に振れる．

3.2 心（臓）周期

心臓の拍動 1 拍の開始から次の拍動開始までの期間を**心臓周期**（心周期：cardiac cycle）と呼ぶ．心臓周期は心臓が血液で充満される**拡張期**（diastole）とそれに続く血液を駆出する**収縮期**（systole）から構成される．図 6.7 に心臓周期での心臓のさまざまな部分での圧力，容積ならびに心電図，心音の概要を示す（図 6.7 の下から二段目が典型的な心電図）．

洞房結節で興奮が発生し，それが心房に伝わると収縮する．心電図の P 波付近で心房に興奮が到達し心房が収縮を開始する．これに伴い左心房内圧が上昇し，心房内の血液がわずかながら心室に送られる．次いで興奮が房室結節での遅延をへて，His 束，脚，プルキンエ線維網に伝わると，心室筋が興奮を開始し収縮を始め，しばらくの間は心室の流入側・流出側の弁は閉鎖されているので容積が変化しないまま等容収縮が行われる．その後左心室内圧が大動脈圧を超えると大動脈弁が開放し血液が左心室から大動脈に駆出される．その後も左心室は収縮を続けるが左心室圧ピークを示した後低下し始め，大動脈圧が左心室を再び上回ると

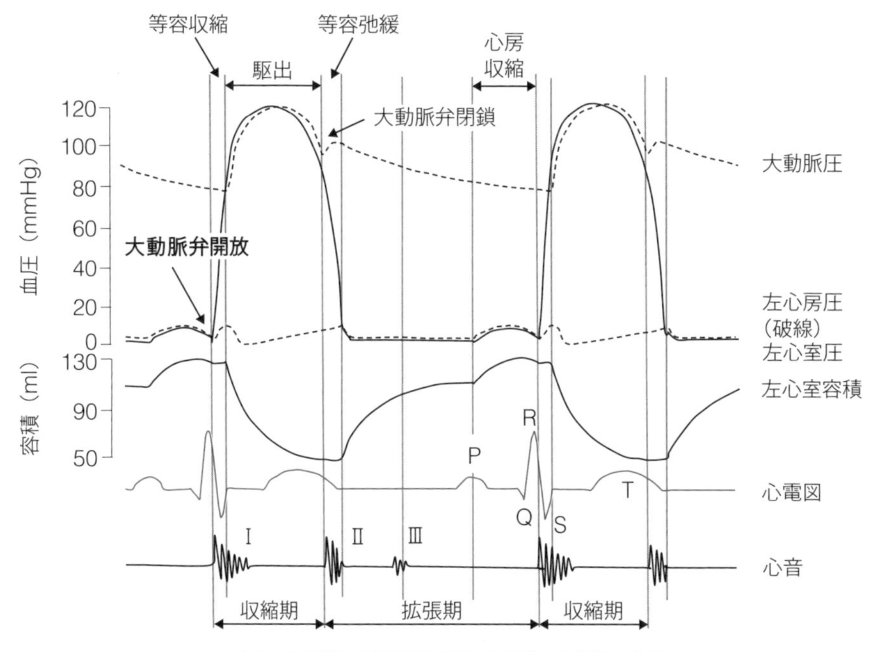

図 6.7　心周期と心臓各部での圧力変化，心電図，心音

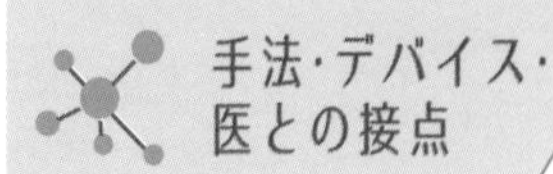

心臓の解剖構造とポンプ機能

心臓は二心房と二心室の4室から構成され，心房心室はそれぞれ心房中隔と心室中隔で隔てられている．

洞房結節（sinoatrial node：SAN）は，右心房と上大静脈の移行部に存在する紡錘形の組織（10～20 mm×3 mm）であり，心臓興奮の発生源（ペースメーカ）として機能する．房室結節（AVN）は，右心房下部，冠静脈洞開口部近くで三尖弁に接して存在する扁平な楕円形組織（6×4×1.5 mm）であり，上部は心房筋と下部はHis束基始部と結合している．His束は三尖弁輪を貫いて心室中隔上部に至り，左右の脚に分岐する．His束以降の刺激伝導系細胞は大型プルキンエ細胞からなる．脚からはプルキンエ線維網が派生し，左右の心室内膜面を広く被い，効率よく刺激を両心室に伝えている．

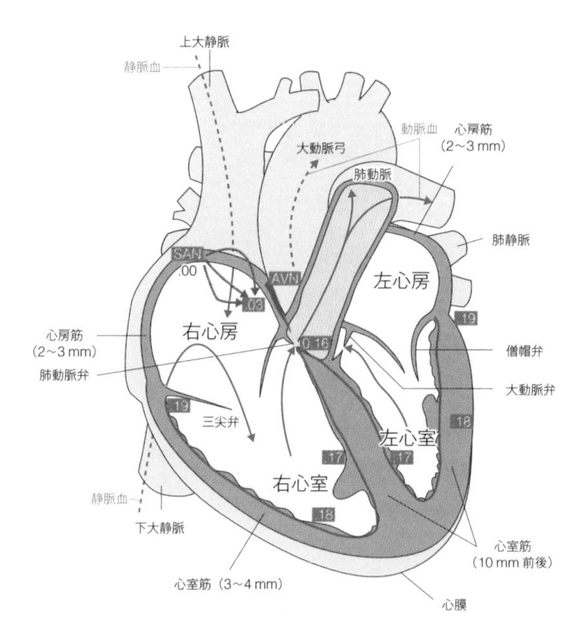

図　洞房結節（SAN）の興奮開始時点からの刺激伝導系の各部位の興奮タイミング．
（　）は組織のおおよその厚みを示す

大動脈弁が閉鎖する．そして左心室圧のみが等容弛緩により急激に低下し，左心室圧が左心房圧を下回ると流入側の僧帽弁が開放し，血液が心室に流入し心室を充満させる．徐々に流入量は減少し次の心収縮を待つこととなる．以上の一連の過程を経て，血液が心臓により駆出される．

4　心電図計測

4.1 心電信号の発生メカニズム

心臓組織内では前述のように洞房結節で発生した電気興奮が刺激伝導系に伝わり，心房筋の興奮，それに続く心室筋の興奮を引き起こす．左足を正極，右手を陰極としてその電位差を計測した際に得られる典型的な心電図波形は図 6.7 に示す通りであり，心電図波形に見られる特徴にはそれぞれ前述の通り P，Q，R，S，T の記号を付した．前述の心臓内での興奮の伝播過程と対応している．

4.2 心電図の導出法

心電図の記録方法としては標準肢誘導（Ⅰ，Ⅱ，Ⅲ誘導），単極肢誘導（$_{a}V_{R}$，$_{a}V_{L}$，$_{a}V_{F}$），単極胸部誘導（V_1，V_2，…，V_6）から構成される標準 12 誘導と呼ばれるものが用いられる．

標準肢誘導では右手，左手，左足の中から 1 組を選択し，そこに装着した電極電位を差動増幅し，心電信号を計測する（図 6.8 A）．電極にはその電極電位がネルンストの式に近い値を与える負分極としての特性を有する銀–塩化銀電極な

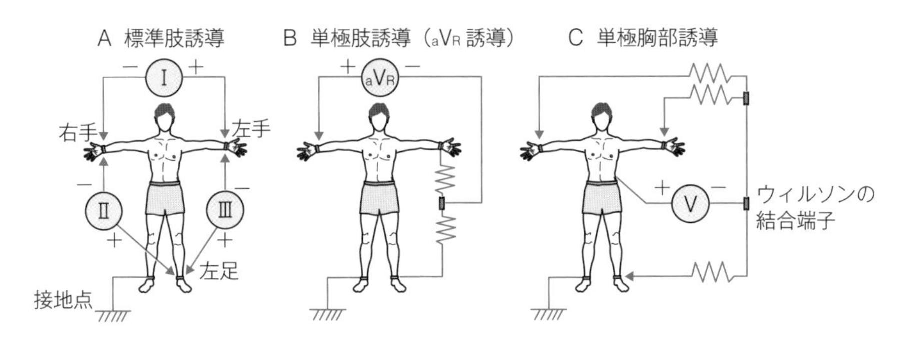

図 6.8　標準肢誘導・単極肢誘導（$_{a}V_{R}$，$_{a}V_{L}$，$_{a}V_{F}$）・単極胸部誘導

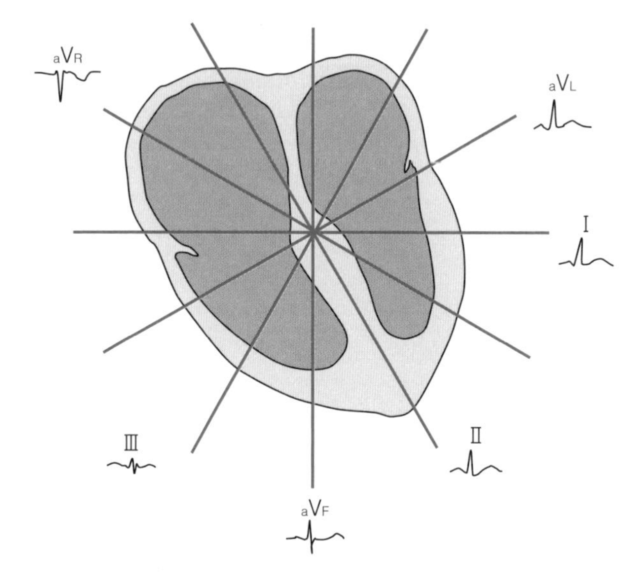

図 6.9　誘導による心電波形の変化

どが用いられる．心臓での興奮伝播は右心房から心尖部に向かう方向に進むため，最も大きな信号強度が得られるのは，多くの心筋が興奮する時相である心室中隔を興奮が伝播するタイミングとなる．最大の振幅を得る R 波の時相と一致する．心室の興奮に対応する R 波の時相では，局所電流の起電力ベクトルは心室中隔に沿った方向となる．このため左足を正極，右手を負極とする第 II 誘導での QRS 波の振幅が最も大きくなる（図 6.9）．

単極肢誘導では右手，左手，左足のうち 1 つを正極とし，負極は残る 2 つの部位を抵抗で接続した中間端子とする．前述の心臓の興奮様式と対応して心電図の P 波は心房興奮に，QRS 波は心室興奮に，T 波は心室の再分極に対応する．心電図の ST 部分は ST 分節と呼ばれ，通常は基線と一致しているが，心筋の傷害により上昇あるいは下降するため心電図による診断上重要な部分となる．

単極胸部誘導は右手，左手，左足と抵抗を介して接続されたウィルソンの結合端子を負極に，胸壁各部に置いた電極を正極として計測を行う（図 6.8 C）．電極設置部位は図 6.10 に示す通りだが，電極近傍の心臓の電気興奮状態を反映する信号が得られる．前述した興奮伝播方向と電極配置の関係の議論から，このような波形が各電極で計測される機序は理解することができる．心臓のある部位に傷害が発生した場合に，その近傍から導出される心電図に異常所見が現れること

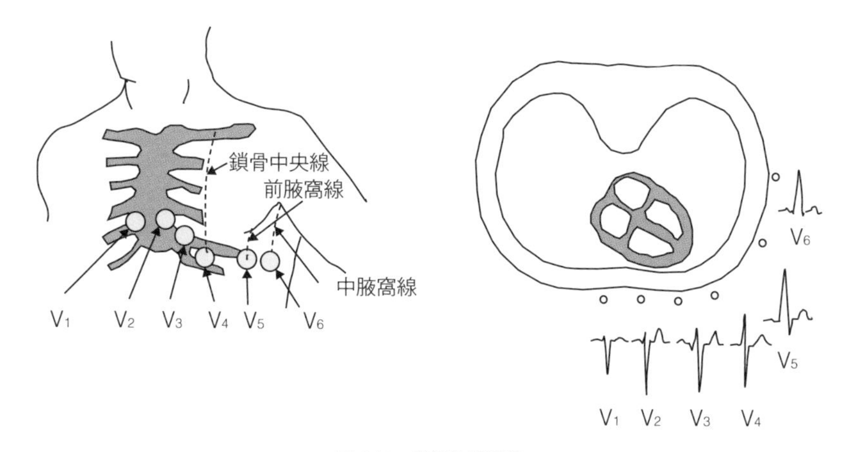

図 6.10　**単極胸部誘導**
V_1：第 4 肋間胸骨右縁
V_2：第 4 肋間胸骨左縁
V_3：V_2 と V_4 を結んで先の中点
V_4：第 5 肋骨と鎖骨中央線との交点
V_5：左前腋窩線上で V_4 の高さ
V_6：左中腋窩線上で V_4 の高さ

から，診断上有用な情報が得られる．

5　心電計測の応用

心電図は心臓病の診断に広く応用されている．また心臓の興奮が正常に発生しない徐脈の患者に対して，人工的に心臓に電気刺激を与える**心臓ペースメーカ**がある．これは，心臓内に経血管的に挿入されたリード線から導出される心電信号をモニタし，自己心の興奮と人工的に発生する興奮が競合しないよう，電気刺激のタイミングを制御する．電気刺激が自己心と競合すると，**心室細動**という興奮波がランダムに発生する状況をもたらし，致死的な状態に移行することがあり，きわめて重要な機能となる．また心室頻拍・心室細動などの心臓突然死につながる不整脈の患者に対して，**植え込み型除細動器**がある．これは心内心電図を常時モニタし，心室頻拍の状態を認識すると抗頻拍ペーシングを行い，通常の調律に復帰させることを試みる．それが不成功に終わった場合自動的に高電圧の電気ショックを心臓に与え，除細動を行う．

脳梗塞の原因となる心房細動の治療では，多チャンネルの電極を有するカテーテルで心電図の多点マッピングを行う．そして心房細動を引き起こす異常な興奮伝搬の状態を確認し，異常な興奮伝導を遮断すべき部位を同定する．そしてカテーテルの先端電極より高周波電気エネルギー通電により心房組織を焼灼し，異常伝播経路を遮断するという治療を行う．この治療法は**カテーテルアブレーション**と呼ばれ，近年広く行われる．

また心臓の心拍数は自律神経により調節されていることから，心拍数の変動を解析することで精神的なストレスなどを評価することが可能である．今後ウェアラブルモニタリングシステムなどに応用されることが期待されている．

このように心電図計測は簡便に安定して信号を計測でき，かつ生理学的にもさまざまな重要な情報を与えてくれることから，種々の診断・治療機器に応用され，今後ヘルスモニタリング機器などへの展開も拡大していくことと思われる．

まとめ

- 心臓心電図は心臓組織の心筋細胞の活動電位により生じる信号である．
- 膜活動電位は電位依存性イオンチャンネルの透過率（電気的にはコンダクタンス）が変化することにより発生する．
- 心電信号は電気興奮の伝播に伴い発生する局所電流を起電力とする電気信号である．
- 心臓には心臓各部が適切なタイミングで興奮するように，刺激伝導系という特殊な組織がある．
- 心電図の記録方法としては標準肢誘導（Ⅰ，Ⅱ，Ⅲ誘導），単極肢誘導（$_aV_R$，$_aV_L$，$_aV_F$），単極胸部誘導（V_1，V_2，……，V_6）から構成される標準12誘導と呼ばれるものがある．
- 単極胸部誘導では電極近傍の心筋の状態を反映した信号が得られる．
- 心電図のP波は心房興奮に，QRS波は心室興奮に，T波は心室の再分極に対応する．
- 心電情報にはさまざまな有用な生理情報が含まれている．

章末問題

① 心筋細胞膜活動電位の発生機構を説明せよ.

② 細胞膜の興奮の伝播メカニズムを説明せよ.

③ 心電図のP波, QRS波, T波は心臓のいかなる電気的な興奮状態を示すか.

文献

[1]「ガイトン生理学　原著第11版」(御手洗玄洋/総監訳), エルゼビア・ジャパン, 2011

[2] "Cardiac Electro Physiology From Cell to Bedside 6e" (Zipes DP, Jalife J), Sounders, 2013

[3] "Bioelectricity, 2nd ed.," (R. Plonsey, RC Barr), Academic Press, 2000

[4]「臨床心臓電気生理学」(早川弘一, 比江嶋一昌/著), 南江堂, 2001

[5]「医用工学入門」(木村雄治/著), コロナ社, 2001

[6]「生体計測とそのシステム」(岡田正彦/著), コロナ社, 2000

[7]「生体電気計測」(山本尚武, 中村隆夫/著), コロナ社, 2011

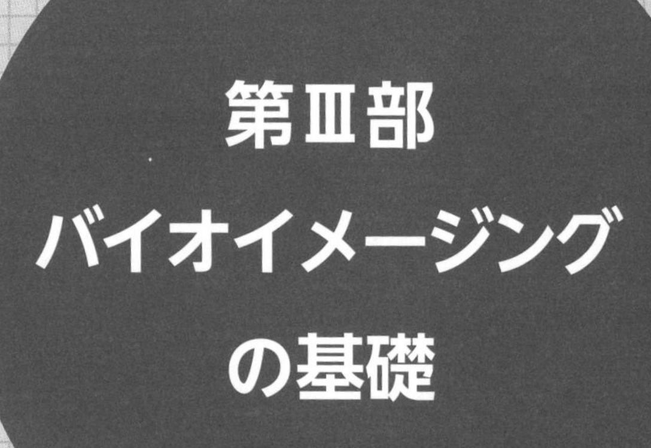

第Ⅲ部 バイオイメージングの基礎

第7章 超音波によるイメージング

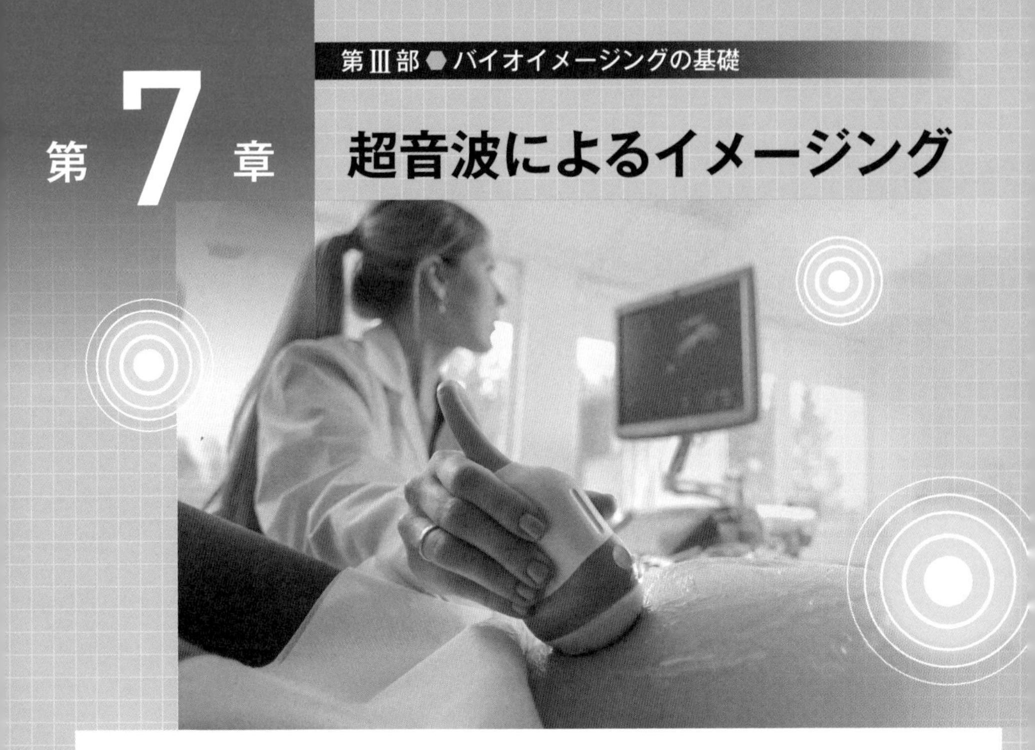

超音波イメージングの原理とは？

医療現場で患者の容体を把握したり，生命科学研究で組織や細胞の状態を観察したりするため，さまざまなイメージング（撮像）が行われる．胎児や心臓，血管などを撮像するためのカート型の超音波撮像システムの装置や近年開発された携帯型の装置がある．いずれも，装置本体と撮像対象の体表に密着させて用いるプローブから構成される．プローブ内には電気信号とともに，超音波信号を変換する多数の小さいピエゾ素子とよばれる送受信素子が配列されている．イメージングには，それぞれ目的に合致した物理現象と画像・情報処理方式が用いられる．本章では超音波を用いた断層像撮像を例に取り上げ，生体中の超音波伝搬の物理，パルスエコー法による撮像原理，典型的なアーチファクトとその生成原理，血流計測について紹介する．

【キーワード】イメージング，超音波，音響インピーダンス，パルスエコー法，アーチファクト，ドプラ法

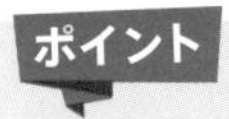

超音波の伝搬/超音波の散乱/パルスエコー法による超音波イメージング/アーチファクト/超音波撮像による血流計測

 イメージングに用いられる超音波の周波数

超音波撮像の主な特徴は，①損傷などの不可逆的な変化を生体に与えずに信号取得が可能であること，②生体内の多様な動きの速さに比べて，十分に高速な撮像が可能であること，③可搬系システムにより撮像可能であること，などである．これらの特徴は，順に①産婦人科，②循環器領域，③獣医・在宅医療・スポーツ医学や整形外科領域での利用につながっている．1回の信号取得が高速であることは，血液の流れの可視化や，外部から与えた応力に対する軟部組織のひずみを計測して，組織の硬さを推定するエラストグラフィーなどにも応用されている．

超音波とは，可聴音より周波数の高い20 kHz以上の周波数をもつ音波である．周波数が異なる点を除いて，力学的には通常の音波と同じ性質をもつ．一般に，医療用超音波では，1 MHz～30 MHzの周波数帯が用いられることが多い．

媒質によって決まる伝搬速度は，波動の波長および周波数と次の関係にある．

$$(\text{伝播速度：媒質によって決まる定数})=(\text{波長})\times(\text{周波数}) \qquad (7.1)$$

すなわち，周波数が高いほど波長が短くなり，物体を計測するときの解像度が高くなる．そのため，生体内のより詳細な構造を調べる観点からは，周波数が高い方が望ましい．一方，生体内を伝播する超音波は，高周波になるほど減衰が大きくなり，10 MHzを超える超音波は減衰が大きく，生体内深部にほとんど伝わらない．

例として，1 MHzと30 MHzの超音波が生体軟組織を伝播するときの様子を考えてみる．生体軟組織は主成分が水で構成されており，その音速はおおよそ1,500 m/s程度である．1 MHzの超音波の波長は，おおよそ $\frac{1500}{10^6}=1.5\times10^{-3}$ m，すなわち1.5 mm程度である．また，30 MHzでは，$\frac{1500}{30\times10^6}=5\times10^{-5}$ m，すなわち50 μm程度となる．腫瘍の内部構造などをなるべく小さいうちに判別しようと思うと，解像度としては100 μm以下とできることが望ましく，その観点からは，30 MHzが好ましい．

しかし，減衰は周波数が高いほど大きい．減衰は，媒質の吸収や散乱によって生じる．生体内を伝わる超音波は，だいたいその周波数に比例して減衰係数が大きくなる．その周波数依存性は例えば，健常者の肝臓ではおおよそ

0.5 dB/(MHz・cm) である*1．体表から 10 cm の深度の対象を見る場合，距離は往復で 20 cm である．そのため減衰は，1 MHz では

$$-0.5\times 1(\mathrm{MHz})\times 10(\mathrm{cm})\times 2=-10\ \mathrm{dB}$$

すなわちパワーが 10 分の 1 になる．それに対し 30MHz では

$$-0.5\times 30(\mathrm{MHz})\times 10(\mathrm{cm})\times 2=-300\ \mathrm{dB}$$

でパワーが 10^{30} 分の 1 になって事実上観測できない．そのため現実には，解像度を維持しつつ，かつ十分な強度で生体内を伝播していく周波数帯として，1 MHz～数 MHz の周波数帯がよく用いられる．

2 超音波の伝搬

本節では，イメージングに関連する超音波の基本的な物理描像を次のようにモデル化して考えよう．撮像対象となる生体組織の細胞や水などの分子は，互いに緩く接着していたり衝突したりしながら力を及ぼしあっている．この状態を単純化して，バネ・質点系の振動問題ととらえよう．まず一次元で考える．

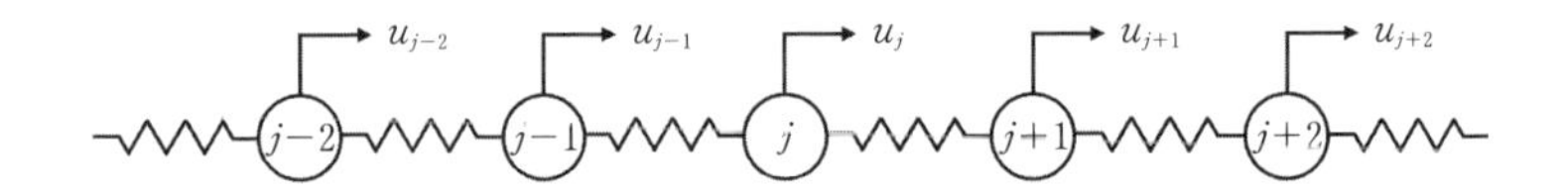

図 7.1 バネ・質点系の振動モデル

図 7.1 に示すように多数のバネ定数 k のバネと質量 m の質点が連結されている．注目する質点の番号を j 番目とし，その質点の変位を u_j，その前後の質点の変位を u_{j-1}，u_{j+1} とすると，j 番目の質点の運動方程式が次のように得られる．

$$m\frac{\mathrm{d}^2u_j}{\mathrm{d}t^2}=k(u_{j-1}-2u_j+u_{j+1}) \qquad (7.2)$$

ここで，この離散的に分布している質点をどんどん細かく分割してみる．隣の質点までの距離を Δx とし，j 番目の質点の変位 $u_j(t)$ を $u_j(t)\equiv u(j\Delta x,\ t)$ と表し，微分の考え方で微小量を展開する．すると式(7.2)の右辺は，$\frac{\partial}{\partial x}$，$\frac{\partial^2}{\partial x^2}$，……を空間の 1 階偏微分，2 階偏微分，……として次のように書ける．

*1 dB（デシベル）：入射パワーが P_0 で散乱されて観測されるパワーが P のとき，「パワーは $10\log_{10}(P/P_0)$ dB になった」と表現する．工学分野で広く用いられる．

$$
\begin{aligned}
u_{j+1}-2u_j+u_{j-1} &= u((j+1)\varDelta x,\ t)-2u(j\varDelta x,\ t)+u((j-1)\varDelta x,\ t) \\
&= \left(u(j\varDelta x,\ t)+\frac{\partial u}{\partial x}\varDelta x+\frac{1}{2}\frac{\partial^2 u}{\partial x^2}(\varDelta x)^2+\frac{1}{3!}\frac{\partial^3 u}{\partial x^3}(\varDelta x)^3\cdots\right) \\
&\quad -2u(j\varDelta x,\ t) \\
&\quad +\left(u(j\varDelta x,\ t)-\frac{\partial u}{\partial x}\varDelta x+\frac{1}{2}\frac{\partial^2 u}{\partial x^2}(\varDelta x)^2-\frac{1}{3!}\frac{\partial^3 u}{\partial x^3}(\varDelta x)^3\cdots\right) \\
&= \frac{\partial^2 u}{\partial x^2}(\varDelta x)^2+\frac{2}{4!}\frac{\partial^4 u}{\partial x^4}(\varDelta x)^4+\cdots
\end{aligned}
\tag{7.3}
$$

そして $\varDelta x \to 0$ の極限を考れば第2項以降は無視できる．すなわちこれは空間の2階微分を表していることがわかる．その結果，式(7.2)から，連続的に分布する物質の各箇所の変位として，次のように空間と時間の関数 $u(x,\ t)$ を得る．

$$
\frac{\partial^2 u}{\partial t^2}=\frac{k}{m}(\varDelta x)^2\frac{\partial^2 u}{\partial x^2} \tag{7.4}
$$

ここで，$c^2=\frac{k}{m}(\varDelta x)^2$ とすると，

$$
\frac{\partial^2 u}{\partial t^2}=c^2\frac{\partial^2 u}{\partial x^2} \tag{7.5}
$$

となる．これは速さ c で伝播する波に関する1次元の波動方程式である．また，その速さを次のように得る．

$$
c=\sqrt{\frac{k(\varDelta x)^2}{m}}=\sqrt{\frac{k\varDelta x}{\left(\frac{m}{\varDelta x}\right)}}=\sqrt{\frac{(\text{単位長さあたりのバネ定数})}{(\text{線密度})}} \tag{7.6}
$$

そして，式(7.5)の解は次のように表わすことができる．

$$
u(x,\ t)=F(x-ct)+G(x+ct) \tag{7.7}
$$

これは，1次元波動方程式の解が，F：$+x$ 方向に速さ c で進む波（前進波，任意の波形）と G：$-x$ 方向に速さ c で進む波（後進波，任意の波形）の重な合わせで与えられることを示してる．超音波が伝わっていく場合の物理的イメージは，1次元ではこのようなモデルで表すことができる．

最終的に3次元で考えると，式(7.5)の1次元の空間2階微分 $\frac{\partial^2 u}{\partial x^2}$ を3次元のもの $\nabla^2 \equiv \frac{\partial^2 u}{\partial x^2}+\frac{\partial^2 u}{\partial y^2}+\frac{\partial^2 u}{\partial z^2}$ に変えて，次を得る．

$$
\frac{\partial^2 u}{\partial t^2}=c^2\nabla^2 u \tag{7.8}
$$

このとき式(7.6)は，（単位長さあたりのバネ定数）をその媒質の体積弾性係数，（線密度）を体積密度（体積質量密度）ととらえればよい．超音波が生体内を伝わっていく物理描像は以上のように表される．

なお，式(7.7)の波動方程式は，媒質の質量保存式と運動量保存式からも導くことができる．これら保存則は，媒質の各場所での密度を ρ，圧力を p，速度を $\boldsymbol{v}$ として，次のように表される．

質量保存式： $$\frac{\partial \rho}{\partial t} = -\nabla \cdot (\rho \boldsymbol{v}) \quad (7.9)$$

運動量保存式： $$\frac{\partial \rho \boldsymbol{v}}{\partial t} = -\nabla p \quad (7.10)$$

また圧力変化 Δp と密度変化 $\Delta \rho$ の間には，それら変化が十分小さい場合，次の関係がある．

$$\Delta p = c^2 \Delta \rho \quad (7.11)$$

ここで式(7.9)の両辺の時間微分をとり，また式(7.10)の両辺の空間微分を取ると次を得る．

$$\frac{\partial^2 \rho}{\partial t^2} = \frac{\partial}{\partial t}(\nabla \cdot (\rho \boldsymbol{v})) \quad (7.12)$$

$$\nabla \cdot \left(\frac{\partial \rho \boldsymbol{v}}{\partial t} \right) = -\nabla^2 p \quad (7.13)$$

ここでは時間微分と空間微分の順番を入れ替えても問題ないので，式(7.12)の右辺と式(7.13)の左辺は同一である．また式(7.11)から圧力と密度は空間2階微分も比例関係になり $\nabla^2 p = c^2 \nabla^2 \rho$ であるので，次を得る．

$$\frac{\partial^2 \rho}{\partial t^2} = \nabla^2 p = c^2 \nabla^2 \rho \quad (7.14)$$

すなわち，密度変動は波動として速さ c で伝搬する．再度，式(7.11)を用いると時間2階微分も比例関係になり $\frac{\partial^2 p}{\partial t^2} = c^2 \frac{\partial^2 \rho}{\partial t^2}$ であるので，同様に圧力変動も波動として次式に従い伝搬する．

$$\frac{\partial^2 p}{\partial t^2} = c^2 \nabla^2 p \quad (7.15)$$

3 超音波の散乱

超音波のエコー，すなわち散乱波や反射波[*2]はどのように生じるのだろうか．異なる媒質が接している境界（界面）を考える．それぞれの媒質内では，密度および音速は一定で，媒質１，媒質２の密度を ρ_1，ρ_2，音速を c_1，c_2 とする．ここでは簡単化のため，１次元の波動方程式で反射を考える．媒質１および２内を伝播する圧力の波動方程式は，それぞれ次になる．

$$\frac{\partial^2 p_1}{\partial t^2}={c_1}^2\frac{\partial^2 p_1}{\partial x^2} \tag{7.16}$$

$$\frac{\partial^2 p_2}{\partial t^2}={c_2}^2\frac{\partial^2 p_2}{\partial x^2} \tag{7.17}$$

式(7.16)を満たす解として

$$\begin{aligned} p_1(t,\ x)&=p_0\sin\left(2\pi\left(\frac{x}{\lambda_1}-ft\right)\right) \\ &=p_0\sin(k_1x-\omega t) \end{aligned} \tag{7.18}$$

を考える．ここで，媒質１内の音速 c_1，音波の周波数 f，角周波数 ω，媒質１内の波長 λ_1，波数 k_1 には $c_1=f\lambda_1=\dfrac{\omega}{k_1}$ の関係がある．

$$v_1(t,\ x)=\frac{p_1(t,\ x)}{\rho_1 c_1} \tag{7.19}$$

とおけば，式(7.18)で圧力が与えられるときに，運動方程式(7.10)を満たすことを確認できる．ここでは，界面で働く応力のうち圧力の成分のみを考えればよい．そのため，応力の連続性は圧力の連続性に等しい．

入射する平面波の成分を下添え字 i で，透過する成分を t で，反射する成分を r で表すと，界面の位置を $x=x_{\mathrm{s}}$ とすると，界面での応力の連続性は次式で与えられる．

$$p_{\mathrm{i}}(t,\ x_{\mathrm{s}})+p_{\mathrm{r}}(t,\ x_{\mathrm{s}})=p_{\mathrm{t}}(t,\ x_{\mathrm{s}}) \tag{7.20}$$

変位の一致に関しては，速度 v が界面で一致すると考えればよい．界面における媒質１側の速度成分は $v_{\mathrm{i}}(t,\ x)-v_{\mathrm{r}}(t,\ x)$，媒質２側は $v_{\mathrm{t}}(t,\ x)$ より，速度の連続性は次式で与えられる．

＊2　散乱波の波面が揃うと反射波になる．

$$v_i(t, x_s) - v_r(t, x_s) = v_t(t, x_s) \tag{7.21}$$

式(7.18)，式(7.19)を用いて，式(7.20)を変形すると，

$$\text{反射波：}\quad p_r(t, x_s) = \frac{\rho_2 c_2 - \rho_1 c_1}{\rho_1 c_1 + \rho_2 c_2} p_i(t, x_s) \tag{7.22}$$

$$\text{透過波：}\quad p_t(t, x_s) = \frac{2\rho_2 c_2}{\rho_1 c_1 + \rho_2 c_2} p_i(t, x_s) \tag{7.23}$$

すなわち，$\rho_1 c_1 = \rho_2 c_2$ ならば，入射した波は反射せず，そのまま透過することになる．

$$Z \equiv \rho c$$

は**音響インピーダンス**[*3] と呼ばれ，界面での音の反射を決める重要なパラメータである．音響インピーダンスが等しければ，音速が異なっていても，音響的には透明である（反射がない）ことになる．屈折は，音速比で与えられる屈折率により決まるので，反射と屈折が，音響インピーダンスと屈折率という異なるパラメータで整理されるのは注意すべき点である．

4 パルスエコー法による超音波イメージング

これまで述べたように，超音波は波動として伝搬し，音響インピーダンスが変化しているところで散乱される．その散乱波を計測して対象を可視化する．超音波によるイメージングの手法には，大きく分けて**パルスエコー法**と**トモグラフィ法**とがある．本章ではパルスエコー法に焦点を当てる（トモグラフィ法は8章で扱う）．

パルスエコー法とは特定の画素の位置に超音波ビームを収束させて，データを特定の画素位置からの散乱信号を取得，収束位置を走査していく方法である．具体的にはパルスエコー法では，時間的に短い超音波パルスを送信して，反射波が戻って来るまでの往復の時間から反射体の位置を推定し，反射波の強度から反射体の散乱能の大きさを推定する．音波の伝搬速度が電磁波などに比べて遅く，伝搬時間の計測が容易であることを利用している．超音波トランスデューサ（電気

＊3　電圧と電流の比である電気インピーダンスとのアナロジーで説明すると，圧力と速度の比が音響インピーダンスである．

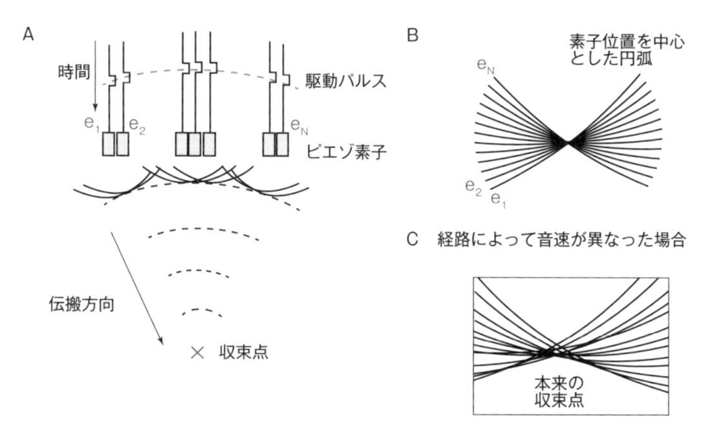

図7.2　**電子フォーカス法**

信号と超音波とを変換する素子）にはピエゾ素子（電圧と超音波とを変換する素子）が用いられる．収束位置を変化させる方法には2つあり，音響レンズを用いる方法と，小さく分割したピエゾ素子と電子フォーカスを組み合わせる方法がある（図7.2）．音響レンズを用いる場合は，これを動かす必要があることと，後述するダイナミックフォーカスへの対応の観点から，断層面内での収束点の制御には主に電子フォーカス法が採用されている．図7.2Aに示すように電子フォーカス法による送信のフォーカスでは分割された個々のピエゾ素子（e_1，e_2，…e_N）を駆動するタイミングを制御して，各ピエゾ素子からの波面が収束点で最も強められるように波面を合成する（図7.2B）．受信のフォーカスでは所望の収束点からの信号の位相が全て揃うように各ピエゾ素子で受信された信号を時間的にシフトさせて合成する．

超音波撮像の特長の1つにそのリアルタイム性がある．撮像者が像を見ながら撮像するべき場所を選択し，意義のある画像のみを選択して保存する．像を見ながらプローブの位置や向きを動かすため，像はリアルタイム（テレビと同様の1秒に30枚程度以上の動画）である必要がある．

しかし，単純に画素数の分，超音波の送受信を繰り返してしまうと，やはり撮像プロセスにおいてリアルタイム性が実現できなくなってしまう．例えば，画素数が500×500，視野が5 cm×5 cm，平均音速が1,500 m/sの場合だと，平均的な音の往復時間が33 μ sec，これを250回繰り返すために，トータルで約8 secかかってしまう．

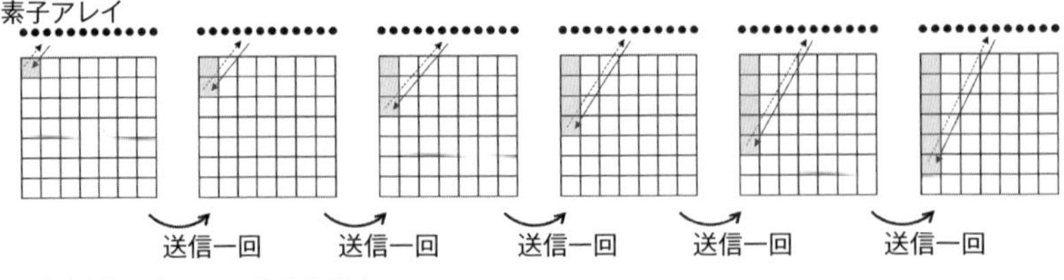

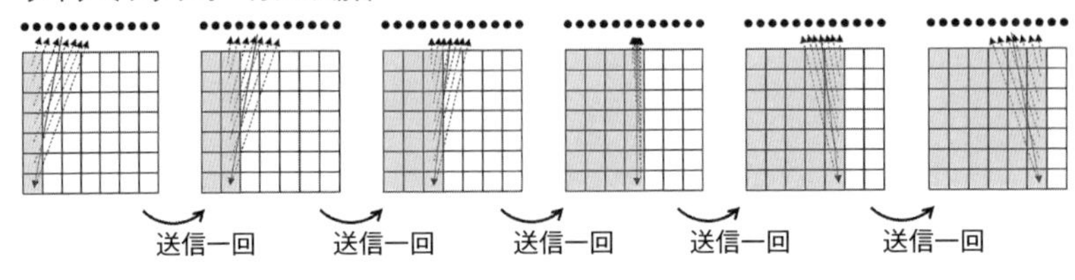

図7.3 ダイナミックフォーカス法

そこで図7.3に示すようなダイナミックフォーカス法が採用されてきた．1回の送信で1画素分のデータだけを取得するのではなく，1ライン分のデータを取得するようにする方法である．送信一度に対する散乱波を各受信素子で受信し，それをディジタル処理によって等価的に1ライン上の各箇所にフォーカスして合成する．このようにすることで，撮像時間は，66 μsec×500＝33 m sec となり，上記の1秒に30枚程度の動画に対応することが可能となる．ちなみにMRIやX線CTでは3次元でデータを取得するために，撮像自体にはリアルタイム性は求められない*4．

5 アーチファクト

実存しないものが画像上に表示されることがあり，それを**アーチファクト**（偽像）と呼ぶ．その要因は，撮像および再構成において想定している仮定と，現実に生じている物理的現象の間の相違があることにある．幾つかの典型的なアーチファクトを説明する．

*4 心臓など対象が動くために，その動きの速さに比べて短時間で撮像しないと像がぼやけてしまうという観点ではデータ取得が短時間に行われる必要がある場合はある．

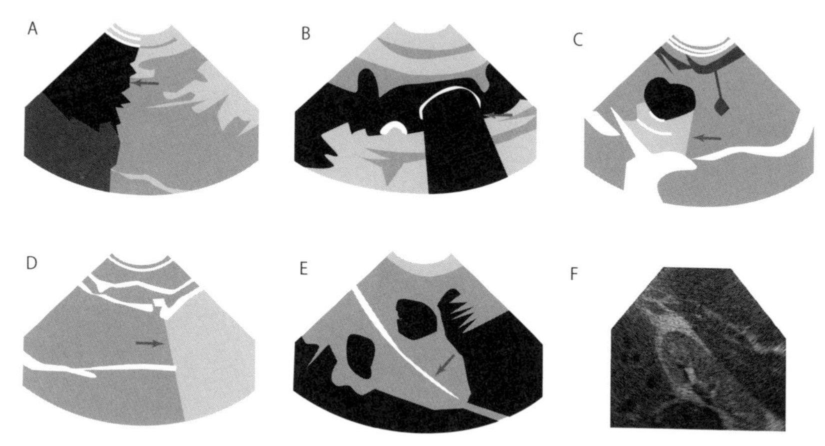

図7.4 典型的なアーチファクト（Bモード画像*5）
A~Eは文献1を元に作成，FはCopyright 2013 From Speckle ultrasound image filtering: Performance analysis and comparison by R. Rosa & F. C. Monteiro. Reproduced by permission of Taylor and Francis Group, LLC, a division of Informa plc.

仮定とのずれには，想定した減衰率や音速と相違がある場合に生じるアーチファクトがある．また想定している方向と異なる方向に照射された超音波もアーチファクトの生成原因となる．さらに一度照射された波が2回以上の散乱や反射によって受信される場合もアーチファクトを生じる．以下では，上記の3つの主要なアーチファクトに関して，それぞれ説明する．

5.1 意図しない超音波伝搬が生じた場合

意図しない超音波伝搬の最も極端な例が，そもそも超音波が撮像対象である生体内に入らなかった場合である．図7.4 Aでは，超音波プローブの左側の領域が，対象に十分に接触していないため，超音波が矢印の左側の領域では像が形成されていない．このときのプローブは円弧形状であるが，プローブ表面近傍に2本の白い線がプローブ表面の円弧形状に並行して存在しているのは，後述する多重反射によるものである．プローブと対象の間に塗るエコーゼリーの量が不十分であったり，プローブを押し付けることによる密着が不十分であったときに，この

*5 Aモードは1つのビームで得られる時間(距離)に対する散乱波の波形，Bモードはそれに1次元的掃引を加えて対象の2次元超音波画像〔時間(距離)と方角〕を明暗や色で示したもの，Cモードは2次元的掃引を加えたりトモグラフィ処理に依ったりして3次元の画像を得るもの．

ような現象が生じる．図 7.4 B では矢印で示した胆嚢内の結石より深部では，結石の影が画像上に表示され，影の場所に本来存在する生体組織からの信号が欠落している．逆に図 7.4 C では，図左中央にある胆嚢の後ろ，矢印で示した部分の輝度が，胆嚢内での超音波減衰が極めて小さいため，ゲイン補正により過剰に増強され，同じような深度にある他の肝臓組織の輝度に比べて明るくなっている．超音波は媒質内の伝播に従い，徐々に減衰していくため，超音波プローブ表面と体深部ではその強度（エコー振幅）が異なる．画像の表示輝度の範囲内により多くの情報を提示するため，より弱い信号は明るく補正して画像表示される．つまり深いところから届いた信号ほど，伝搬距離が長く減衰も大きいとし，一定の減衰率の仮定のもとに大きなゲインで補正される．この一定の減衰率の仮定から外れた場合に，アーチファクトが発生する．図 7.4 D も肝臓およびその周辺の断層像であるが，視野の右端上部に腸管が存在している．腸管内のたくさんの気泡が超音波によって長時間振動し続けることにより，気泡より深部の領域に関しては高輝度領域として画像化され，その部位の生体組織の観察ができなくなる．

5.2 ビームが広がりをもつことによるノイズ

意図しない方向への超音波の照射が生じることがある．それを**サイドローブ**と呼ぶ．主な原因の１つに，素子が離散的に存在していることがあり，それによって生じるものを**グレーティングローブ**と呼ぶ．これは，素子の間隔が広すぎてホイヘンスの原理でつくる波面が乱れてしまうことによる．また，開口幅が有限であることにより生じるサイドローブもある．これは，並んだ素子の端では，その外側に波面をつくれないためうまく波面合成できないことによる．

サイドローブがあると，連続波の場合は収束点以外に照射される波の干渉によって特定の方向にサイドローブが集まる．一方パルス波の場合は，多方向に放射されたサイドローブのパルスが時間的に次々返ってくる．

サイドローブには，撮像面内に生じるものもあれば，撮像面を絞る音響レンズのビームの内側に放射される撮像面に垂直な方向のサイドローブもある．これらの意図しない方向に放射された超音波が，散乱によって受信素子に戻ってきた場合に，本来の受信信号に重畳して画像上にアーチファクトが表示される．その画素位置からのエコー信号が弱い場合などにサイドローブに起因するアーチファクトが目立って表示される．超音波断層像をリアルタイムに観察している場合には，プローブの位置や向きを動かすことによって，画像内のアーチファクトの位置や強度が変化することにより，アーチファクトとして視認しやすい．しかし静止画だけを観察した場合には，アーチファクトと実像の区別はより困難である．典型的なアーチファクトを事前に把握しておいてから，画像の観察を行う必要がある．

5.3 反射アーチファクト

一度照射した波が撮像領域内で複数回反射を起こすことも主要なアーチファクトの原因となる．先に述べた図7.4 Aの左上端部では，音響レンズの表面と裏面の間の多重反射が画像上に出現している．

横隔膜（腹部臓器と肺の間を隔てる膜）のような強い反射体が存在する場合は，図7.4 Eのように鏡像が出現する場合もある．矢印が横隔膜であり，これより下側の像は実存する臓器の様子を示しているわけではない．

5.4 スペックル

スペックルとは，媒質中に存在する波長よりも小さな構造物より散乱されるエコーの影響により，ランダムな粒状の分布となって現れるノイズのことをいう．図7.4 Fにその一例を示す．スペックルは，計測領域に存在する微小な構造体の数やその分布（構造体間の距離）に依存して，そのパターンが変化し，さまざまな構造体からの影響が重ね合わさった形でノイズとして生じることになる．したがって，サンプルボリューム内全体に存在する微小構造体の数の影響を受けることになり，サンプルボリュームのサイズを小さくすることにより，スペックルスケールを小さくすることが可能になる．スペックルは，照射する超音波の波長より小さな構造物による生じるノイズであるため，照射する超音波の波長を短くする，すなわち，周波数を上げることにより，よりスペックルの少ない画像を構成することが可能となる．近年ではさまざまな手法によりスペックルを抑制する画像化が主流となっている．

5.5 速度の不均一性によって生じる変化

音速一定の仮定からの外れによって像が歪むこともアーチファクトの一種である．一定と仮定した音速が異なる領域を伝搬経路上に含んでいる場合には，各振動子での送波から想定した時間経過後の波面は図7.2 Cに示すように，収束点上では重ならなくなる．この結果，本来点として描出される像がぼやけて広がってしまう．伝搬経路全体で音速が変化した場合にはそのぼやけ方の程度は小さくなるが，散乱体が画像上に現れる位置が超音波伝搬方向にずれる．その結果として画像上で描出されている構造のサイズを計測した場合に誤差が含まれることになる．

5.6 アーチファクトの利用

アーチファクトは，診断の妨げになるものもあれば，診断に活用されているものもある．後者の例では，胆石や血管のプラーク，乳房の腫瘤ほか，反射や減衰の大きい石灰化病変に伴う音響陰影の活用がある．影は病変の大きさに比べて広範囲に存在するので，これを簡単に見つけることで，影の頭の部分に存在する病変を見落とす可能性を小さくすることができる．しかし，アーチファクトは現象としては再現するが，アーチファクトの強さや形状に関しては必ずしも再現性が十分ではない．撮像者の手技に過度に依存しない，再現性や客観性に基づいた医療の重要性の増大している．

6 超音波撮像による血流計測

超音波撮像では他の撮像方法と異なり，造影剤を用いずに血流の流速や流量の空間的な分布を計測することができることが大きな特徴である．その代表的な手段の1つである**カラードプラ法**について，どのように血流速度や流量，空間情報を得ているかを説明する．昔から超音波の血流撮像はドプラ法と呼ばれてきたので，対象の動きによる超音波周波数のドプラ周波数シフトを使って画像化されていると勘違いされることが多い．実際は，cm/s オーダーの血流速度は，生体中の音速 1,500 m/s に比して非常に小さいので，ドプラ周波数シフトから速度情報を得るのは難しい．カラードプラ法の撮像原理を図7.5 A に示す．同じ場所に超音波パルスを繰り返し送受信を行った場合，対象に変化がある場合に，エコー信号にも変化がある．8 μm の赤血球をとらえるには超音波の波長 100〜500 μm は大きすぎる．血管中を流れる血球の濃度にはムラがあり，波長オーダーの濃度ムラの移動が信号として検出されている．図の例では8回同じ場所にパルスを送受信して波形を並べ，得られた信号から赤線の部分の信号を並べたプロットを図7.5 A の下段に示している．対象に時間変動があるときには，このプロットに傾きが生じて，傾きの大きさは動きの早さに比例する．空間上の特定の場所に複数回のパルス送受信を行い，時間変動成分を抽出して，変動の大きさを流速として

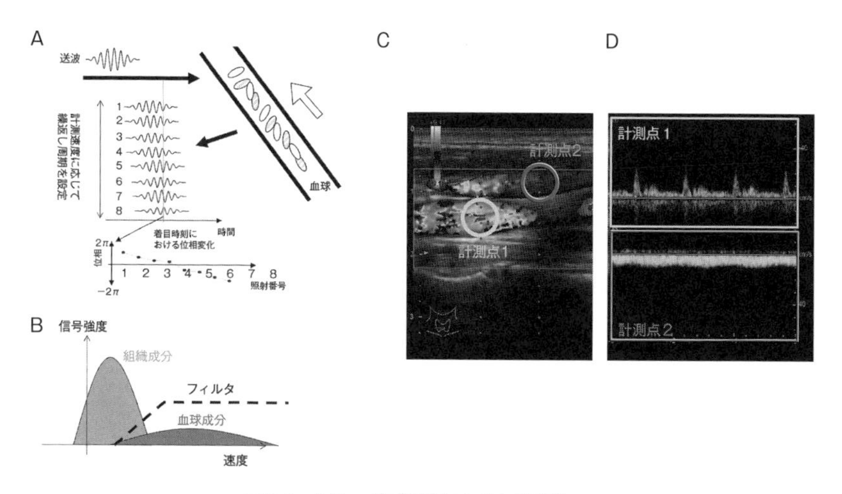

図 7.5　カラードプラ法による血流画像

ABに首の血管（頸動脈と頸静脈）を流れる血流を可視化するときの原理を示す．CDはその超音波画像である．Cは白黒の超音波断層像の上に血流画像が重畳されている．画像の上が体表，下が首の内部であり，頸静脈と頸動脈が横に走行している様子が捉えらえるように超音波プローブを設置している．血流の流れには向きがあるので，プローブに近づいてくる方向を白，遠ざかる方向を黒で表示しており，流速をグラデーションをつけた色で示している．Cのように，流速の分布で示すこともできるが，Dに示すように，特定の場所（白丸を計測点1としてDの上部白色枠内，青丸を計測点2としてDの下部青枠内に対応）の，流速と流量の時間変化を観察することもできる．Dは横軸が時間推移，縦軸は流速，輝度が流量を示している．並走する2つの血管でも，流速の時間変動は大きく異なり，計測点1は血流が拍動しているので動脈，2は安定しているので静脈であると理解できる．

可視化したものがパルスドプラ法の画像である．すなわち，位相の変化を見ている．観測位置を固定した結果が図 7.5 Dである．パルス波形の振幅を輝度に変換して流量を示している．

パルスの送信間隔を変えることで，計測したい流速の情報を得ることができる*6．先に述べたように血球サイズは非常に小さく，生体組織からの信号に比べて非常に小さい．そのため図 7.5 Bに示すように，組織の動き（生体の呼吸や拍動，超音波プローブの動き）を検出して，その動きの成分はフィルタによって除去することで，微弱な血流信号の可視化を実現している．

超音波血流撮像により，心臓の弁において生じる逆流の速度や頻度を調べたり，腫瘍周囲に存在する腫瘍への栄養血管の密度や太さ，形状を見たり，胎児での血

---

*6　ただし，パルス間隔を長くして低速情報を得る場合は，デジタルサンプリングのエイリアシングにより高速な成分も含まれてしまうことには留意する．

*7（次ページ）　血管内に溜まったコレステロールなどの塊．

管の発達を調べたりすることが可能となる．MRI や X 線では造影剤を用いて血流を可視化するのが一般的であるので，造影剤を使わずに血流を見ることができるのは超音波血流撮像の大きな長所である．一方，超音波伝搬方向に完全に直交する流れや，極めて遅い（体内組織の動きより遅い）血流への感度が低下することが短所である．

同様の原理により，血流の流れ以外にも生体組織の動きを見ることも可能である．例えば外部から応力を加え，軟部組織の変形を可視化することで，軟部組織なの相対的な硬さの違いを調べることなども腫瘍やプラーク*7 の性状を調べることにも活用されている．

まとめ

- 本章では，超音波によるイメージングの手法を概観した．
- まず生体を伝搬する超音波をモデル化し，重要な部分の数式を得た．そして，界面での音響インピーダンスの相違が散乱を生じることを説明した．
- パルスエコー法によるさまざまな観測法，ドプラ法による血流の速度の可視化を紹介した．

章末問題

① 超音波イメージングを行うと，アーチファクトが見えることがある．アーチファクトとは何か．またどのようなものがあるか，例を挙げよ．

文献

[1] https://todaysveterinarypractice.com/radiology-imaging/imaging-essentialssmall-animal-abdominal-ultrasonography-part-2-physical-principles-artifacts-false-assumptions/

[2]「超音波」（日本生体医工学会／編，千原國広／著），コロナ社，2001

[3] “Diagnostic Ultrasound, Physics and Equipment, 3rd Ed”（P. R. Hoskins et al），CRC Press, 2019

[4]「機械系のための数学」（高木周／著），数理工学社，2005

第8章 撮像行列を用いた断層撮像法（CT）

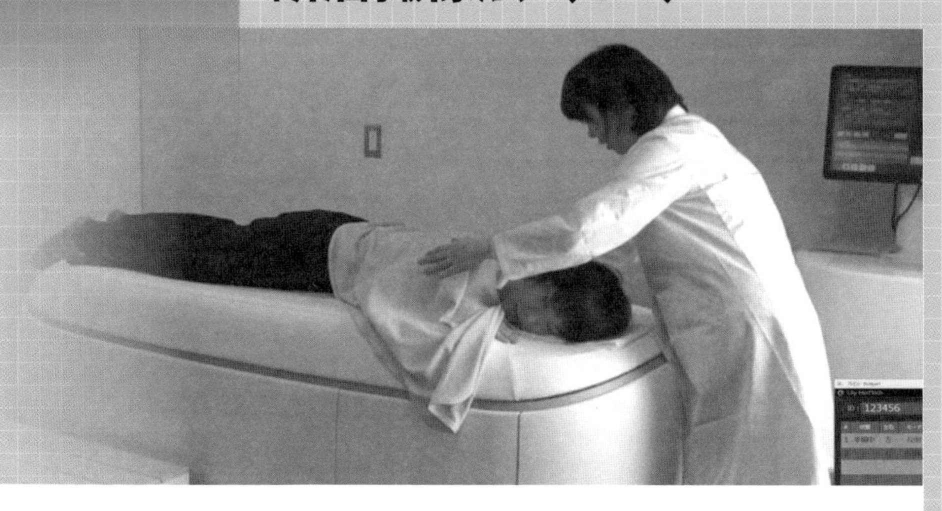

CTの原理とは？

前章では，超音波撮像のうち，その基本的方法であるパルスエコー法による撮像を概観した．一方，計算機処理によって対象の断層画像を非侵襲に取得する方法がある．これは，コンピュータトモグラフィ（CT）とも呼ばれ，超音波CTやX線CTなどがあり，その計算手法はさまざまな物理に基づく撮像データの画像化に使われている．本章では，まずコンピュータトモグラフィに共通する考え方である撮像行列を導入し，画像再構成の手法を説明する．そしてリングアレイを用いて散乱波を取得する撮像と従来手法の超音波エコーの比較を行い，診断における重要性を説明する．最後により一般的な超音波CTについて説明を行う．

【キーワード】超音波CT，コンピュータトモグラフィ（CT），画像再構成，撮像行列，読影

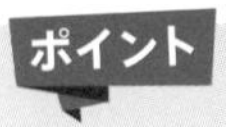
撮像行列で再構成を行うときに前提となる近似/超音波 CT と従来型超音波エコー法の比較/超音波 CT のさまざまな撮像モード

1 散乱波を用いた断層撮像の原理

撮像素子によって得られたデータを，ここでは**画像データ**と呼ぶことにする．画像データとは，各画素の位置に対応する情報を信号として取得し，これを輝度に変換して配列したものである．デジタルカメラでは，CCD（charge coupled device）素子に到来した光の強さを輝度として記録すると，受光素子の配列に対応した画像データを取得することができる．医用画像では，胸部レントゲン撮像でおなじみの透視 X 線撮像では CCD 素子に代えて X 線フラットパネル検出器を用いて，到達した X 線の強さの空間分布を画像化している．

生体内部を見る断層像撮像では，生体内部の特定の場所からの信号をカメラのように直接に受信して画像を得ることは困難である．一般に，独立した 1 つの計測で得られる情報は，複数の画素位置の情報（吸収度など）の累積として得らえる．例えば X 線 CT では，X 線吸収の空間分布を計測する．このとき，X 線検出器を構成する 1 つのセンサ素子で取得される 1 つのデータには，X 線を放射する線源と検出器とを結ぶ経路上における X 線と生体との相互作用による吸収の累積（つまり，X 線の経路に沿って吸収係数を積算した値）が，データに反映されている．対象内の画素位置での吸収係数を得るためには，必要な画素数と同じ回数の独立した計測を行い，連立方程式を得て，これを計算機で解けばよい．この処理を**画像再構成**と呼ぶ．またこの章では上記の連立方程式の中で使われる行列を**撮像行列**と呼ぶことにする．画像再構成を用いた断層撮像を**トモグラフィ**という．

基本的な考え方は，X 線 CT でも超音波撮像でも同一だが，観測の物理的特徴によってその実際の計算手法はやや異なる．図 8.1 に X 線 CT と超音波撮像を対比して説明する．X 線 CT では超音波撮像と比べて主に 2 つの特徴がある．それは高い透過性と，また波長の短さ（$10^{-10\sim-11}$ m 程度）から生じる高い直進性である．

逆に超音波は，適度な相互作用（散乱度）をもち，また適度な空間解像度を実現するために，MHz オーダーの周波数が選択される．生体内を透過していく観点から超音波をとらえると，生体との相互作用が過度に強い場合，着目画素 1 つの中を伝搬するときに得られる情報は多くなるが，浅いところで超音波が減衰してしまい深部の情報を得ることができない．一方，相互作用が過度に弱い場合は，深部に超音波は到達するが，画素単位で得られる情報は少なくなってしまう．

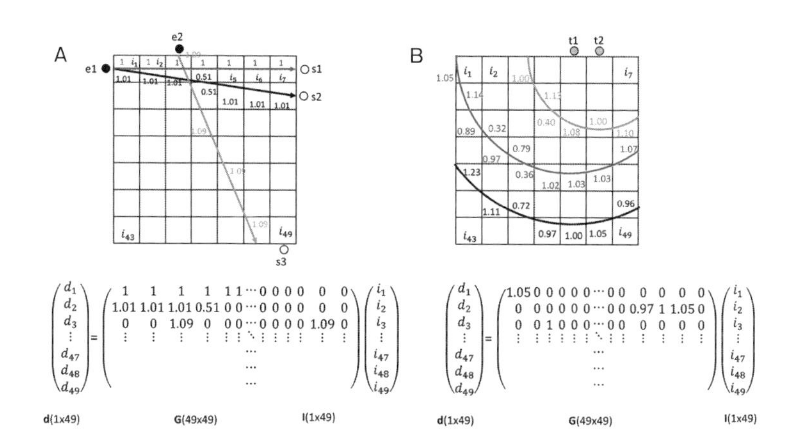

図 8.1　X 線 CT と超音波撮像
上部は 2 次元の観測領域を表わし，各数値はその点における吸収度(A)や散乱度(B)を表わす．

（詳細は検診における撮像装置の役割分担参照）．MHz の周波数域では，生体中には骨や肺，ガスを含む消化器など相互作用の大きな構造物が含まれるため，生体を透過させて情報を得ることが難しい．このため，超音波撮像の主流となっている B モード撮像では透過波ではなく，生体内で生じた散乱波を用いて撮像を行っている．また，この MHz の周波数帯域では超音波の波長は mm のオーダーとなり，回折して広がりながら伝搬する．

X 線 CT と超音波撮像の撮像方法を対比しながら，画像再構成の計算手法を説明する．1 回の計測で得らえる強度情報を d_i とし，計測を画素数 N の数の分だけ繰り返して得た計測データ（ベクトル）を $\mathbf{d}$ とする．図 8.1 の例では N は 7×7 の 49 であり，最終的に 49 画素の画像を得たい．画像データは 2 次元配列であるが，これを 1 列に並べ直したものが画素情報 $\mathbf{I}$ であり，j 番目の画素の情報を i_j と表記している．図 8.1 A の X 線 CT の例では，黒丸（e1 と e2）が例として示す 2 つの X 線源，白丸（s1，s2，s3）が例として示す 3 つの検出器である．青線，黒線，グレー線の 3 つが 3 回の計測に対応する X 線の透過経路である．1 回目の計測値 d_1 は，e1 の放射を s1 で検出する経路である青線に沿った画素 i_1 から i_7 までを透過して検出器に到達している．図 8.1 中には各画素を透過する長さを数値で示している（この青線の場合はすべて 1.00）．計測値 $\mathbf{d}$ と画素情報 $\mathbf{I}$ の対応関係を表す行列を撮像行列 $\mathbf{G}$ と呼ぶことにする．

$$\mathbf{d}=\mathbf{GI} \tag{8.1}$$

青線が透過した画素と積をとる行列成分は，対応する画素を青線が透過した長さであり，$G_{1,1}$ から $G_{1,7}$ をすべて 1.00 とし，$G_{1,8}$ から $G_{1,49}$ をすべて 0 とする．同様に，黒線，グレー線の経路による計測値をそれぞれ d_2，d_3 とすると，図 8.1 に示すような対応する画素を通る線分の長さが対応する G の要素の値となる．このような X 線透過経路を重複がないように画素数の回数分だけ設定すると，撮像行列 **G** が決定される．ポイントは，全体ではなく一部画素からのみの信号取得を行い，かつその信号の中で各画素の貢献の比率が定量的に把握できている計測を複数回行うことである．その結果，画像 **I** は，$\mathbf{I}=\mathbf{G}^{-1}\mathbf{d}$ により得ることができる．**G** の逆行列が存在するためには，行列を構成するすべての列ベクトル（または行ベクトル）が一次独立であることが必要であり，各観測の独立性が必要となる．

一方，超音波撮像では直進性を期待することができない．回折によって音波は広がる．そこで，光速に比して音速が十分に遅いこと*1 を利用して，ある時間幅に取得された信号だけを選択的に取り出すことで，信号源の範囲を限定している．図 8.1 B に示すように，例として示す t1 や t2 のような 1 つの音響素子で送受信（送信と受信の両方）をした場合に，ある時刻の範囲に限って取得した信号だけを取り出すことで，超音波の散乱が生じている可能性が，同心円上（図 8.1 の青線，黒線，グレー線）の画素に限定される．t1 で送受信された超音波に関する青線と黒線に対応する観測値をそれぞれ d_1，d_2 として，t2 で送受信された超音波に関するグレー線に対応する観測値を d_3 としている．このように，信号を取得するタイミングや，送受信に用いる素子を変えることと，さらには送信と受信を別々の素子で行うことにより，独立した計測の回数を増大させることができる．取得した信号に対して，当該画素の中の散乱体が信号として貢献する確率は円弧が画素の中に存在する長さに比例するので，G の要素は，対応する画素の中を通る円弧の長さになる．このような手順により撮像行列 **G** を構成して，計測データ **d** を得る．そしてこれまでに説明したように画像 **I** は，$\mathbf{I}=\mathbf{G}^{-1}\mathbf{d}$ により得ることができる．ここで示した同心円が，超音波撮像における点応答関数（像の空間分解能を決定する関数）に密接に関わってくる．

---

*1　生体内の軟組織は水が主成分となるため，音速はおよそ 1,500 m/s である．

2 撮像行列で再構成を行うときに前提となる近似

上記の処理で，通常前提として用いるいくつかの近似がある．

2.1 Born 近似

Born 近似とは，生体中の超音波の散乱確率は十分に小さく，送信されてから受信されるまでの１つの伝搬経路上において散乱が起きる回数は最大で１回である，とする近似．撮像行列で再構成を行う場合にはあわせて，散乱まで，および散乱後の伝搬経路における伝搬媒質の音速，減衰率は一定である，とする近似も行っている．

2.2 媒質の画素内特性の一様性

媒質の画素内特性の一様性とは各画素の大きさは十分に小さく，物理的な散乱体の存在位置が画素内のどの場所であっても再構成結果に影響が小さいとする近似．なお波の反射は，ホイヘンスの原理から反射面を構成する複数の点散乱体からの散乱波の合成として考えることができる．

2.3 送受信素子内の信号一様性

送受信素子内の信号一様性とは，送信源および散乱体のサイズは，いずれも十分に小さく，理想的な球面波の伝搬として考えることが可能であり，受信素子の開口幅も十分に小さく受信開口面での波の重ね合わせによる干渉の効果は十分に小さいとする近似．

2.4 散乱等方性および送受信素子の指向性の等方性

散乱等方性および送受信素子の指向性の等方性とは，撮像行列の構成における，生体内の点散乱体の指向性を考えず等方的であるとする近似，および送受信素子の指向性が等方的であると仮定する近似．（後者を考慮することはさほど難しいことではなく，実施できる．しかし前者を等方的でないとして扱うことは，解くべき問題を非常に複雑にしてしまう）．

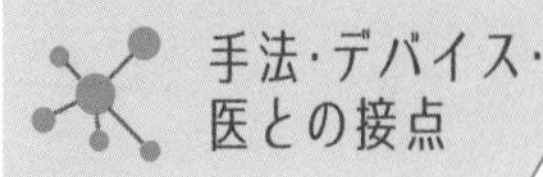

検診における撮像装置の役割分担

電磁波や超音波などを用いて生体内の情報を取り出すには，そのエネルギー伝搬と生体組織や構造との間の相互作用量が適切である必要がある．相互作用が少なすぎると，生体から出てくる信号に生体からの情報が含まれていない．相互作用が多すぎると生体内部までエネルギーが到達せず，限られた範囲に関する情報しか得ることができない（図）．相互作用が多すぎると伝搬距離が短くなり，少なすぎると伝搬距離は長いが取得できる単位長さあたりの情報量が減少する．

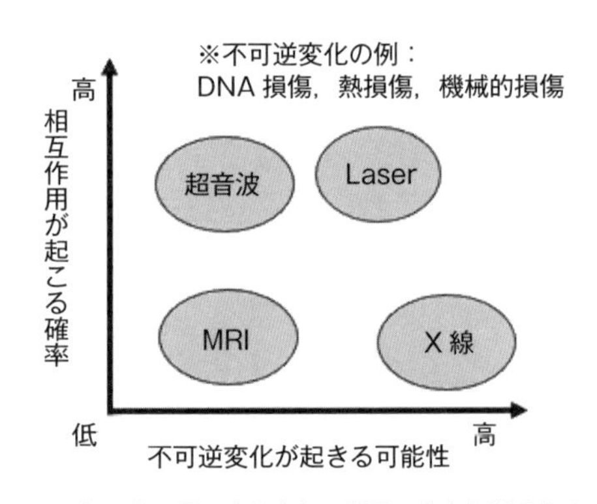

図　相互作用量の大きさと，視野の広さを説明する

相互作用が起きる確率に加えて，生体組織に与える損傷も考慮する必要がある．相互作用が生じることと生体損傷が起きることは同一ではない．X 線は透過性が高い，すなわち相互作用は小さいが，単一光子で DNA を切断する大きなエネルギーを持っているので，情報を取得するために一定の生体損傷（被曝）が発生する（個々の細胞ではなくて，生体全体や，臓器としての機能に影響がない程度に線量が十分に管理されている）．MRI は，静磁場の印加によるスピン分布の変化は極めて僅かであり（ppm オーダー），相互作用が起きる確率は小さく，かつ，パルス電磁波がもつエネルギーも小さく生体損傷が起きない程度に制限されている．超音波は相互作用の起きる確率が高く，全身の撮像には不適であり，局所を撮像するために使用されている．ただし，相互作用が起きても生体損傷は発生しないエネルギー量に制限しても，十分に生体からの情報を取得することができる．図の右上の欄は生体イメージングとしては成立しない領域であり，治療領域となる．

侵襲性と撮像視野という観点で，撮像手段（X 線，MRI，超音波）の違いを一連のプロセスに上手に組み合わせているのが，画像診断を用いた検診である．検診では，健康な人を対象に検査を実施して，早期に治療が必要な疾患を見つける．病気の発生率が一定程度大きく，早期の治療介入が有効であり，かつ予防が難しい病気が検診の対象となる．膨大な検診参加者の中から，1 回の検査で病気を持つ人を見落としなく，かつ過剰に検出することもなく，特定するのは非常に難しい．一般に，見落としを減らすと，病気でないものも病気として判定してしまう偽陽性が増えてしまう．

以下，砂金すくいの例を使って説明しよう．健康な人と病気の人を，砂粒と砂金と考える．たくさんある砂粒の中から砂金だけを見つける作業が検診である．篩（ふるい）のようなもので，砂と砂金を分けるときに，篩の目が細かすぎると砂金は落ちないが，砂もたくさん混ざったままである．画像診断装置では，病変を見逃さない代わりに，一定数の偽陽性を認める．全検診対象者に対して，画像診断にて篩に掛ける（一次検査）ことで，砂金が含まれている割合が濃縮される．この濃縮された対象に対して，異なる画像診断装置を用いて，砂と砂金を篩に掛ける操作が精密検査（二次検査）である．精密検査で，さらに砂金の濃度が高まったところで，針を使って病変部の細胞を取り出し，染色顕微鏡観察や，遺伝子を調べることで診断する．画像診断装置だけでは判別が難しい場合は，針を刺さずに経過観察（検診より短い検査間隔で，経過を調べる）になる場合もある．

一次と二次検査において，対象者数や病気の人が含まれる確率が大きく異なる．対象者が多い段階では，コストが安く，撮像時間も短い方法が望ましい．また，病気の人が含まれる可能性が高い集団が対象の場合は，侵襲性が高い方法を選択することも許容される．病気を早く見つけることの医学的利益が，検査自体の侵襲性によるリスクを上回るからである．

以上，特徴の異なる画像診断装置を組み合わせることで，一連の検診プロセスが成立している．検査コストの高い MRI や，侵襲性の高い核医学イメージングは検診の後段で使用され，超音波は検診の前段で使用される．

3 リングエコーと従来型超音波エコー法の比較

この節では従来の超音波エコー法とリングアレイを用いた超音波撮像法の比較を行う．以下，リングアレイをと散乱波を用いた撮像を**リングエコー**と呼ぶ．

乳がん診断用リングエコー装置の標準的なタイプでは，図8.2に示すように撮像デバイスであるリング状のアレイを搭載したベッド形状の装置上に被検者が伏臥位となり，片方ずつ乳房を計測エリアに挿入して，順次3次元撮像を行う．

測定対象を取り囲むリングアレイで散乱波や透過波に含まれる情報を取得して，超音波散乱画像，音速分布像，減衰率分布像を撮像する．このリングアレイを上下に動かすことで，連続する断層面で構成される3次元の撮像を行っている．

以下に，従来の超音波エコー法とリングエコーを比較し，主な相違点（①分解能，②非接触な撮像，③読影の精度管理）について述べる．

3.1 撮像の特性

散乱像の相違，つまりBモード像とリングエコー像の相違を述べる．空間解像度は波長と開口幅で定まる．Bモード像においては，高周波化が高解像度実現の手段であるが，高い周波数では減衰も増大し，プローブ近傍と対象の深部で周波数分布が異なり，画質も異なる．

一方，リングエコー像では2～3 MHzの低い周波数を用いて開口の拡大，すなわち対象を取り囲んだリングアレイを用いた撮像により方位分解能を向上させ

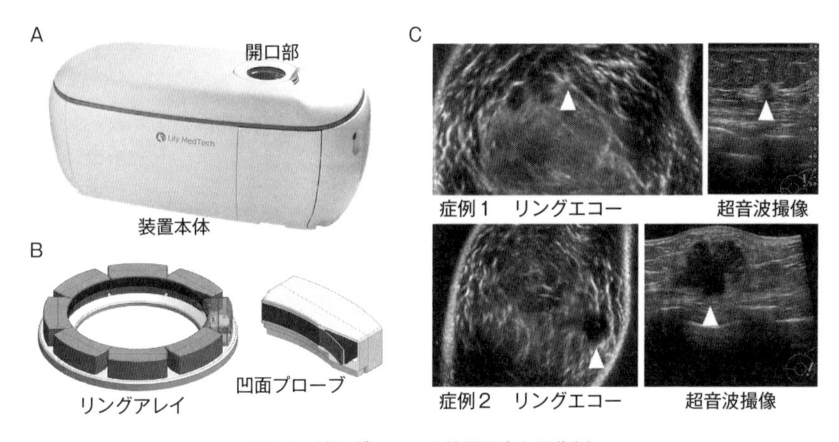

図8.2　リングエコーの装置写真と画像例

ている．画像中に近傍や深部といった区別がなくなり，撮像領域内で均質な画質を得ることが可能となる．またBモード像での欠点である，手前に音波伝搬を遮る物質が存在した場合にその奥の情報が得られなくなる課題についても，多方向から音波を送信するため，陰影の影響を小さくすることが可能となる．

3.2 非接触撮像の意義

リングエコーでは撮像対象に対して非接触に変形を与えずに撮像が可能であり，取得される画像の再現性が高い．従来は，撮像の再現性が着目されることは少なかった．しかし，検診から診療の全プロセスでは，術前化学療法中の腫瘤サイズのモニタリングや良性所見に対する複数年に渡る長期間の経過観察などにおいて，再現性の高さは重要な価値をもつ．また，検診で発見された病変を精密検査する場合も，検査者がプローブを手に持ち，病変を探しながら2回目の撮像を行うときに，先の撮像での病変位置が明確であれば，検査効率が大きく向上する（偽陽性もあるために，場所がはっきりしていないと，精密検査での負担が大きくなることが知られている）．このようにリングアレイを用いた非接触な撮像には，従来のBモード撮像にない特長がある．

3.3 精度管理

検診精度を管理するには，機器の性能管理に加えて，読影*2 の精度管理も必要である．Bモード撮像においては，読影と撮像が同時に行われることが，読影の精度管理を困難としている．X線CTやMRIでは，複数医師による読影結果の検証が何回でも可能である．読影すべき全領域を網羅したデータが保存されているからである．一方，Bモード撮像では，撮影者がプローブを対象に押し当てて，リアルタイム画像を確認し，記録するべきものが映っていると判断したときのみ，像を記録する．つまり撮像は読影と一緒に行われている．そして，読影では保存されていない場所の画像を確認することはできず，読影過程のみでは対象乳房内全域の病変の有無を診断することは難しい（保存画像について判断するのみ）．読影者の読影力のテストなどにより，精度管理として読影者の技量評価は可能ではあるが，読影結果自体を第三者が検証することは困難である．

類似例として，聴診器を用いた検査がある．聴診器検査では，例えば録音デー

---

*2　画像から病変を見つけることは読影と呼ばれる

タを聴いたのみでは，あとから診断結果を追認することには限界がある．患者の姿勢や呼吸に対して医師が指示を行い（介入），データ取得を行っている．録音されたデータのみからでは，介入の状況がわからない．エコー検査はプローブの当て方，姿勢の調整などの介入があり，既に述べたように対象の全領域が画像に残っているわけではない．一方，リングエコー撮像では，対象への介入もなく，全領域が撮像されていれば，読影結果の妥当性検証も可能であり，結果として読影の精度管理が超音波装置としては初めて可能となる．（詳しくは，検診と精度管理を参照）．

4 超音波CTのさまざまな撮像モード

表8.1に超音波検査と超音波CTの比較を示す．前節のBモード像とリングエコー像は，それぞれの1つの撮像モードとして位置付けられる．画像追跡や精度管理に関する特徴の比較は前節の説明をまとめている．超音波を用いたCT，すなわち超音波CTにはこれまで述べた散乱波を取得するリングエコー以外にも，透過波に含まれる情報としてエネルギーの変化から減衰率の空間分布を求める減衰率分布像や，透過波の伝搬時間から音速分布を求める音速分布像がある．前者は本章の冒頭で述べたX線CTと同様に，透過波の伝搬経路上の各画素における超音波吸収の累積が透過超音波から計測可能であることに基づいている．後者は透過波の伝搬経路上の各画素における伝搬時間の累積が透過超音波の伝搬時間から計測可能であり，各画素の伝搬時間の逆数が当該画素における音速であるこ

表8.1 超音波検査と超音波CTの相違点

	超音波検査	超音波CT
撮像モード	・Bモード像 ・ドプラ血流像 ・造影撮像 ・エラストグラフィ	・リングエコー像 ・音速分布像 ・減衰率分布像
異なる診察時点での撮像結果の比較（画像追跡）	病変サイズなど一部の情報は比較可能であるが，接触撮像であり，対象の変形を伴うため，比較できることが限られている	非接触撮像であり，術前化学療法や良性病変の経過観察などにおいて，画像の詳細な比較が可能．
精度管理性	読影の精度管理が困難（読影のみでの診断結果の検証が難しい）	読影の精度管理が可能

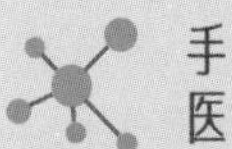

手法・デバイス・医との接点

検診と精度管理

検診装置の装置性能に関しては，生体を模擬したターゲットの計測を行う工場出荷時検査や運用時検査によって，計測データに個体差がないことを確認しながら運用されている．それでも性能に大きな差が生じるのは，読影作業が，検診施設や読影者の力量に大きく依存している可能性を示している．画像診断装置の開発においては，分解能などの定量的な特性に加えて，読影の精度が一定に保たれるように留意した設計が必要となる．工業製品の良品不良品検査と異なり，生体の場合は正解とされる構造がないので，正常と病変の区別が非常に難しくなる．その観点でも，近年開発の進むAIへの期待は大きいし，検診にとってAIは必須なものとなる時代は近いと考えらえる．

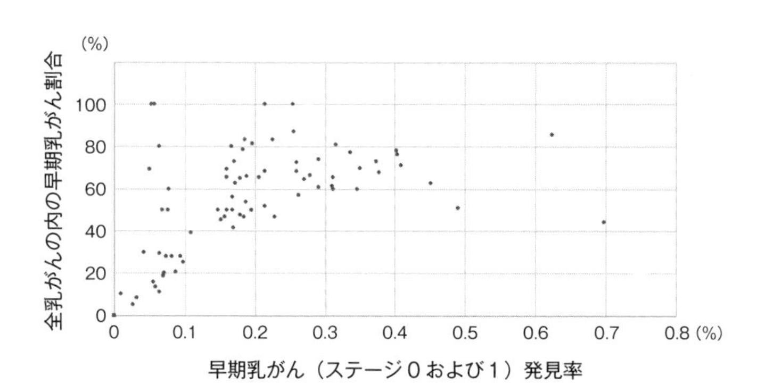

図　検診の精度管理

横軸は検診での早期乳癌の発見率（分母は全受診者），縦軸は発見した乳癌のうちの早期乳癌の割合を示したプロットである．早期乳癌とは，ステージが0から4とあるうちの，ステージ0と1の乳癌のことである．個々の点は，規模の大きい自治体ごとのデータを示している．このようにしてみると，縦軸も横軸も地域によって非常に大きなバラツキを示していることがわかる．e-Stat「平成30年度における乳がん検診受診者数・（再掲）国民健康保険の被保険者・要精密検査者数・精密検査受診の有無別人数，都道府県－指定都市・特別区－中核市－その他政令市，年齢階級・検診回数別」を元に作成．

とに基づいている[1].

超音波CTにより，音速値や減衰率値という定量的な情報提示が可能となり，診断の客観性や再現性の向上が期待される．一方，音速などの物性値での診断は，2020年代前半時点ではまったく新しい診断法であるために，治験による精度検証が必要となる．

音速像と散乱像で取得する物理情報の相違について説明を補足する．生体を構成する多様な物質の密度の相違が小さく，かつ波長や画素サイズよりも生体構造が微小であることを考慮すると，音速像は画素サイズ内の平均音速を提示するものである．散乱像は画素サイズ内の音速値の分散を提示するものとなる．画素内の音速が均質であれば散乱成分は少なく，不均質であれば散乱成分が多くなるからである．

なお，超音波CTを正確に求めるには，伝搬経路上の屈折を取り扱う必要があり，一般には逆問題として解くことは困難である．興味のある読者は逐次再構成法などを勉強してみてほしい[2]．また従来型の超音波撮像法に関する教科書としては文献3が全体を網羅している．

人工知能（AI）の登場前は，音速像や減衰率像は定量的な診断として期待を集めていた．しかしAIの登場によって読影結果の読影者バラつきが抑えられる期待が高まるとともに，画像の定量性に関する必要性は低減してきた．ただしAIには，その時点で解明されたものに対してのみ機械学習が行われるという限界がある．未解明な現象に対して，他の知見と総合的に組み合わせて判断する一材料として，音響特性の分布像を活用する可能性を考慮すると，音速や減衰率の定量的な画像にも臨床上の価値が大きい可能性がある．今後のAIの進展とともに，その達成度の評価や限界の見極めが重要となる．一般に，定量診断の難しさは，病態の複雑さや計測制度の限界とも関係する．それら性質は，計測対象となる物理に応じてさまざまである．そのため，AIによってまったく異なる性質が有意義に融合されれば，判定精度の向上が期待される．

まとめ

- 本章ではコンピュータトモグラフィに共通する考え方である撮像行列を導入し，画像再構成の手法を説明した．
- 撮像行列を用いて画像再構成を行う際の前提となる近似について説明した．

- 従来型の超音波検査法と，リングアレイを用いた撮像法の比較について説明した．
- リングエコー法以外の透過波の情報を用いた超音波 CT について紹介した．

章末問題

① 本章では，計測値と画素情報を対応づける撮像行列 G の導入を行った．前章のパルスエコー法で撮像する場合には，撮像行列はどのようになると考えられるか説明せよ．

② 8.3 節ではリングエコーと従来型超音波エコーの比較を行った．画素の存在する場所にある生体の物性値と，画素値の対応に関して，リングエコーと従来型超音波エコーではどのような違いが生じるかを説明せよ．

文献

[1] J. Mamou et al: "Quantitative Ultrasound in Soft Tissues", Springer, 2013（特に，Chapt 14 & 15）

[2]「逐次近似画像再構成の基礎」（篠原広行ら/著），医療科学社，2013

[3] "Foundations of Biomedical Ultrasound" (RSC Cobbold), Oxford University Press, 2006

8章

第9章 量子イメージング

放射線イメージングの原理とは？

量子とは，波動の性質を兼ね備えた粒子のことを指す．光や電磁波は，波動として伝わるが，その波長が短くなると，粒子としての性質が強くなる．X線やγ線と呼ばれるnm以下の波長領域の世界に入ると，1粒1粒が大きなエネルギーをもった量子となり，私たちの身体を容易に通り抜けて，体内の情報を外部に対して感度よく伝えるための道具として利用することができるようになる．また，個々の量子はそれぞれが異なるエネルギーをもち，これは発生源によって異なるばかりでなく，どのように伝わってくるかにも依存するため，検出器（センサ）の側で適切な幾何学的な形状を用いたりして，さらに詳細な情報を取り出すことができるのである．このためには，背景知識として，生体内の物質の挙動をあらかじめ推定することと，そこにどのような分子を組み合わせて，その分子をどのようにして可視化するのかという視点が必要になってくる．

図：コンプトンカメラで撮影した点線源画像

【キーワード】量子放射線，α線，β線，γ線

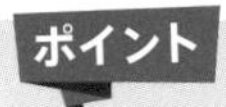

ポイント 医療への応用/量子イメージングの原理/半導体検出器/ガス検出器/電子増倍を利用する検出器/イメージングスペクトロスコピー用検出器

1 量子放射線の性質

イントロで述べた通り，量子は，波動と粒子の双方の性質を有しているが，私たちが医学に用いようとする量子は量子放射線あるいは放射線と呼ばれるものである．X 線や γ 線は波長がヒトの可視領域にないためにヒトには直接は見えない．そのために物質との相互作用を利用して観測する他ない．量子放射線にも種類（α 線，β 線，γ 線など）があり，それぞれ特性も相互作用も異なってくる．

1.1 α 線

重荷電粒子である α 線の物質との相互作用は，クーロン力を介した，電気的な力のやりとりである．物質中にはたくさんの電子があるので，物質に α 線が入射するとすぐに，電子との相互作用による減速効果が生じ，急激にその運動エネルギーを失う．シリコンなどの固体中では，数 μm 程度のうちに（固体内部で）停止する．空気などの気体であっても，やはり減速効果が生じるため，それほど長い距離を走ることはできず，数十 mm も走るとやはり当初もっていた数 MeV 程度のエネルギーを使い切って動けなくなってしまう．

1.2 β 線

β 線は，原子核から放出された電子または陽電子*1 であるが，電荷をもつので，物質中では，クーロン力により，そのエネルギーを失い，固体中では，数 mm 程度で停止し，それ以上の奥に入ることはできない（図 9.1）．

このとき物質中での荷電粒子の運動は以下の式に従う．

$$f=\left(\frac{Zze^2}{4\pi\epsilon_0}\frac{1}{r^2}\right) \tag{9.1}$$

$$f_x=f\cos\theta=f\frac{x}{r} \tag{9.2}$$

$$f_y=f\sin\theta=f\frac{y}{r} \tag{9.3}$$

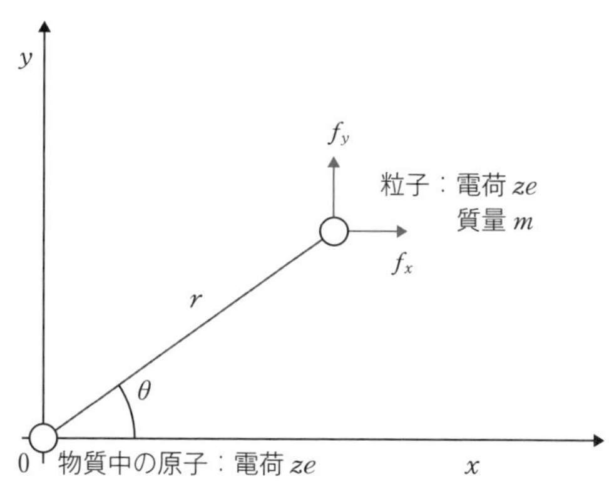

図 9.1 クーロン散乱によって受ける運動の変化

*1 電子の反粒子でプラスの電荷をもつ．e^+，ポジトロンともいう．

$$\frac{d^2x}{dt^2}=\frac{Zze^2}{4\pi\epsilon_0 m}\frac{x}{r^3} \tag{9.4}$$

$$\frac{d^2y}{dt^2}=\frac{Zze^2}{4\pi\epsilon_0 m}\frac{y}{r^3} \tag{9.5}$$

ただしクーロン力を f，荷電粒子の電荷を ze，質量を m，物質の原子の原子番号を Z，素電荷を e，時間を t とする．

1.3 γ線

γ線は，電荷をもたないため，物質中にある電子とのクーロン力を受けることはなく，ある程度自由に物質の中を動き回ることができる．この性質は，先に述べたように，私たちの体内の機能情報を外部に取り出すうえで大変望ましい性質である．さらに，γ線は1つ1つが同定可能なエネルギーをもつので，そのγ線がどこからどうやってやってきたのかまで，教えてくれるのである．体内からの情報を伝えるキャリアとして考えたとき，大変素晴らしい素質をもっているといえる．では，このγ線は物質とは何もやりとりをしないのであろうか．もしそうだと，今度は出てくるのはよいが捕まえる術がなくなってしまう．

実際には，γ線は，物質とは3つの異なる相互作用を生じることが知られている．第一の相互作用は**光電効果**である．γ線が原子に吸収されてなくなり，代わ

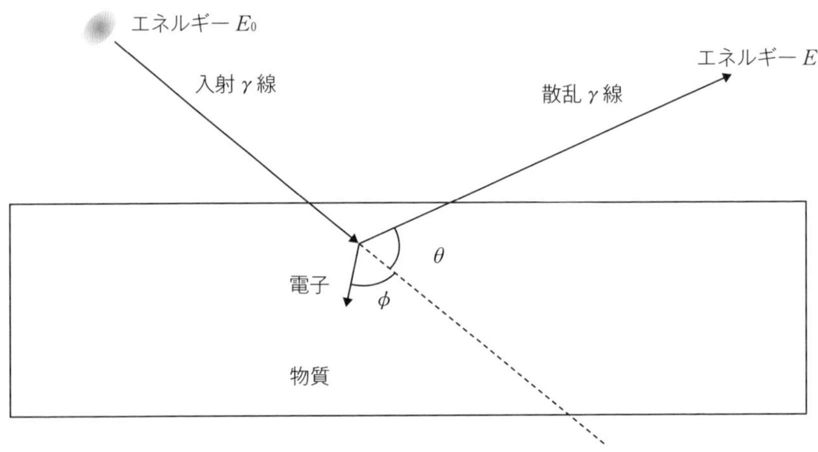

図 9.2　コンプトン効果

りにγ線のエネルギーを受け取った光電子が放出される反応である．第二の相互作用は**コンプトン効果**である（図 9.2）．これは，電子とγ線との間で衝突が生じて，γ線のもつ運動量の一部を電子に与えて，γ線の方は，自身のもつエネルギーを減らすという反応である．この場合，γ線は，運動量保存則に従って，衝突前と衝突後では別の方向に運動することになる．入射γ線のエネルギーE_0，散乱γ線のエネルギーE，γ線の散乱角θの間には，運動量保存則，エネルギー保存則から

$$\cos\theta = 1 - (E_0 - E)\frac{m_e c^2}{E_0 E} \tag{9.6}$$

の関係が成り立つ．ただし，電子の静止質量をm_e，光速をcとした．

第三の相互作用は**電子対生成**であり，この反応では，γ線はエネルギーをすべて失い，電子と陽電子がそれぞれ 1 個ずつ生成するという反応である．医療応用で重要になるのは最初の 2 つの相互作用であり，量子イメージングの原理としてこのような物理の基礎原理がうまく活用されている．

2 量子放射線の医療への応用

2.1 X 線ラジオグラフィとその進歩

医療において，人体の内部を非侵襲で見ることは，腫瘍を診ることをはじめ個々の人体の構造の理解に非常に有用である．量子放射線の医療応用の歴史は古い．診断分野においては，レントゲン（W. C. Röntgen）により X 線が発見された 1895 年の直後には X 線ラジオグラフィとしてすでに提唱され，試験されている．

X 線ラジオグラフィは，密度が高い骨などは放射線が貫通しづらいことを利用する．透過後の放射線強度を感光紙にマッピングすることで，骨などの放射線を多く吸収した部分とそうでない部分との差を見ることができる非侵襲な診断法である．その後，被写体の全方向からの X 線画像をコンピューターを用いて統合し断層像を得ることができる **X 線 CT**（X-ray computed tomography）が登場した．

2.2 SPECT，PET

核医学に関して，**SPECT**（single photon emitted CT），**PET**（positron emission tomography：図9.3）と，時代を追って格段に進歩してきた．核医学はRIやその化合物を標的として用いて診断や治療を行う医学分野であり，X線ラジオグラフィやX線CTとは異なり，薬剤との相互作用を基礎にしている．SPECTとPETは，目的とする臓器や腫瘍が特異的に代謝する分子などに放射性をもたせたものを注射し，その生理機能により目的物に集積させ，そこから発せられる量子放射線を検知するといった，生理機能と量子放射線をうまく利用したシステムである（図9.4）．

画像化の原理として，SPECTはアレイ状に並べた検出器それぞれに対して鉛などのコリメーター（後述の❸参照）を装着することにより量子放射線の飛来方向を限定し，検出器を動かして360°すべての方向から検出する．これにより，検出した飛来方向の交点として線源の位置を画像化する．PETではβ^+崩壊したときに発生するポジトロン（陽電子；e^+）が電子と結合すると，運動量保存則に従って511 keVのγ線を反対方向に2本放出する原理を利用している．この対になったγ線を2つの検出器で同時に検出することにより，検出器間に線源の存在を限定，画像化できる．これらの装置は，非侵襲でがんなどの病期の理解や早期発見をも可能にした．

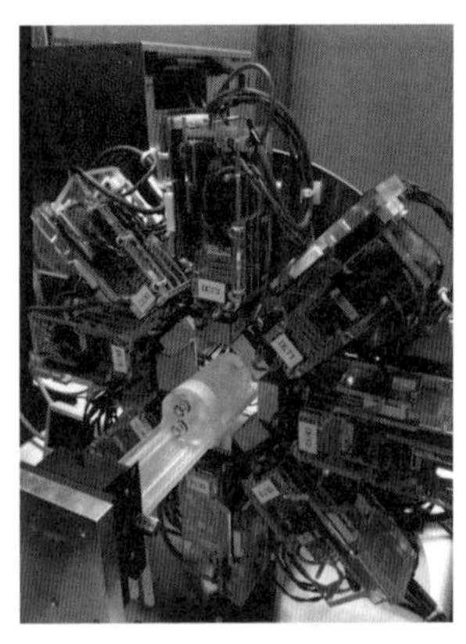

図9.3 小動物用のPET装置

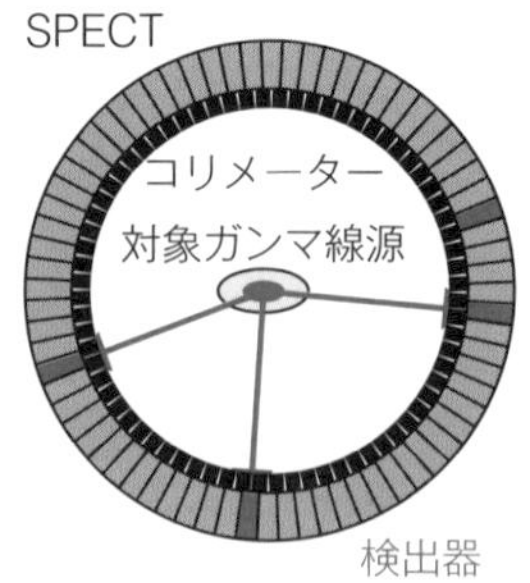

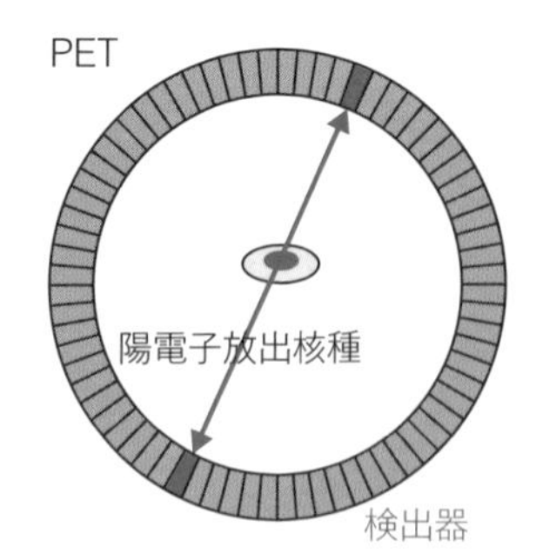

図9.4 SPECTとPET
SPECTは1本のガンマ線を記録，コリメーターが必要

2.3 コンプトンカメラ

近年，コンプトンカメラと呼ばれる次世代放射線検出器が登場した．コンプトンカメラとは，検出器内で発生するコンプトン効果をその運動学に基づいて再構成することで入射 γ 線の飛来方向を得る検出器である．一般的に 2 層の検出器を用いて，一方の検出器で散乱させ，もう一方の検出器で散乱 γ 線のエネルギーを測ることにより，線源の飛来方向を特定することができる（図 9.5）．

SPECT で適用可能なエネルギーに上限（〜300 keV）があるのは機械的なコリメーターを使用していることや検出器自体の感度が原因である．上限よりも高いエネルギーをもつ量子放射線はコリメーター量子で完全に遮蔽される確率が低く，なおかつ飛来した量子放射線の全エネルギーを検出器で正確に測れない確率が高いことによる．これに対しコンプトンカメラでは，機械的なコリメーターは使用しない代わりにもう 1 つ検出器を設置している系だともいえる．このように検出器を 2 段に構えることにより，前方で散乱された γ 線は一部エネルギーを失った状態で後方の検出器に入射する．これにより，後方の検出器では実際に放射性物質から放出された γ 線の全エネルギーを測定するわけではなく，散乱された分だけ少ないエネルギーを測ればよいことになる．このような機構により全体として測定可能なエネルギーの上限と検出効率を上昇させることができる．

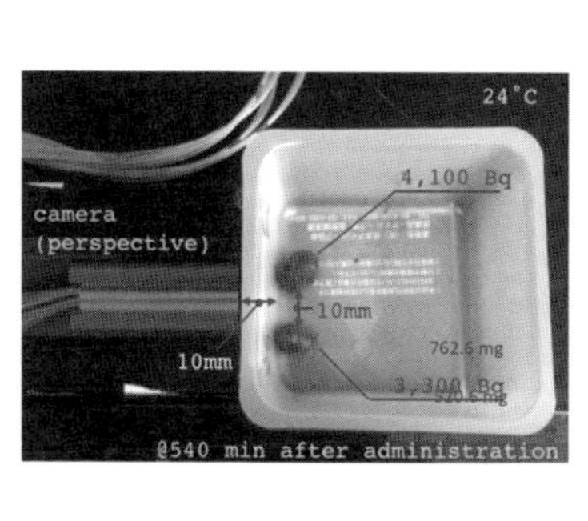

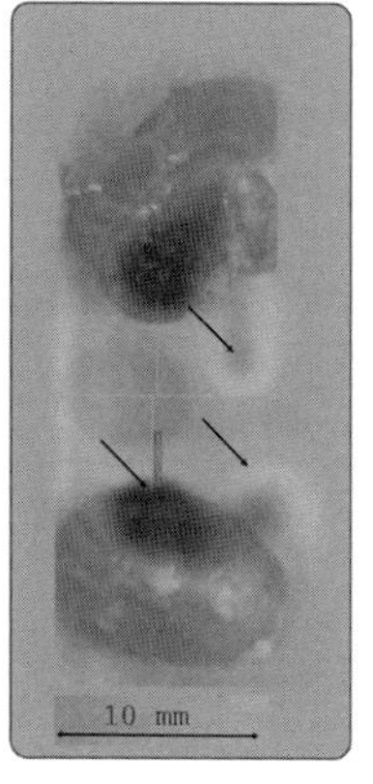

図 9.5　術中プローブ型コンプトンカメラによるリンパ節の撮像の様子（左）と得られた画像（右）．腫瘍部分に蓄積がみられる．

3 量子イメージングの原理

量子イメージングは，物質中での量子放射線の吸収，散乱，位相変化，屈折などによる量子放射線の変化を計測するものである．イメージングには，検出器の種類に合わせたいくつかの工夫が必要である．

まず0次元の検出器を用いる場合は，量子ビームを細く絞り，対象を走査するか，小さな検出器とコリメーター（図9.6）を用いて検出器に入射する量子放射線を制限するか，のいずれかの方法がある．1次元の検出器を用いる場合は，同様に複数のコリメーターを検出器の前面に設置し，検出器を走査するか，ビームを走査して計測すれば量子放射線による画像が取得できる．一方，2次元の検出器を用いる場合も同様に2次元配列したコリメーターを設置すれば，今度は量子放射線の方も検出器の方もどちらも走査せずに画像が取得できる．このため，量子イメージングにおいては，2次元の検出器が有用である．もちろん平行度の高いビームを用いる場合や，検出器と測定対象が密着している場合は，2次元配列したコリメーターは不要となる．多くの場合，2次元配列したコリメーターの製作は検出器の製作と同様の困難を伴うので，この部分を簡略化できればそれに越したことはない．可視光を捕えるカメラでは計測対象から出た光をレンズを用いて結像させて画像を得ているが，多くの量子放射線ではレンズを用いることは現実的ではない．そこで，ピンホールを用いて結像させることが考えられる．ただしピンホールカメラでは量子放射線の検出効率が低いので，複数のピンホールを用いる方法などが使われている．

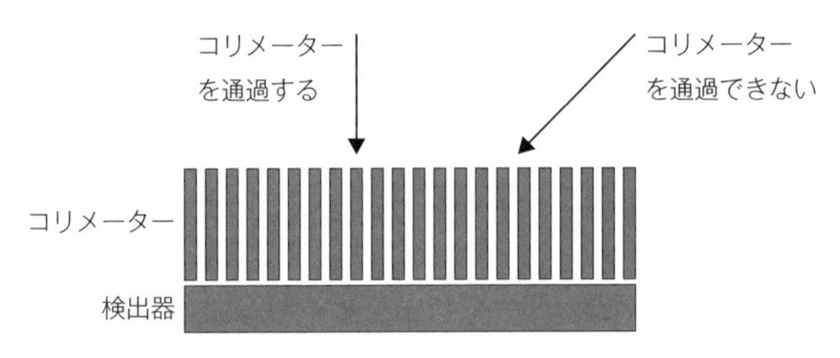

図9.6 **コリメーター**
コリメーターは放射線を吸収する物質に穴をあけるなどして特定の方向から飛来する放射線のみが通過できる

4 量子イメージングにおける検出器の特性

量子イメージングにおける検出器には，位置分解能，検出効率，ダイナミックレンジ，適用計数率，直線性，時間分解能，一様性，有感面積など，さまざまな性能が要求される．これらの性能について，まず概観したい．

4.1 位置分解能

位置分解能は，検出器の1点に放射線を入射させたときの検出器応答としての空間分布を**点広がり関数**（point spread function：PSF）として評価したり，その**半値幅**（full width at half maximum：FWHM）や標準偏差を用いて比較したりすることである．検出器の効率や線源強度が十分出ない場合には，量子ビームを細く絞ることが困難であり，PSFを求めるかわりに，その積分値である，**線広がり関数**（line spread function：LSF），LSFの積分値である**エッジ広がり関数**（edge spread function：ESF）を求め，それらから，PSFを間接的に求めることが行われる．2次元検出器の場合は，2つの軸に沿った方向の分解能は異なる場合があるので，LSFやESFを用いる際には，注意が必要となる．さらに，空間周波数の概念を用いて，PSFのフーリエ変換としての**振幅伝達関数**（modulation transfer function：MTF）を求め[1]，横軸を空間周波数として表現することもよく行われる．この際，空間周波数としては，2本の線を2本として区別できる基準として，LP (line pair) を用いて，これを単位距離あたりとしたLP/mmなどの単位がよく用いられる[2]．

4.2 検出効率

検出器の検出効率は一般に入射量子放射線のエネルギーによって大きく変化するので，複雑である．X線検出器の場合は，特に検出器材料の吸収端エネルギー近傍では大きく変化するので注意が必要である．逆に，これを利用して新たな情報を得ることも考えられる．

画像検出器の検出効率に関しては，パルス計数方式の検出器の場合は入射量子放射線のうちどの程度の数を数えたかを求めればよいので簡単である．一方積分型検出器の場合は何個の量子放射線を検出したかの情報を直接得ることは難しく，このため絶対値比較が難しかったりする．このような場合は，線源のもつ雑音であるフォトンノイズなどが出力信号にどれだけ含まれるかなどを基準として，雑音をもとに検出効率を評価する方法がある[1]．この方法は，パルス計数型検出器から，積分型検出器に至るまでの広い検出器に対して適用可能であり，**検出量子効率**（detective quantum efficiency：DQE）と呼ばれている．DQEでは検出系に分離不可能な雑音があると，入力のフォトンノイズなどと区別できなくなるので，雑音の多い系では検出効率を過大評価する傾向がある（DQEは本来100％が最大であるが，雑音の評価が正確にできないと100％以上の値が出ることもある）．

4.3 ダイナミックレンジ，適用計数率，直線性

ダイナミックレンジは検出器に入力される最小の信号から最大の信号までの大きさの比であるが，通常は計数率の下限と上限に相当する量をさす場合が多い．

適用計数率の上限を決めるのは，信号の大きさであったり，信号の処理速度であったりするが，検出器の中には，適用計数率の限界に近づくと，クロストークが大きくなり，周辺に画像の歪みを生じたりする場合もある．検出器の直線性は画像検出器では普段あまり気にならないが，定量性の高いラジオグラフィなどで高精度な計測を行う場合には，積分直線性とともに微分直線性や位置による効率の変化などが問題になることもある．

5 半導体検出器

5.1 検出原理

半導体の放射線検出器は，固体物質と量子放射線の相互作用を用いるために，単位体積あたりの原子数が大きく，検出感度が高い．また，相互作用により生じた2次荷電粒子の飛程も短いので，量子イメージングのための検出器として原理的に優れている．しかし，固体中の電子を電子雪崩などの原理を用いて広い面積にわたって増幅することは容易でないので，高感度で低雑音な増幅器が必要になる．半導体検出器で放射線入射位置を検出するためには，通常はピクセル（画素）を構成する方法が取られる．一般的に静電容量が大きくなると前置増幅器の信号対雑音比は小さくなるので，1つあたりの前置増幅器で受け持てる検出器容量には限界があり，多数の前置増幅器が必要となる．**CCD**（charge coupled device：電荷結合素子）は，この問題を素子内部で隣のピクセルから隣のピクセル

へと次々に電荷を転送することでクリアしている．CCDはシンチレータ*2と組み合わせて量子放射線の画像化が可能であるが，数keV程度の低エネルギーX線の測定においては，直接検出も可能である．特に冷却したCCDを用いて直接X線を捕らえた場合には，計数率が低ければX線のエネルギー分析も可能となるなど，応用範囲は広い．タンパク質や生体物質の分析などにおいても最近ではX線CCDが広く用いられている．

5.2 アモルファスシリコンの利用

さて，半導体材料としては，均質性やコストなどが重要であり，半導体産業で用いられているシリコンが望ましい．高エネルギー実験などでは単結晶シリコンを用いたシリコンマイクロストリップ検出器が広く用いられているが，医療用に用いられるような大面積の検出器を適切なコストで実現するには，アモルファスシリコン*3がよい．

アモルファスシリコンでは電荷の輸送特性が悪く，性能は低いが，個々の量子放射線を分離せずに，積分値としての電荷量の測定を行い，測定後に薄膜トランジスタをスイッチとして用いて各ピクセルに蓄積された電荷を読み出すようにすればよい．1980年代後半からアモルファスシリコンを用いた大面積検出器が開発されてきており，現在は，数十cm角程度の有感面積を100～200 μm程度の分解能で検出する**フラットパネルディテクタ**（flat panel detector：FPD）という形で普及しつつある．

9章

5.3 FPDの登場

FPDには，X線検出にシンチレータを用い，生じた蛍光をフォトダイオードで検出する間接方式と，X線をアモルファスセレンなどの半導体で直接吸収し，生成した電荷を検出する直接方式がある．原理的には後者が優れているが，アモルファスセレンは電荷生成量が通常の半導体に比べて1/10程度となるうえに，電荷収集の効率を示す移動度μとキャリヤ寿命τの積である$\mu\tau$積も10^{-6}のオーダと小さいなどの問題があるため，2つの方式が拮抗している．アモルファ

*2　蛍光体などに放射線が入射した場合に放射線により与えられたエネルギーにより発光が生じることがある．このように放射線により発光を示す物質をシンチレータと呼ぶ．

*3　アモルファスシリコンとは非晶質のシリコンであり，電荷輸送特性はよくないが，ガラス基板上に薄膜として生成することで大面積の検出器を安価に実現することができる．

スセレンの代わりに，PbI_2 や CdTe などの化合物半導体を用いれば直接変換方式でさらに高感度化が達成される可能性がある．

FPD においては，①暗電流の問題と②各ピクセルに蓄えた電荷の高速読み出しの問題がある．後者の問題を解決するには，高性能の増幅器を多数用いてなるべく短時間に読み出しを行う必要があり，ノイズレベルの低い高性能なモノリシック IC をボード上に搭載して読み出しが行われる．現在では，ビデオレートでの撮像も可能な高速センサも現れている．FPD は広い面積を高い分解能で検出することには有効であるが，内部に増幅機構がないうえに，特性の劣るアモルファス半導体を用いているので，X 線測定の場合，X 線光子を計数する**フォトンカウンティング**には適用できず，高感度が求められたり，エネルギー分解能を有することが必要な用途には有効でない．このため，近年では，各ピクセルに増幅器を内蔵したものや化合物半導体による FPD などの開発も行われている．

一方，高エネルギーの X 線などでは，検出器のエネルギー分解能を用いて散乱線を除去したり，エネルギー情報を用いて内部構造を推定したりする．このような用途には，化合物半導体検出器のアレイが適していると考えられる．CdTe あるいは CdZnTe などの化合物半導体を用いた量子イメージング用アレイ型検出器は近年精力的に開発されており，国内でも浜松ホトニクスなどにおいて高感度な計数型の **ASIC**（application specific integrated circuit）と組み合わせて，検出感度も分解能も優れた高性能検出器が出現しつつある．このような検出器を医療応用に用いれば，フォトンカウンティング方式の検出システムが実現でき，被曝線量も大きく下げられる可能性もある．また，フォトンカウンティングを可能とする検出器としては，アバランシェフォトダイオードアレイやそれを発展させた光検出器である，**SiPM**（silicon photomultuiplier）や **MPPC**（multi pixel photon counter）などがある．

6 ガス検出器

量子イメージングにおいては，通常はレンズや鏡などの優れた光学系が利用できないので，対象物体と同程度またはそれ以上の大きさの検出器が必要とされる．大面積検出器を安価に実現する方法としては，気体（ガス）を用いた量子放射線検出器が有用であり，電離箱や**多線式ガス比例計数管**（multi wire proportional counter：MWPC），MWPC を発展させた**マイクロパターンガスディテクタ**

(micropattern gas detector：MPGD) がある.

6.1 電離箱から MPGD へ

アレイ型の電離箱は過去には X 線 CT などに用いられた実績があるが，現在はシンチレータとフォトダイオードアレイに置き換えられている．また，診断用の X 線検出器の信号記録部にアレイ型電離箱を用いた研究などの例もある．電離箱では，個々の粒子を分解してパルス計測を行うことは難しいが，MWPC では，パルス計測により対象放射線のエネルギー情報を得ることが可能である．MWPC は，多くのアノード*4 ワイヤを密に配置した構造をとる．アノードワイヤ近傍には極めて強い電場が存在し，電子雪崩によるガス増幅を生じさせ，信号の増幅を行っている．ガス増幅による増幅率 M は，

$$M = e^{\alpha x} \quad (9.7)$$

で表される．ここで，タウンゼントの一次係数：α，距離：x である．この増幅機構により，外部に要する増幅器の負担は小さくなり，また，種々のエンコーディング法なども適用可能となる．ガス比例計数管を用いた放射線イメージング用検出器は，放射線検出をガスと放射線の間の反応で行い，その検出ガス中でガス増幅を行うことができるので，比較的安価に大面積の検出を実現することができる．タウンゼントの一次係数 α はまた，定数 A，B を用いて，

$$\frac{\alpha}{p} = Ae^{-B\frac{p}{E}} \quad (9.8)$$

と書ける．電場：E，ガス圧：p である．ガス圧が上がると指数関数の中の p の項が効いて α は小さくなり，増幅度は下がる．ガスを検出媒体とする以上，大きな p は検出器の検出効率を上げるので，増幅度と検出効率は反対方向に作用する．MWPC では，高計数率時に空間に滞留する正イオンの電荷の影響によりガス増幅度が低下するため数 kHz/mm^2 程度の計数率の制約があり，機械的な問題から 2 mm 程度の空間分解能の制約がある．MWPC の欠点を補う MPGD と呼ばれる比例計数管が研究されている．

*4 アノード（陽極）とカソード（陰極）：電子雪崩を利用するガス検出器の場合，高電圧を与えるアノード近傍には，強い電場を生じさせる必要があり，一般にアノードは細いワイヤや細線が用いられる．一方，カソード（陰極）は，アノードとは異なり，信号の読み出しに用いられるので，電極形状の制約はない．

6.2 MPGD

MSGC（microstrip gas chamber）は，幅が数μm程度のアノードストリップと幅が数百μm程度のカソードストリップを1枚のガラス基板上にフォトリソグラフィ技術を用いて作製し，ガス中にこの基板をセットし，アノードに高電圧を与えて動作させるものである．アノードとカソードを平面上に交互に配置することで，電子雪崩により生成したイオンを速やかに収集することが可能であり，高計数率動作が実現され，高密度に電極を配置することで高い空間分解能が実現できる．MSGCは中性子検出器としては一部実用になっているが，ガス増幅度には制約があるため，**GEM**（gas electron multiplier）と呼ばれる別の検出器が開発された．GEMは薄いポリイミドの両面に銅を蒸着し，無数の小さな穴を開けた構造をとるもので，この箔の上下に電場を与えると，穴の中で強くなる電場により，電子が孔を抜ける際にガス増幅を行うものである．他にも，平行平板型電極の片側にマイクロメッシュを用いることで，その上部から電子を導き，狭いギャップに与えた高い電場で増幅を行うMICROMEGAS，プリント基板作成技術を用いて実現したThick GEMやマイクロピクセルチェンバー，ガラス基板を用いたGEMであるGlass GEMなどさまざまな方式のMPGDが開発されており，放射線イメージングにおいて選択の幅が広がりつつある．気体の密度を高め，検出効率を高めるためには，高圧ガス中での動作も検討されている．

7 真空中での電子増倍を利用する検出器

7.1 PMT

真空中での電子増倍を利用する検出器としては，まず，**光電子増倍管**（photomultiplier tube：PMT）が挙げられる．PMTはダイノードを多段に組み合わせることで，増幅度を10^5～10^6程度まで得ることができるため，可視光の個々のフォトンを分離して測定することも可能である．通常のPMTでは，位置情報は得られないが，PMTを複数本用い，シンチレータとそれらのPMT間を光ファイバで接続し，入射位置に応じて異なるPMTが反応するようにすれば，各PMTの信号の現れるパターンから，逆に入射位置を特定することができる．

これを用いて核医学で用いられるガンマカメラが実現された．シンチレータとしてZnS（Ag）を用いたエンコーディングタイプの中性子イメージングシステムが，ラザフォード・アップルトン研究所で用いられている．これを用いて生体膜の分析や生体物質の分析などが進められている．マルチアノード型PMT，フラットパネル型PMTなどを用いると可視光の入射位置情報が得られ適当なシンチレータを組み合わせることで放射線イメージングが可能となる．マルチアノード型PMTでは，分割したアノードに対応したピクセルの情報が得られ，計数率も高くとれるが，アノードの分割数が少なく位置分解能に制約があることや，各アノード信号毎に感度が大きく異なるなどの問題もある．

7.2 MCP

マイクロチャネルプレート（MCP）は，鉛ガラスからなるマイクロチャネルを束ね合わせた構造からなる電子増倍器であるが，2〜3枚を重ねて用いることで，高い空間分解能と高い増幅度を併せ持つ光検出器が実現でき，シンチレータと組み合わせて微弱な放射線のイメージングに有効である．MCPでは，十分な大きさの信号が得られるので，電荷分割法やその変形として，3個の読み出し電極で2次元情報を得るウェッジ・アンド・ストリップ法に代表されるように，独自の信号読み出し手法が発展している．

MCPの一般的な問題としては，抵抗値が高いため，電流の供給が十分にできず，大きな信号が入射した場合に飽和する点があげられる．医療用に古くから用いられているX線イメージインテンシファイヤ（I.I.）は，CsIの針状結晶と電子増倍器を組み合わせた構造であり，ダイナミックレンジも広く，微弱なX線のイメージングには適しているが，検出器のサイズが大きく，画像に歪みがある点が問題点として挙げられる．

8 イメージングスペクトロスコピー用検出器

量子イメージングの初期においては，写真フィルムが活躍してきたが，フィルムで得られる情報は，放射線の総量にすぎない．一方，放射線を運ぶ量子は，エネルギーや運動量などを有しているため，2次元配列された検出器においても，エネルギー情報，時間情報，入射方向などを加味して3次元，4次元，5次元のデータを得ることが可能である．このような観点から，エネルギー情報（スペクトロスコピー）とイメージングを併せたイメージングスペクトロスコピーの方向への検出器開発が進められている．スペクトロスコピーという点では半導体検出器が優れており，CdZnTeやCdTeなどの化合物半導体のピクセルアレイなどが開発されている．MPGDなどのガス比例計数管やSiPM/MPPCなどを用いたシンチレーション検出器についても，高密度の信号読み出しエレクトロニクスを用いることでイメージングスペクトロスコピーが実現できる．超伝導体を用いた極低温検出器は半導体よりもさらに一桁高いエネルギー分解能が得られるので，有感面積の点では数mm角と小さいものの，**超伝導トンネル接合型検出器**（superconducting tunnel junction：STJ）のアレイやさらに高いエネルギー分解能の実現できる**超伝導転移端検出器**（transition edge sensor：TES）のアレイで数百ピクセル以上のものが製作されており，エネルギー分解能が数eV程度の分析が実現されており，化学結合状態の可視化などが可能である．

まとめ

- 放射線イメージングについて概観し，そこに用いられる検出器について紹介した．
- 放射線イメージングの応用範囲は広く，用途によって重要項目となる性能が大きく異なってくる．
- さまざまな目的を考えたときに，すべての要求に応えるような検出器というものは存在しないので，可能性のある組み合わせの中から，適切な手法を採用し，さらに必要に応じて新しい検出器を開発していくことが必要であり，今後も継続的に発展がなされている分野である．

章末問題

① X線と物質の相互作用で主なものを3つあげよ．

② PETでは，どのような粒子がγ線を生成するか．また，γ線のエネルギーはいくらで，いくつできるか．

文献

[1]「放射線画像技術学 第2版」（小水満／監，石田隆行／編），医歯薬出版，2022

[2]「放射線計測学」（日本医学物理学会／監，納冨昭弘／編），国際文献社，2015

第Ⅲ部 バイオイメージングの基礎

第10章 脳機能計測とイメージング

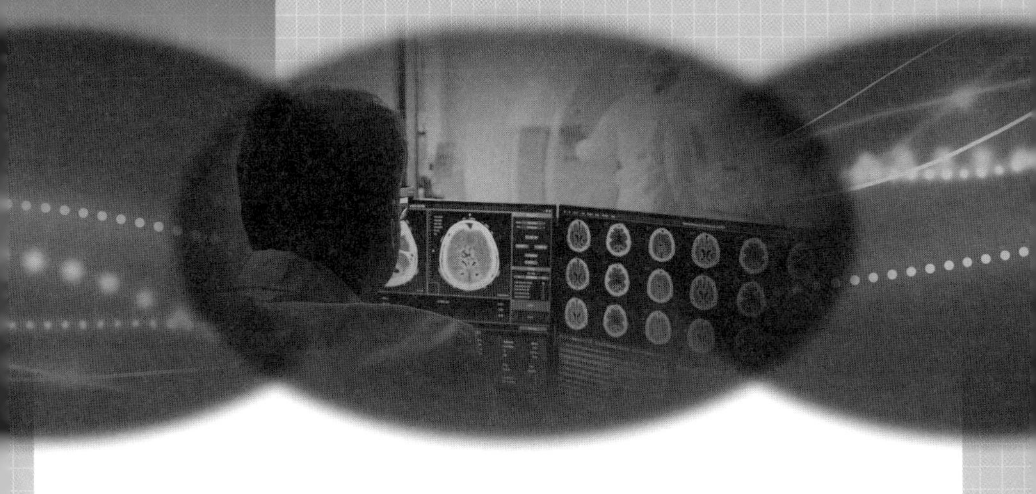

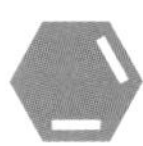 MRIや脳波の計測原理とは？

脳の機能を計測するうえで，電気・磁気計測をはじめとする工学が，重要な役割を担っている．脳活動の単位は，神経細胞（ニューロン：neuron）の内外のイオンの移動などから生じる電気信号の伝達である．脳は神経細胞の巨大なネットワークであり，数百億個（10^{10}個）もの神経細胞がお互いに複雑に連なった構造をしており，脳の神経細胞は電気信号を発することで，お互いに情報をやりとりしている．つまり，電気信号や，それに付随して発生する磁気信号を計測することで，脳の活動を知ることができる．もし，この天文学的な数のすべての神経細胞に電極をあてて，電気信号を個別に測ることが可能であれば，電気活動に基づく脳機能のすべてを明らかにすることができるが，それは不可能である．しかしながら，神経細胞ネットワークの巨視的なふるまいを観察することによって，極めて多くの重要な知見を得ることができ，そのためのさまざまな技術が開発されてきた．脳機能計測とイメージングの技術は，電磁気学と電気・電子計測が重要な役割を担っており，工学が生命科学へ大きく貢献する分野の1つである．

【キーワード】磁気共鳴画像，MRI，脳電図，EEG，脳磁図，MEG，近赤外分光法，NIRS，磁気刺激

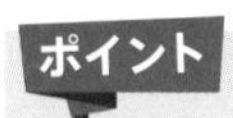

脳波/脳磁図/NIRS/脳機能イメージングの使い分け/磁気刺激

1 脳機能計測装置の開発

脳機能が局在化している，すなわち脳機能は運動や視覚などのさまざまな要素に分けることができて，それらの要素を担うニューロンが，脳内の特定の領域に集まっているという現在の捉え方は，20世紀前半のペンフィールド（W. G. Penfield）の実験に端を発している．彼は開頭手術中に脳のさまざまな部位を直接刺激することによって，脳は各部位で機能を分業していることを明らかとした．近年では技術の発展とともに，後述の磁気刺激などの非侵襲な方法が開発され，開頭せずとも，リアルタイムに脳の機能を観測することが可能になった．本章で扱う各種の脳機能計測とイメージング技術に共通する特徴は，非侵襲的に計測できることである．また，それぞれの技術が計測する対象は，脳波・脳磁図は電気活動であり，**磁気共鳴画像**（magnetic resonance imaging：MRI）・**近赤外分光法**（near-infrared spectroscopy：NIRS）は血流である．磁気刺激は外的な刺激を脳に与える手法である．各手法の位置づけと役割分担について，表10.1に簡潔にまとめた．

MRIの装置は，医療機関に広く普及しており，脳の断面を観察することが可能である．実用例としては，脳の疾患，例えば，脳卒中や脳腫瘍の診断などに利用されている．空間分解能と時間分解能はトレードオフの関係にある．

脳波は，頭皮に貼った電極の近傍で生じる集団的な電気活動を観測する手法であり，空間分解能は低いが，リアルタイムで脳の活動を知ることができるため，時間分解能は比較的高い．意識障害やてんかんなどの検査に用いられる．

脳磁図は，脳活動によって生じる電気信号の流れ（電流）に起因した磁場を計測する．脳波同様，高い時間分解能で脳の活動を知ることができる．また，磁場は人体を透過するため，原理的には脳波計測よりも空間的な精度の高い鮮明な情報が得られるが，微小磁場計測という高度な磁気計測技術と脳内電流源を求める

表10.1　各手法の特徴と用途・応用例

	原理	空間分解能	時間分解能	用途・応用例
MRI	核磁気共鳴現象	μm〜mm	sec〜min	脳梗塞・脳血栓の診断
脳波	電位計測	低い	高い	意識障害・てんかんの診断
脳磁図	磁気計測	mm	ms	てんかんの診断
NIRS	光計測	cm	sec	精神疾患の診断
磁気刺激	誘導電場	5 mm（刺激）	–	脳疾患治療

ための逆問題解析が必要である．脳波同様に，てんかんなどの検査に用いられている．

NIRSは，生体組織への透過性が比較的高い，波長700～900 nmの近赤外線を利用した光計測法である．脳の神経活動と血流状態は密接に関係しており，血管内のヘモグロビンが近赤外線を吸収する度合いは，ヘモグロビンの酸素化率に依存する．したがって，近赤外線光量の変化をリアルタイムに計測することによって，脳の機能を観察することができる．測定中の動きに対して制約が少なく，日常的な活動を観測することが可能である．うつ症状などの精神疾患の診断などが試みられている．

磁気刺激は，脳磁図と同様に磁場を利用する手法であるが，脳からの信号を計測する技術ではなく，外部から変動磁場を加えて脳を刺激する技術である．頭部に設置したコイルに強力なパルス電流を流し，脳内の磁場が電場を誘起させ，脳を刺激することができる．脳の疾患（神経障害性疼痛，うつ病など）の治療への応用が期待されている．

表10.1に示すように，それぞれの手法には特徴があり，より高精度な脳機能計測・イメージングのために，各種法の利点を強化し，課題を克服する形で技術開発が盛んに進んでいる．

2 MRI

2.1 非侵襲かつ高分解能なMRI

磁場内で原子核がもつ磁気モーメントと回転による共鳴現象のことを，**核磁気共鳴**（nuclear magnetic resonance：NMR）という．この現象を画像化したものがMRIである．MRIは非侵襲かつ高分解能であり，人体の形態的，機能的な画像を得ることができる．MRIはハードウェアとソフトウェア，高磁場の技術開発により急速に発展し，従来の構造断面図の撮像法に加え，血流の速度，磁化率，拡散などの撮像手法および**血管造影術**（MR Angiography），**脳機能画像**（functional MRI：fMRI）などのさまざまな撮像法が開発されている．

2.2 核磁気共鳴を受信する原理

MRIは大きく超電導マグネット，傾斜磁場コイル，Radio frequency送受信コイル（RF送受信コイル）で構成され，それぞれ撮像において異なる役割を果たす．

超電導マグネットは強い静磁場を印加し，測定対象の核磁化を発生させるとともに核磁化を歳差運動させる役割を果たす．生体を対象とするMRIでは，高い生体内存在比などの理由から，主に ^{1}H原子核が測定対象核種となる．通常，臨床では1.5〜3 T（テスラ）の強度を持つ超電導マグネットを用いることが多いが，研究用のMRIでは7 T以上の強磁場を用いる場合も存在する．強い静磁場を用いるほど信号対雑音比が上昇する．傾斜磁場コイルは，均一な静磁場に対して空間的に変化する傾斜磁場を与え，測定対象の中における各領域の核スピンに対して，異なる周波数と位相を与える役割を果たす．RF送受信コイルは，測定対象に静磁場強度に応じた周波数のRFパルスを照射し，静磁場方向に発生する磁化ベクトルを歳差運動させ，それによって測定対象から発生する磁気共鳴信号を受信する（図10.1）．

原子核は電荷をもち，スピンしているため，磁気モーメントをもつ．原子核のスピンを巨視的な観点から見ると，静磁場 $\vec{B}_0$ 方向を中心に歳差運動を行う核磁化 $\vec{M}$ が生じる．さらに静磁場方向に垂直な面（xy 平面）において，歳差運動と等しい周波数 ω_0（^{1}H原子核の場合，42.56 MHz/T）で振動する高周波磁場RFパルスを与えると，静磁場方向に揃った核磁化が図10.1 Aに示すように静磁場方向を軸に回転する．RFパルス印加によって生成された xy 平面を回転する横磁化は，RFパルスの印加が止まると同時に，図10.1 Bに示すように静磁場方向に向かって歳差運動をしながら，最終的に再び静磁場方向を中心に歳差運動をする最初の状態に戻る．撮像方法によって磁気共鳴信号が得られるタイミングはさ

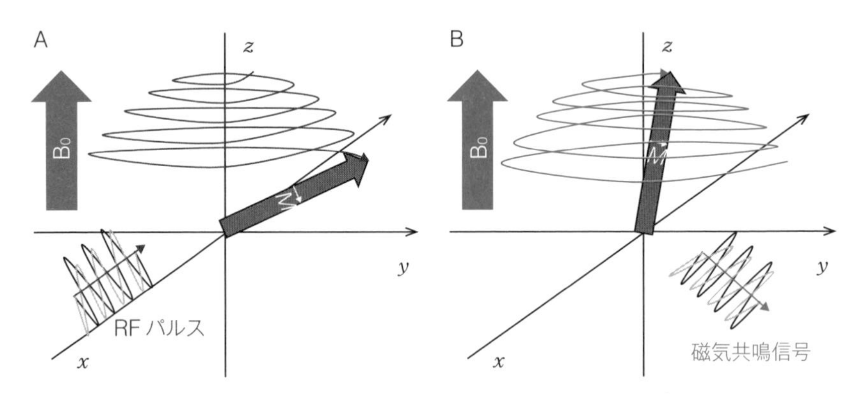

図10.1　RFパルスが印加される場合（A）と磁気共鳴信号発生時の磁化 $\vec{M}$ の回転運動（B）
B_0：静磁場　$\vec{M}$：磁化ベクトル

まざまであるが，RF 送受信パルスによって生成された横磁化が静磁場方向に戻る際の磁気共鳴信号を取得し，体内の情報が得られる．

2.3 NMR 信号を画像化する原理

均一な静磁場で磁気共鳴信号は同じ周波数と位相をもつため，空間的な情報は含まれていない．図 10.2 に示すように，磁気共鳴信号の取得時に空間的な勾配をもつ傾斜磁場を印可することによって，各領域で発生する信号の周波数を変えることが可能になる．そのように取得された磁気共鳴信号は図 10.3 に示す k 空

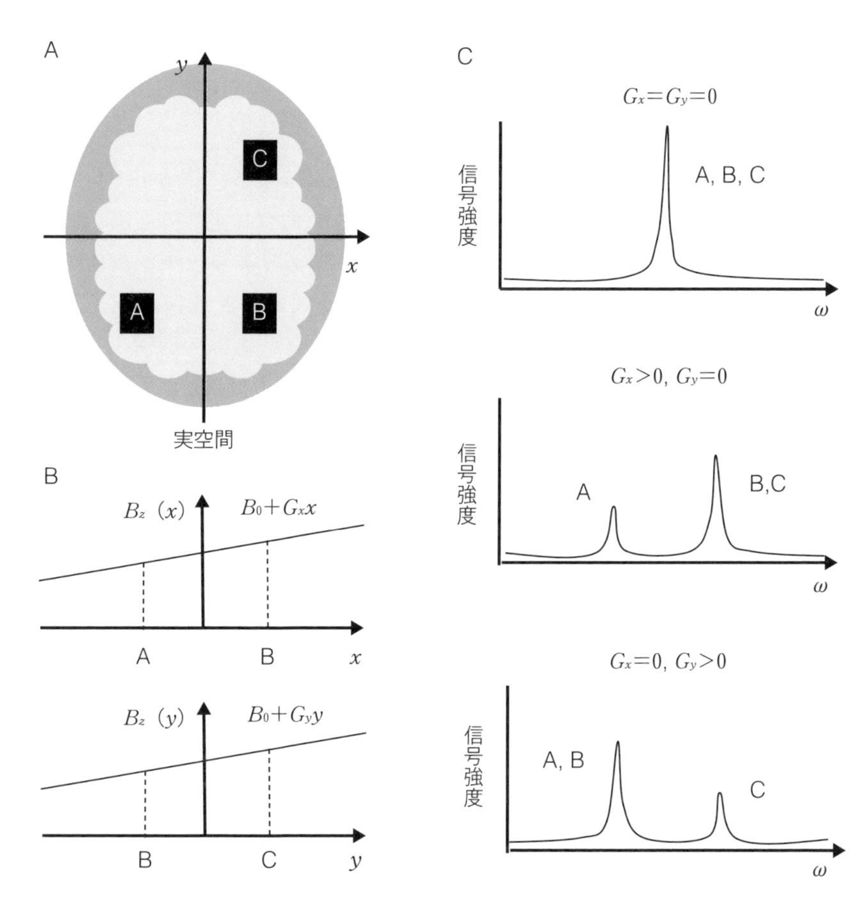

図 10.2　実空間において領域 A，B，C の位置(A)，x 軸と y 軸方向に傾斜磁場 G_x，G_y が印可される際の z 軸方向の磁場強度 B_z(B)，傾斜磁場 G_x，G_y が印可される際の取得される磁気共鳴信号の周波数（ω）スペクトル(C)

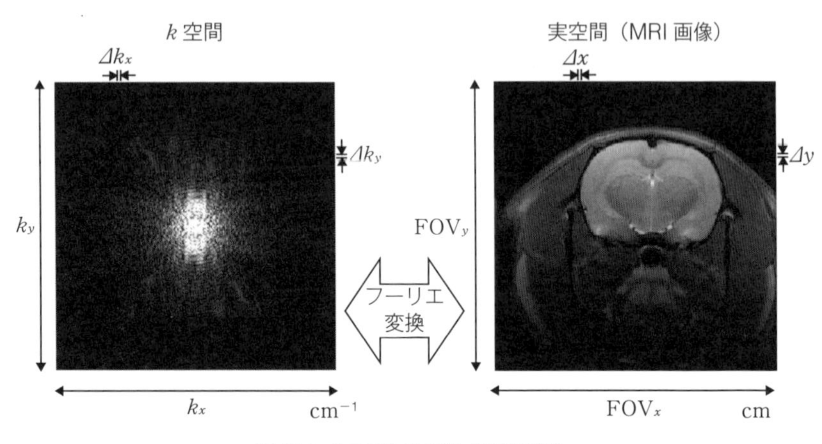

図10.3　**k空間と実空間（MRI画像）**

間という波数空間に一時的に保存される．1つのMRI信号によって，k空間の1行が埋められる．k空間のkは空間周波数であり，単位は距離の逆数（cm^{-1}）と表される．実空間（MRI画像）はk空間を離散フーリエ変換することによって得られる．離散フーリエ変換の性質により，k空間の大きさ(k_x, k_y)はMRI画像の空間分解能$(\Delta x, \Delta y)$と逆数の関係であり，MRI画像の**撮像視野**（field of view：FOV）はk空間のΔk_x，Δk_yと逆数の関係である．したがって，k空間が大きいほど実空間での空間分解能が高くなり，実空間のFOVが大きいほどk空間が細かくなる．このように，MRI画像とk空間はフーリエ変換の関係であるため，MRI画像のある1つのピクセルの信号強度はk空間のすべての座標から得られる．

2.4 神経活動をどのように推定しているか

fMRI測定には，主に血中酸素濃度に依存するBOLD（blood oxygenation level dependent）信号を測定する．この手法は，神経活動によって局所的に血流量が増加する際に生じるヘモグロビン濃度変化に伴う磁気共鳴信号の変化を観測するものである（図10.4）．通常ヘモグロビンは鉄原子を含むため，還元状態の脱酸素化ヘモグロビンは常磁性，酸化状態の酸素化ヘモグロビンは反磁性である（4章参照）．常磁性の還元ヘモグロビンは磁場の中で磁化するため，磁場が不均一に分布することになり，磁気共鳴信号の位相が乱され磁気共鳴信号が減少する．したがって，神経活動が発生した領域の血管内に酸素と結合したヘモグロビンが

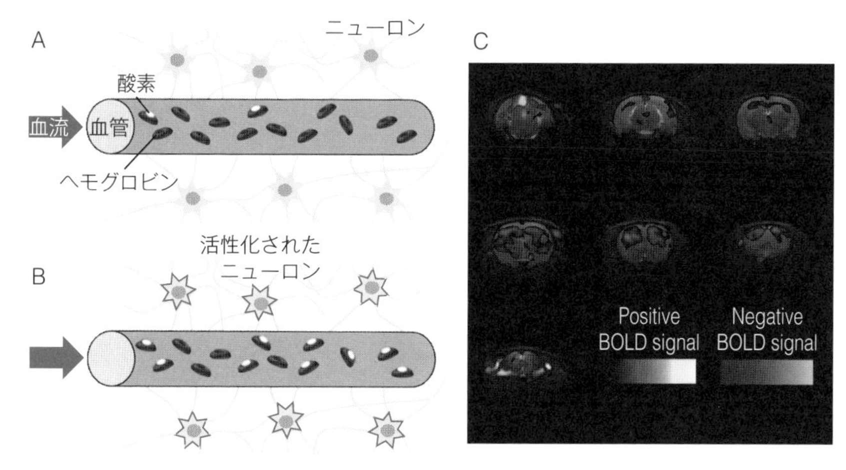

図 10.4 血管内の酸化ヘモグロビンの濃度変化
A)安静時，B)神経活動時，C)ヘモグロビン濃度変化によって得られる fMRI 画像の一例

増加し，還元ヘモグロビンが減少するため，磁気共鳴信号が増加する．このような磁気共鳴信号の変化から神経活動を推定する．このように MRI は，磁場が体の深部まで達する性質を利用して，3 次元的な断層像を得るとともに，脳機能イメージングも可能となっている．

3 脳波

3.1 波形による分類

脳波は脳の電気的活動によって生じる電位の変動を連続的に記録したもので，特に臨床的には頭皮上で電極を用いて電気活動を記録した脳電図または **EEG**（electroencephalogram）を脳波と示すことがある．このような脳波は，脳の電気的な活動を観測する空間スケールによって，記録された波形がもつ意味が変わる．

微小な領域（$0.2 \times 0.2\ \mathrm{mm}^2$ 程度）で記録した波形は，**MUA**（multi unit activity）と呼び，個々のニューロンの発火頻度が反映された超小の神経回路の活動を表している．これより広い領域（$2 \times 2\ \mathrm{mm}^2$ 程度）で記録したものを **LFP**（local field potential）と呼び，ニューロンの同期的活動を反映するメゾスコピックな脳の活動を表している．EEG はこれらが集合されたような最もマクロな全脳レベルで脳の電気的な活動を示しているものとなる．

このようなマクロな脳の電気的活動には，安静時にもニューロンが同期して活動する自発性脳活動ネットワークが存在し，それらが 0.01 Hz 以下の超低周波から数十 Hz の自発性変動として現れる．その中で，周波数が 0.5～ 4 Hz の脳波をデルタ（δ）波と呼び，夢を見ていないノンレム睡眠時や精神が休んでいる状態に現れる．シータ（θ）波は，周波数 4 ～ 8 Hz の領域で，夢を見ているレム睡眠時や，深いリラックス，瞑想の状態で現れる．アルファ（α）波は，周波数 8 ～12 Hz の波形で，リラックス，沈思黙考に現れる．**SMR**（sensory motor rhythm）は周波数として，12～15 Hz で現れる脳波で，動いていない状態で集中力を維持している状態に現れ，ベータ（β）波は，周波数 15～30 Hz で，注意力，集中力が高まっている状態または緊張している状態で，ガンマ（γ）波は，周波数 30 Hz 以上で高度な情報処理をしているといわれている．

3.2 脳波測定の国際的な規定

臨床応用や研究のために脳波を測定する際には，電極の配置位置と電極の組み合わせを考慮する必要がある．特に電極の位置に関しては，国際 10-20 法という国際的に使われている規定があり，臨床や研究ではこの規定に従って電極を配置するのが一般的である．国際 10-20 法は図 10.5 に示しているように頭皮上を 10％また 20％の等間隔で区切りをし，全部で 21 個の電極配置位置が決まっている．電位差の測定においては，電気的に不活性の基準点として，耳朶（じだ）（または鼻，顎など）の電極を仮定し，耳朶電極と頭皮上の電極間の電位差を記録することができ，これを**単極導出**と呼ぶ．また，頭皮上の電

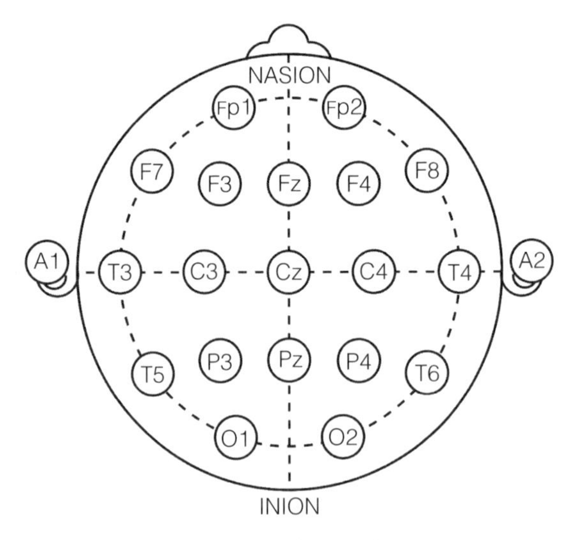

図 10.5　**国際 10-20 法**

極間で電位差の変動を記録したときには，**双極導出**と呼んでいる．脳波測定で使われている電極の種類には，円盤電極や皿状電極があり，導電性ペーストで頭皮と電気的にコンタクトさせたり，帽子のようなものに付けて頭皮上に固定したりする．接触抵抗などの問題で，針電極を皮内に挿入して測定する場合もある．針電極は多少侵襲性があるが，頭皮上の電極は基本的に侵襲的な測定方法である．脳波は時間分解能の点で優れている脳機能の測定方法であるが，信号源から電極までに導電率の異なる脳や硬膜，脳脊髄液，頭蓋骨，皮膚などを通して伝達してくるために，空間分解能が低くなる問題がある．また，頭皮上の電極が頭髪などの影響で接触不良で雑音混入の懸念や，不活性電極の位置などにより筋肉由来の電位の混入などの課題点もある．このように脳波はニューロンの電気活動を直接的に観察することができ，脳機能計測の不可欠なツールとなっている．

4 脳磁図

4.1 高い時間分解能と空間分解能をもつMEG

脳磁図（magnetoencephalography：MEG）とは，神経細胞の電気的活動によ

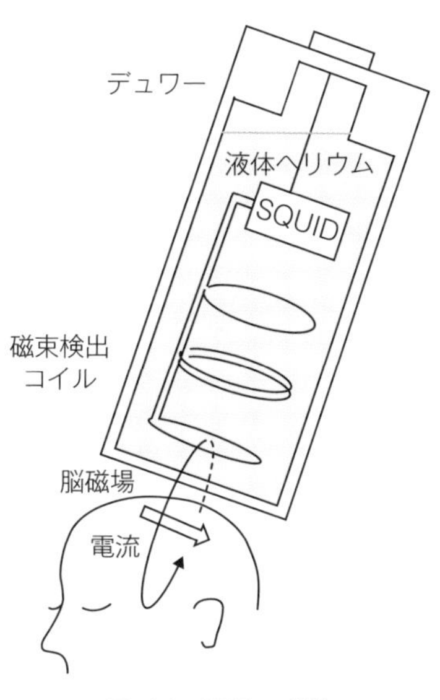

図 10.6 MEGの構造

り発生する磁場を計測する手法である．神経細胞は，電気により情報を伝達している．アンペールの法則により，脳内にも電気が流れると，その周りに磁場が発生する．脳磁場は，10^{-12}〜10^{-13} T であり，地球の磁場（地磁気）の約 1 億分の 1 の非常に小さな磁場である．MEG は，高い時間分解能（ms 単位）と高い空間分解能（mm 単位）をもつため，脳磁場のような，小さな磁場を計測し，脳の部位を特定することができる（図 10.6）．

MEG は磁束検出コイルと**超伝導量子干渉素子**（superconducting quantum interference device：SQUID）により構成され，これらは約 4K の液体ヘリウムが入った容器（デュワー）に入れられている（図 10.6）．脳磁場が発生し，磁束がコイルを貫くと，液体ヘリウムにより超電導状態にあるコイルに，それを打ち消す方向の磁束を発生させるための超電導電流が流れる．超伝導電流は，SQUID を介して電圧変化として外部に出力される．

4.2 MEG の測定原理

MEG で計測できる磁場は，錐体細胞の樹状突起で生じた**興奮性後シナプス電位**（excitatory postsynaptic potential：EPSP）に伴う細胞内電流によって発生

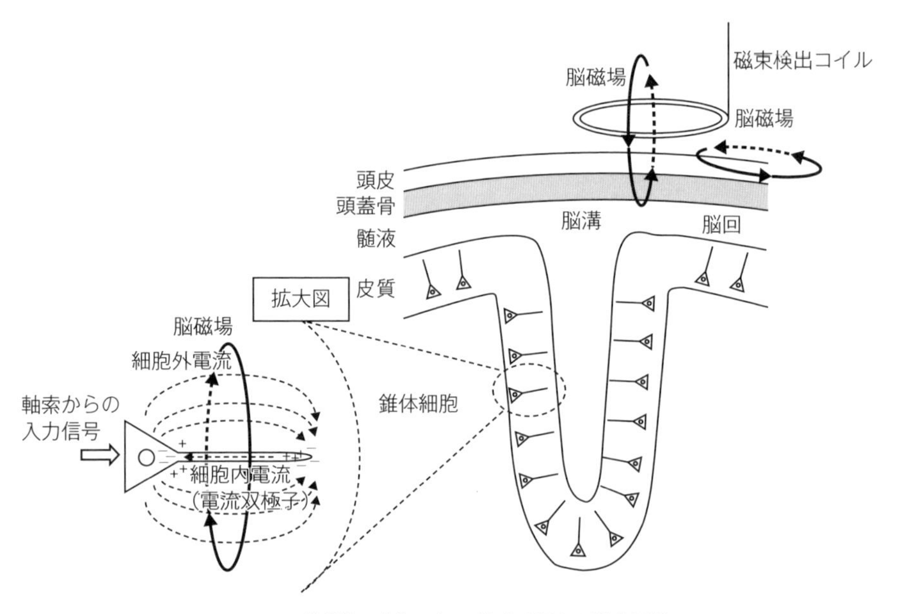

図 10.7　脳磁場の発生メカニズムと MEG の測定原理

した磁場であると考えられている．軸索から興奮性の入力信号を受け取ると細胞内と細胞外に電流が流れ，皮質表面に対して垂直方向の電流双極子を生成する（図10.7）．磁束検出コイルは，頭部表面に対して水平に固定されているため，頭部表面に対して垂直方向の磁場を検知する．以上のことから，MEGは，脳回よりも頭部表面に対して水平な細胞内電流が流れる錐体細胞がある脳溝での計測に適している．

4.3 MEGの逆問題

EEGは，皮膚や頭蓋骨など導電率が異なる組織を介して測定するため，脳の活動部位を特定することが難しい．それに対してMEGでは，導電率の影響を受けない磁場を計測しているため，mm単位の高い分解能で活動部位の特定ができる．しかし，その反面，計測した磁場から脳内の電流源の分布を推定する問題（MEG逆問題）を解決しなければならないという課題がある．

MEGは，主にてんかんの診断に用いられている．てんかんは，脳内の神経細胞が発作的に異常な電気活動を起こすことにより生じる．MEGは，このような活動部位を計測することで，術前評価などに用いられている．また，触覚・痛覚，運動，視覚，言語，認知や作業記憶の活動変化に関する研究など，さまざまな分野への応用が期待されている．以上のように，MEGを使うことによってニューロンの電気活動をms単位の高い時間分解能で測定でき，電流源推定も比較的高い精度で行うことができる．

5 近赤外分光法（NIRS）

5.1 NIRSの測定原理

近赤外分光法（NIRS）は光を用いて脳機能イメージングを行う手法である．神経活動は局所的な血流状態と関係があることが知られている．神経活動に伴う代謝により酸素を消費すると，酸化ヘモグロビンが減少し，還元ヘモグロビンが増加する．また，この酸素の消費を補うために，血流量が増加することで，酸化ヘモグロビンの割合が高い血液が供給される．広く受け入れられている理論によると，この血流量の増加による効果は神経活動による代謝の増加による効果を上回り，この結果，トータルのヘモグロビンの増加，酸化ヘモグロビンの増加，還

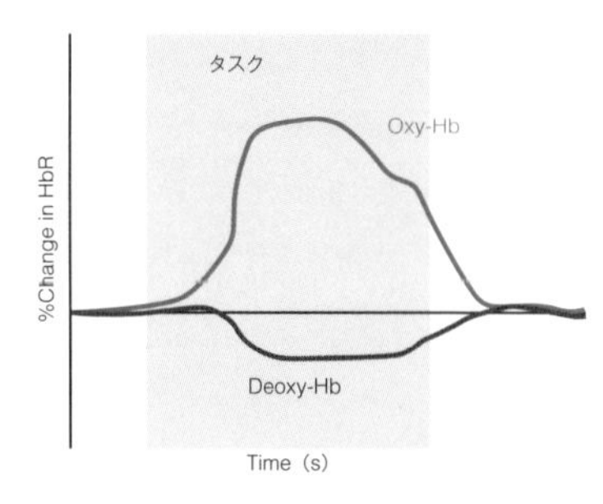

図 10.8　NIRS で観測される信号の例
タスクによって脳活動が活発になった領域では，酸化ヘモグロビンが増加し，還元ヘモグロビンが減少するとされている．

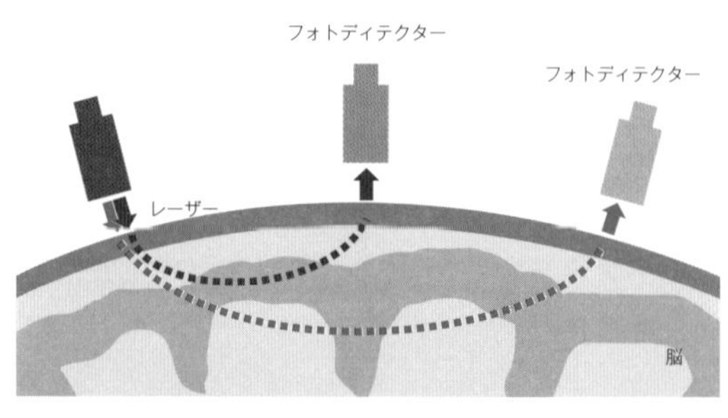

図 10.9　NIRS の装置構成と脳内の光路の例
頭皮に 2 種類の波長をもつレーザーとフォトディテクターを設置する．多点計測する場合は，レーザーやフォトディテクターを多点配置する．

元ヘモグロビンの減少がもたらされる．酸化ヘモグロビンと還元ヘモグロビンは異なる光吸収スペクトル特性をもっている．NIRS はこの吸光特性の違いを利用して酸化ヘモグロビンや還元ヘモグロビンの増減を推定し，脳活動に関する情報を得る（図 10.8）．

5.2 NIRS の装置構成

NIRS で基本となるコンポーネントは，異なるピーク波長をもつ 2 種類（または 3 種）の近赤外光レーザーと，フォトディテクター（光検出器）である．イメージングを行う場合には，測定対象の領域をカバーするように，レーザーとフォトディテクターをマトリクス状に配置する（図 10.9）．近赤外光はおよそ 700～2,500 nm の間の波長の光のことで，NIRS で用いるのは水や脂質にほとんど吸収されない 700～900 nm の光である．700～900 nm の光を頭皮上から照射すると，一部が脳組織まで到達し，脳組織において拡散される．さらにその光の一部は脳表面に向かい，フォトディテクターの受光面に到達する（図 10.9）．このように，フォトディテクターでは，脳内をさまざまな経路で通過してきた光が入射する．光の経路はランダムであるが，モンテカルロシミュレーションによって典型的な光の経路を知ることができる．NIRS の計測においては，フォトディテクターに入射する 2 つ波長の光の変動を測定する．

ヘモグロビンの吸光特性は図 10.10 のようになっている．酸化ヘモグロビンと還元ヘモグロビンは，800 nm 付近で吸光係数が等しくなる．NIRS では，レーザーの波長をこの 800 nm を挟むように設定する．すると，受光量変動分が酸化

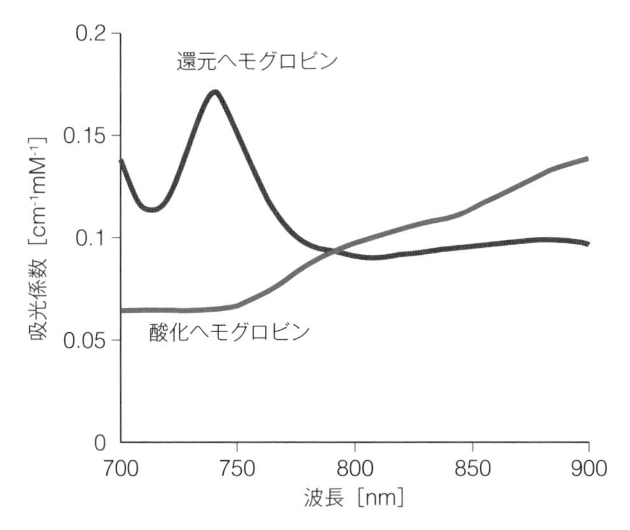

図 10.10　**酸化ヘモグロビンと還元ヘモグロビンの吸光係数**
800 nm より短い波長の光は還元ヘモグロビンの方がよく吸収し，800 nm より長い波長の光は酸化ヘモグロビンの方がよく吸収する．

ヘモグロビンと還元ヘモグロビンの増減にのみ起因する仮定のもとは，酸化ヘモグロビンと還元ヘモグロビンがどれだけ増減したかを計算することが可能となる．

5.3 脳機能イメージングの使い分け

脳機能イメージングの手法はさまざまであるが，脳の深部まで計測可能であるが大型な装置を要する手法（fMRI，PET）と，脳表面の機能しか計測できないが小型な装置（EEG）に大別でき，それぞれが使い分けられている．NIRS は後者に当てはまる．NIRS は，通常，脳の表面から 1 cm 程度の深さの領域の脳活動を計測しているため，脳深部の活動の計測に適さない．一方で，EEG とともに装置が比較的小型であるという利点をもつ．センサーは頭部に装着するため，計測中の頭部の動きに対して寛容であり，大型装置内で頭部を動かせない MRI などと比べると，実験デザインを設定するうえでの制約が小さい．価格やポータビリティーなどの特徴から，**BMI**（brain machine interface）などとの親和性が高いとされている．また，EEG と比べると，空間分解能が高い（1 cm 程度）のが特徴である．

一方で，NIRS による計測結果の解釈には注意を要する．まず，光の経路が正確に分からないと酸化ヘモグロビンや還元ヘモグロビンの増減を定量化することができないうえに，それぞれの被験者に対しすべての測定点で光の経路を求めるのは困難である．したがって，測定点の間や被験者の間での比較において，信号の大きさは意味をもたない．また，フォトディテクターの受光量は，脳内の血流動態だけではなく，頭皮の血流動態などさまざまな要因によって変動する．したがって，例えば運動に伴う脳活動を計測しようとする場合には，運動に伴う血圧の変化なども受光量に影響してしまうため，計測した情報の慎重な取り扱いを要する．このようにNIRSは光を利用する点に特徴があり，被験者に与える動きの制限が少ない点などが特徴である．

6 磁気刺激

6.1 新しい原理に基づく脳機能計測–経頭蓋磁気刺激

私たちの脳内では神経細胞が電気信号を用いることで情報処理を行なっていることは先述したが，経頭蓋磁気刺激は，頭部に数Tの変動磁場を発生させるコイルを当てて，脳内に誘導した電場により神経細胞を刺激する手法である．例えば，左大脳一次運動野の右手の親指に対応する部分に磁気刺激を行うと，脳内の神経細胞が興奮し電気信号を送ることで，自分の意思とは無関係に右手の親指が動く．また，脳の機能を一時的に妨害することもできる．漢字や図形を記憶した後に一時的な情報を記憶する右前頭葉に磁気刺激を行うと，脳内の神経細胞の正常な情報伝達が阻害され，正答率が低下する．このように磁気刺激は脳のどの部分がどのような機能を担っているかを調べるのに有用である．脳機能のマッピング手法の1つとして，脳梗塞などの脳疾患において病巣が生じた場所に対する機能障害を記録していくことがあるが，経頭蓋磁気刺激は，低侵襲な脳機能計測であることが特徴である．

6.2 磁気刺激の装置構成

経頭蓋磁気刺激装置は主に刺激コイルと駆動回路から構成される（図10.11）．

刺激コイルとして広く用いられている8字コイルについて説明する．8字コイルは導線を8の字を一筆書きするように配置したコイルである．図10.11に示すように左右のコイルでは逆向きの変動磁場が発生するため，導線の交差部分の直

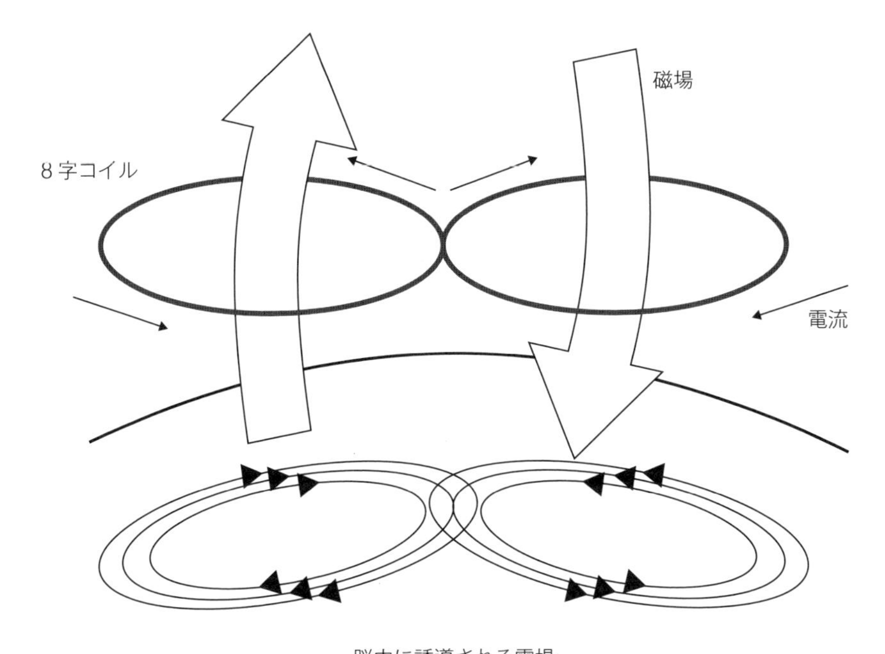

図 10.11　**8字コイルによる誘導電場**

下において強め合うようにループを描く電場が誘導される．交差部分直下では電場密度が高く，5 mm の空間分解能で大脳皮質を選択的に刺激することができる．

駆動回路は二相性パルス生成回路を用いることが多い．駆動回路図と生成される電流波形，電圧波形をそれぞれ図 10.12 に示す．駆動回路は電源回路，昇圧回路，コンデンサ，刺激コイル，抵抗，パルス磁場を発生するタイミングを制御するための半導体スイッチからなる．半導体スイッチはサイリスタとダイオードを逆向きに並列接続したものである．まず，サイリスタをオフにした状態で電源からコンデンサへ電荷を蓄積し，充電する．ダイオードは一方向にのみ電流を流す性質をもつので（図 10.12 の場合，右から左へ流す），このとき，ダイオード，コイルには電流は流れない．サイリスタをオンにすると，コンデンサとコイルによる共振が生じるが，半周期後にサイリスタをオフにすることで，正弦波の 1 周期分の電流がコイルに流れる仕組みとなっている．電流値，電圧値の振幅はそれぞれ数 kA，数 kV であり，波長は神経細胞が興奮されやすいとされる 300 μs

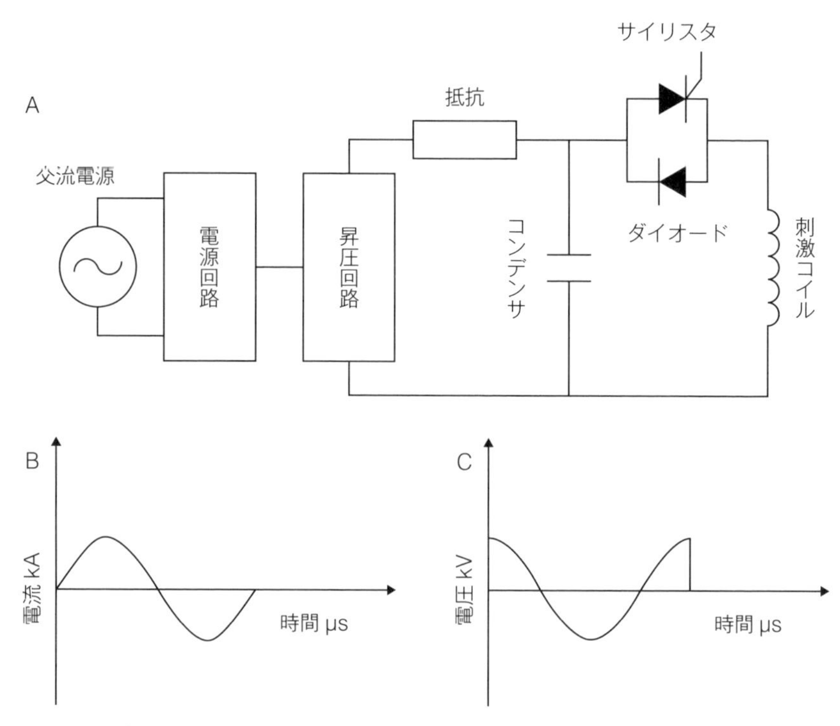

図 10.12　**二相性パルス生成回路．回路図(A)，コイル電流波形(B)，コイル電圧波形(C)**

程度に設定されることが多い．このように，非侵襲的に脳を刺激できることは磁気刺激の際立った利点であり，脳機能マッピングへのさらなる応用が期待される．

まとめ

- 巨大な神経回路である脳の機能を理解するために，計測技術が大きな役割を果たしており，工学の中でも重要な一分野となっている．
- それぞれの計測技術について，現在も活発に研究開発が行われており，空間分解能やリアルタイム性などの性能が向上している．
- 全く新しい原理にもとづく脳機能計測手法の開発も期待されており，読者の中から，このような分野で活躍する人材が生まれることを期待する．

章末問題

① EEGとMEGはそれぞれ脳活動をとらえるために適した部位が異なる．図の発火部位を計測する場合，(1)と(2)ではEEGとMEGどちらが適しているか，それぞれ①～④の中から選べ．

①：脳波が適している

②：脳磁図が適している

③：脳波と脳磁図の両方適している

④：脳波と脳磁図の両方適していない

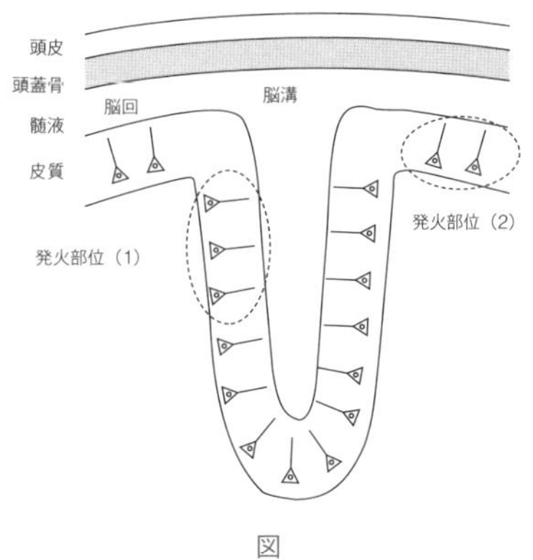

図

② 経頭蓋磁気刺激の駆動回路は主に単相性パルス生成回路と二相性パルス生成回路の2つがある．臨床においては連続刺激（1～30 Hz）を行うことが多く，二相性パルス生成回路のほうが消費電力を抑えられること，コンデンサを早く充電可能であることから，二相性パルス生成回路を用いることが多い．しかし，連続刺激では単相性パルスのほうが優位であるという報告がある．

ここでは単相性パルス生成回路を扱う．回路図およびコイルの電流波形，電圧波形を図に示す．スイッチ2を開いたまま，スイッチ1を閉じてコンデンサを電圧がV_0となるまで充電した後，スイッチ1を開き，スイッチ2を閉じるとコンデンサの放電により，コイルに図中矢印の向きに電流が流れ始める．スイッチ2を閉じた時刻を$t=0$とすると，$t=t_1$でコイル電圧は0となり$t_1 \leq t$では電圧の符号が逆転する．

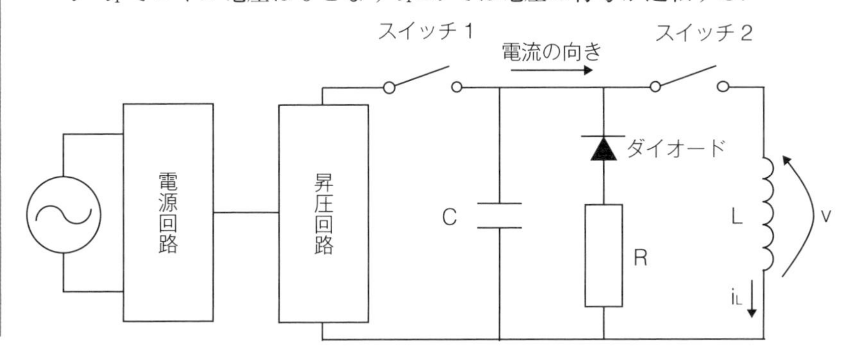

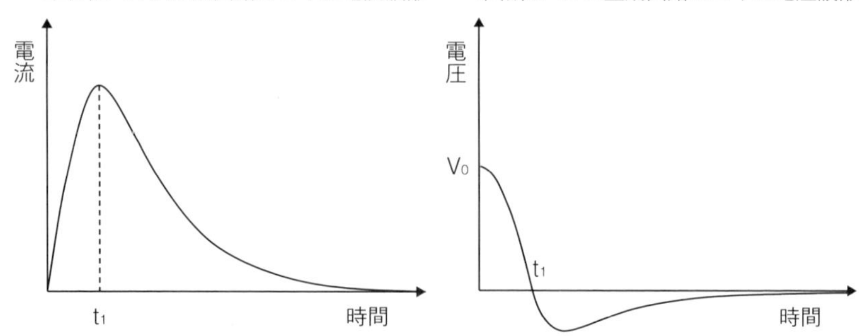

以下の問いに答えよ．ただし，コイルのインダクタンスをL，コンデンサのキャパシタンスをC，抵抗の抵抗値をRとする．

[1] スイッチ2を閉じたあとコイルに流れる電流を i_L とし，$0 \leq t \leq t_1$ における i_L の時間変化を微分方程式で表せ．ただし i_L は図の矢印の向きとし，抵抗，ダイオードには電流は流れないものとする．

[2] [1]で立てた微分方程式を解き，時刻 $0 \leq t \leq t_1$ でのコイルに流れる電流および時刻 t_1 を求めよ．またコイルの両端の電圧 v を求めよ．

[3] スイッチ2をオンにした後，コイル両端の電圧は減少を続け，時間 t_1 において $v=0$ となる．その後 v が負となると，抵抗に電流が流れ始める．$t_1 \leq t$ におけるコイル両端の電圧 v についての微分方程式を立てよ．

[4] [3]で立てた微分方程式を解き，$t_1 \leq t$ における v および i_L を求めよ．ただし本回路は $L > 4R2C$ が成り立つように設計している．また，t_1 において $i_L = V_0\sqrt{\dfrac{C}{L}}$，$i_R=0$，$v=0$ であることに注意せよ．

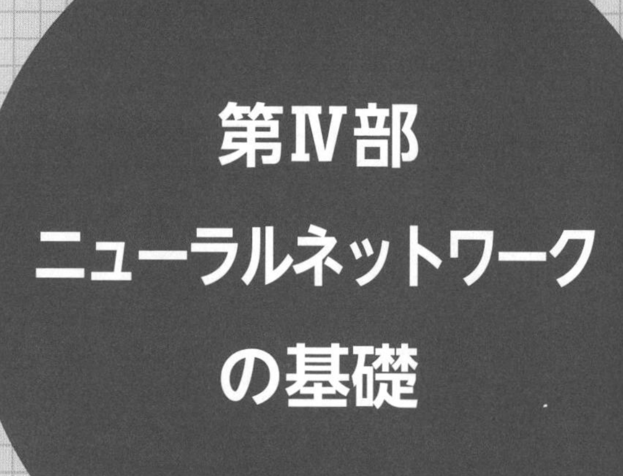

第Ⅳ部 ニューラルネットワークの基礎

第11章 脳とニューロン

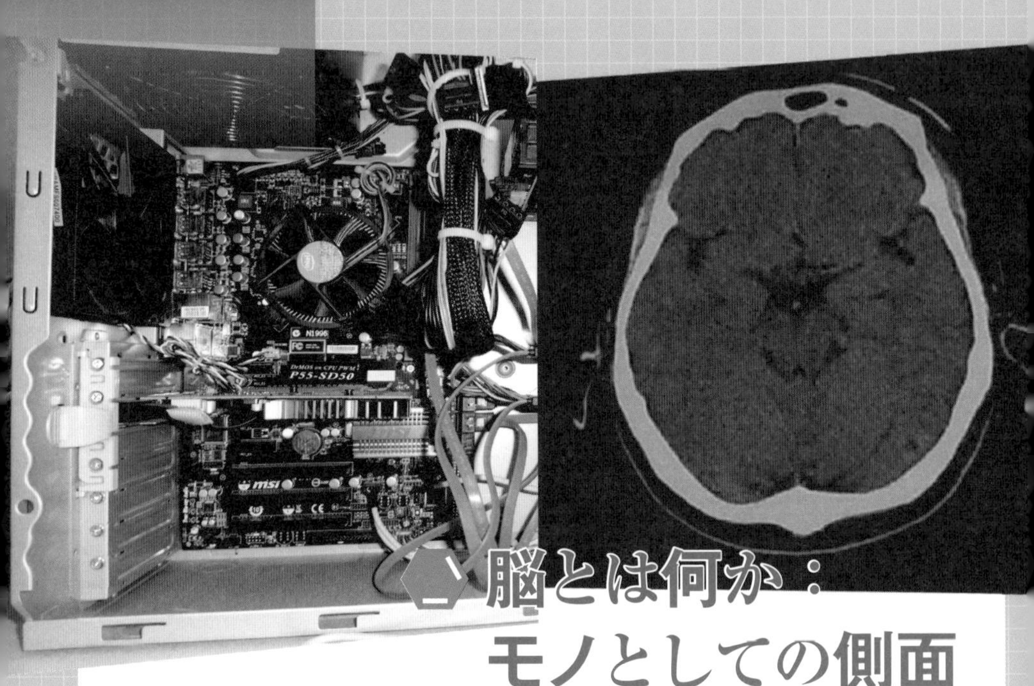

1 脳とは何か：モノとしての側面

パーソナルコンピュータ（personal computer：PC）は，詳細に設計された中央処理装置（central processing unit：CPU）や誤りのない回路基板を使って構築され，精密な計算を行っている．一方，脳は極めて大雑把な構造が遺伝子に書き込まれているのみであり，その意味で詳細に作りこまれているわけではない．それなのになぜ，人の顔を瞬時に認識するといった，高速コンピュータでも苦手な処理を脳は簡単にやってのけるのか．実は，コンピュータと脳とでは，情報処理の方式の原理が異なっている．本章と次章ではこの点を概観することにする．まず本章では，モノの側面を見てみよう．上述のように，脳は「作り込まれていない」構造をとっている．次章の内容とあわせて考えると，そのことが，脳の柔軟性と深く結びついていることがわかる．また本章第6節では，生命科学やバイオ分野全般における物理や数理の重要性も指摘する．

【キーワード】層・コラム構造，トポグラフィック・マッピング，微小電極，膜電位

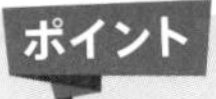

ネットワーク，層構造，コラム構造/トポグラフィック・マッピング/信号は何か/ホジキン・ハクスレー方程式

1 脳とコンピュータの外見的・機能的な違い

冒頭左画像は，PC の中をのぞいてみた写真である．PC には CPU，主メモリとなる半導体メモリ，外部記憶装置のハードディスクドライブ（HDD）や半導体ディスク（SSD）などの部分があることがわかる．それらが回路基板やケーブルによって接続され，全体として PC を構成している．

一方，右は脳内の構造を MRI（magnetic resonance imaging：核磁気共鳴イメージング）によって得た画像である．眼球より少し上の水平面で見たものである．大きな面積を占める灰色の部分が脳であり，白い頭蓋の中に納まっている．中心付近には視床などの間脳や脳室があり，生命活動の基本を支えている．その外側の頭蓋に近いところは大脳皮質と呼ばれ，ヒトの高度な情報処理機能はここを中心に行われている．大脳皮質は 2 次元的な広がりを持ち，それが折りたたまれるようにして頭蓋内に納められている．いわゆる，脳の皺（しわ）が画像内にも見える．大脳皮質は前頭葉，側頭葉，後頭葉などに大まかに分けることができる．しかしそれら領域の基本的な構造には大きな相違はなく，おでこの近く（前頭葉）も耳の近く（側頭葉）も同じに見える．またその構造に CPU やメモリといった区分はなく，コンピュータに比べて一様性が高い．

脳と PC ではこのような構造の相異があるにもかかわらず，脳はどうして高度な情報処理を行うことができるのだろうか．またその処理の高度さも，コンピュータと脳とではその得意・不得意が異なる．コンピュータは桁数の多い計算も難なくこなし，論理的な処理が得意である．しかし，人の顔を瞬時に判別したり，会話の微妙なニュアンスを感じ取ったりすることは苦手である．これらの点は，脳と対照的である．

2 ニューロン

脳を構成する主役の素子は，ニューロン（神経細胞）である．図 11.1 A は，ニューロンを着色して光学顕微鏡で見たものである．細胞体の大きさは数 μm〜数百 μm（マイクロメートル $=10^{-6}$ m）である．コンピュータのトランジスタの大きさが 10 nm（ナノメートル $=10^{-9}$ m）程度なのに比べて千〜十万倍と大変大きい．細胞体からは入力信号を集める**樹状突起**（じゅじょうとっき）と呼ばれる線維がたくさん伸びていることもわかる．出力を出すための繊維である**軸索**（じくさく）は，この写真では細

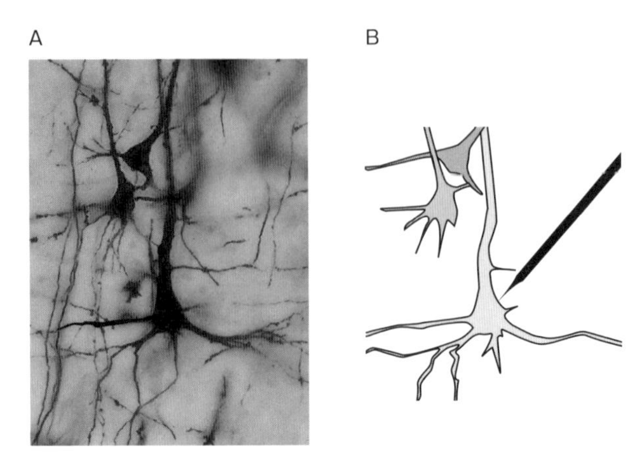

図11.1 着色して光学顕微鏡で見たニューロンの例(A). 細胞体からたくさんの樹状突起が伸びている. 微小電極をニューロンに近づける模式図(B). Aは文献8より転載

すぎて見えない. 脳内にはこのようなニューロンが数百億個ある.

図11.1Bは, ニューロンに**微小電極**を近づける様子を示す模式図である. 微小電極は, 極細のガラス・ピペットである. 中に生理食塩水を入れると, 導電性を持たせることができる. また外部とはガラスで絶縁され, ちょうど先端を小さな電極として使うことができる. 微小電極を細胞膜表面に当ててオシロスコープで観測すれば, 膜の外面の電位を時刻に対する変化として計測できる[1]. そのとき, 接地電極は脳切片の端などの遠方に置いて, 基準電位にする. 微小電極を細胞に突き刺してわずかに先端を内部に入れれば, 細胞内の電位を計測できる. 細胞がパルス電圧を出力する(**発火**する)ことは, これで計測できる. また近年, 膜電位に応じて光の反射率が変化する色素を利用するオプティカル・レコーディングなども用いられ, 応答を2次元的に広範囲に計測することも広く行われている.

3 ネットワーク, 層構造, コラム構造

ニューロンは軸索を伸ばしてネットワークを作り, 他のニューロンの入力部である樹状突起や細胞体に出力信号を届けている. 図11.2は, たくさんのニューロンがどのように配列しているかを示す例である. 図11.2Aではニューロンは面内に細胞体が集まっていて, **層構造**をもっている. この層から上下に樹状突起

A

B

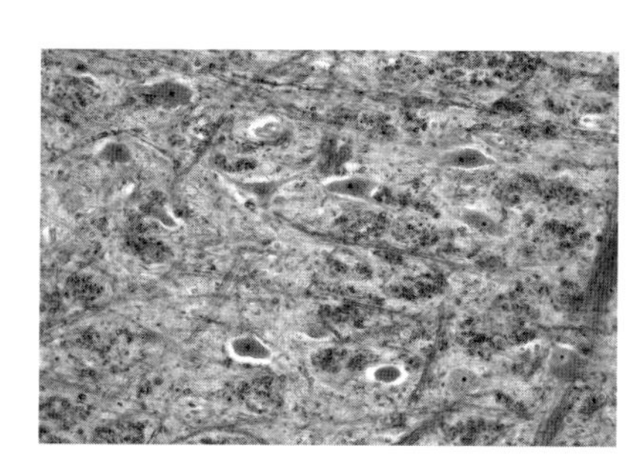

図 11.2 脳には細胞体が面内に集まっている部分があったり（海馬，歯状回；A），あるいはランダムに見える部分があったり（網様体；B）する．A は駒崎伸二先生のご厚意による．B は文献 8 より転載

や軸索が伸びている．面内に伸びるものもある．一方，図 11.2 B のようにランダムな部分もある．

ヒトらしい機能を実現している大脳皮質の新皮質は，2 mm ほどの厚さの中に 6 層をなしている．図 11.3 のように頭蓋に近い第 1 層から，2 mm ぐらいの深さにある第 6 層までの層構造をもち，その面積は広く 2,200 cm^2 程度あり*1，脳の表面に皺を作りながら折りたたまれるように格納されている．ニューロンが作る層構造は，その処理方式と密接な関係がある．人工知能（artificial intelligence：AI）では，ディープラーニング（深層学習）などを含む層状ニューラルネットワークが最も一般的な構造であるが，その発想の元がこの皮質の層構造である．

大脳皮質は，層を貫く向きに**コラム構造**をもつところもある．樹状突起がおもに層を直交する方向に伸びて深さ方向に信号をやり取りする．

4 トポグラフィック・マッピング

上記の構造は，信号処理機能と深い関係を持つ．図 11.3 に示す初期視覚野（後頭部の皮質）では，右目からくる信号を処理するところ（R）と，左目からくる信号を処理するところ（L）が交互に配置されている．また水平な視覚刺激（横棒をみせる）に反応するニューロン，少し右肩下がりに傾いた刺激に反応するニューロン，もう少し方向が右肩下がりの刺激に反応するニューロン…という

*1 日本の新聞 1 ページ分ぐらい

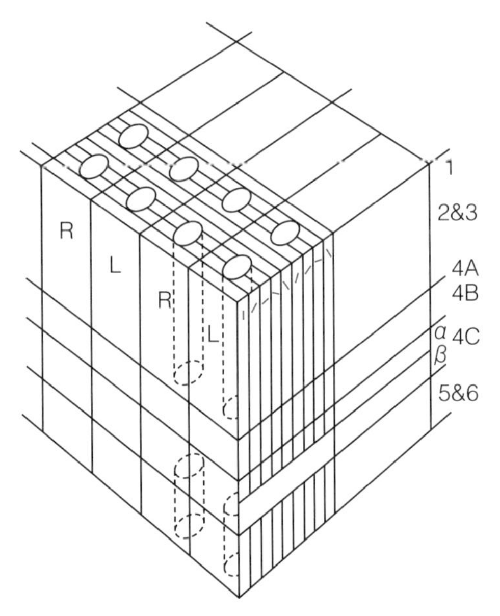

図 11.3 初期視覚野のコラム構造を示す模式図．R/L は右目と左目，短い青線は反応する線状視覚刺激の水平・垂直・斜めの方向角度を示すもの，円筒で表示したものは，方向よりも色に選択性がある部分．右側には層の名前を示す．文献 2 より

ように，視覚刺激がもつ方向に反応するニューロンが，刺激角度の近さ遠さをそのまま反映するように整然と，少し重なり合いながら，並んでいる．このように，反応するニューロンの位置に意味がある信号の伝達や処理を，**トポグラフィック・マッピング**（topographic mapping：地形的射像）と呼ぶ．

レチノトピー（retinotopy：網膜＋位置の意味）と呼ばれるものも，その 1 つである．網膜（レチナ：retina）に作られた像はそのまま像の形を保つように初期視覚野に投影される．網膜に映った形が，少し歪（ひず）みこそすれ，そのまま皮質でのニューロンの反応の形になる．このように刺激や反応の 2 次元的な位置の隣同士の関係が保たれる性質が，レチノトピーである．この性質は視覚に限らず，広く脳の各部位でさまざまなスケールで見られる．

それは，脳全体の役割分担にも見られる．運動生成に関係する脳のどの部分が体のどの部位を制御しているかを，模式的に示す（図 11.4）．脳を前面から見たときの頭頂から側頭までを表している．頭頂は足や体幹の制御を担当している．手が大きく表現されているが，複雑な動きを実現するために脳の大きな面積を占有している．その他，唇や顎，舌といった発話に関係する部分にも大きな面積が

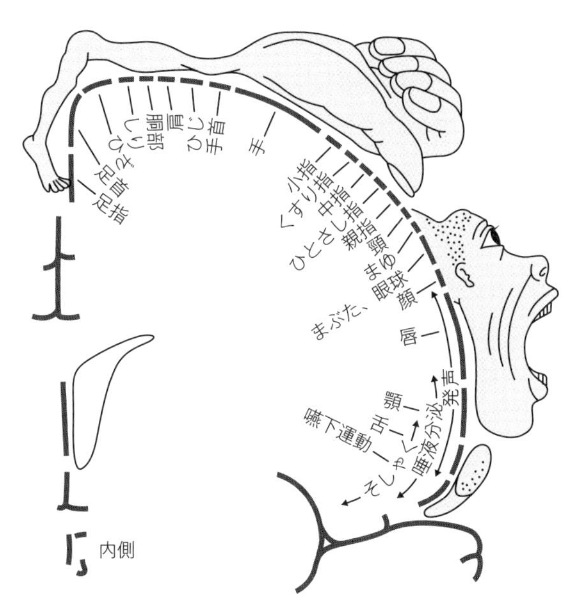

図 11.4　運動生成に関係する皮質の各場所（頭頂から頭側にかけて）が体のどの部分の制御に対応するかを模式的に表示した図．手や唇，顎，舌などには多くの皮質面積が使用されている．また，それらの並び方は，体のつながり方を反映している．文献 3 より

使われている．このように体の部位の制御に使われる皮質の部分はそれぞれ局在している．しかもその分布は体のつながり具合の構造をそのまま反映したものになっている．すなわち，体の部位が隣り合えば，皮質上の部位も隣り合っている．このような対応（マッピング）も，トポグラフィック・マッピングである*2．

このように，トポグラフィック・マッピングは脳の大きな特徴である．コンピュータの構造に詳しい読者やプログラミングを行ったことのある読者は，コンピュータではこうなってはいないことを感じるのではないだろうか．コンピュータでは，すべての情報を限られた数の局在する CPU が処理する．メモリに情報を格納する際にも「隣り合う情報は隣り合うところに」ということを殊更には行っていない．コンピュータのメモリのやり方を**線形番地**，脳のやり方を**内容番地**あるいは**連想番地**と呼ぶこともある．脳では処理される情報と，処理される場所には深い関係がある．

*2　この説明には運動制御という「出力生成」を取り上げたが，感覚という「入力取得」についても，同様のマッピングが行われている．

もっとも，体のマッピングについては次のように考える読者もいるだろう．1つの細胞から発生した個体が細胞増殖で体を形作るのだから，体の各部分とそれを制御する脳の各部分をつなぐつなぎ方は，隣り合う者同士が離れないようにすることは，自然の成り行きだ．確かにその通りだろう．しかし，はじめに挙げた「似た視覚刺激は隣り合う皮質の個所で処理される」というマッピングはどうだろう．視覚刺激の方向（角度）は情報自体がもっている性質であって，情報の近さ遠さが脳の処理部分の近さ遠さを決めることは，自明ではないだろう．これは，12章で述べる脳の自己組織化によって実現されるものである．

このような情報の近さ遠さを保つマッピング，すなわちトポグラフィック・マッピングは，脳の柔軟性に大きな役割を果たしている．脳では毎日，相当の数のニューロンが死んでいる．しかし，隣り合うニューロンが類似の情報を扱っていたならば，隣りのニューロンが死んだニューロンの代理として活躍することも不可能ではない．線形番地のコンピュータではこうはいかない．コンピュータの中で毎日，相当の数のトランジスタが死んでいたら，コンピュータは機能しないだろう．

5 信号は何か

神経情報を表す信号は何か．4および6章で概略を見たように，細胞膜の内側と外側には電位差がある．これを**膜電位**と呼ぶ。ニューロンが反応する，すなわち発火するとはニューロンが膜電位の電圧パルスを出すことである．この意味で信号は電気的なもの（電圧，電流）である．電位を頭皮の電極で計測すればEEGを得るし，電流を頭外の磁場として計測すればMEGを得る（10章参照）．もっとも，軸索の先端で次のニューロンに信号を伝えるところは，化学的な物質の放出と受容によっている．しかし信号の基本は電気であるといってよい．

電位の発生の機構を説明する（図11.5）[1]．灰色の部分が細胞膜で，その上側は細胞の外，下側は細胞の中を表している．細胞膜は，化学的にはいわゆる半透膜である．それによって隔てられた2つの領域に存在するイオンの濃度が決まると，その間に発生する電位も決まる．化学的ポテンシャルと電気的ポテンシャルが釣り合うように平衡状態が生成される．そのため，膜間の電位を議論するためにはそれぞれのイオン濃度を議論する必要がある．

通常，細胞外にはナトリウムイオン濃度が高く，細胞内にはカリウムイオン濃

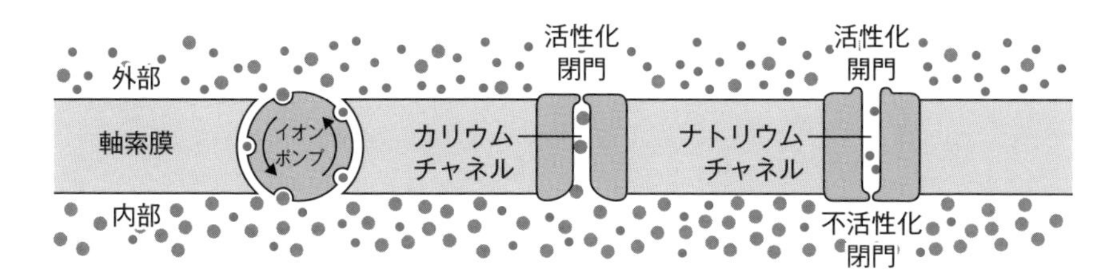

図 11.5 細胞膜（灰色の部分）が細胞の外側（上側）と内側（下側）を仕切っている．その膜をまたぐ形でイオンポンプ，カリウムイオンチャネル，ナトリウムイオンチャネルがそれぞれの密度で埋め込まれている．

度が高い．細胞膜には膜をまたぐ形でイオンポンプが埋め込まれている．イオンポンプは細胞内のナトリウムイオンを放出し，外のカリウムイオンを取り込んで，常に一定のイオン濃度差が生じるように動作している．その結果，例えばヒトの脳細胞では静止電位*3 はおよそ －60 mV である．

細胞膜にはカリウムチャネルやナトリウムチャネルといった特定のイオンのみを通したり通さなかったりする通路（チャネル）も埋め込まれている．これらのチャネルの分子は膜電位を感じ取って自らの分子形状を変え，イオンを通したり堰き止めたりする．そのイオン電流の通しやすさ（コンダクタンス）は膜電位に対して非線形に変化する．そのため，膜電位がある一定の値（閾値（しきいち））を超えると，その非線形性が電位パルスを生み出す．また，このように内部電位が静止電位（負）から 0 ～正に向かう方向の電位変化を，**脱分極**と呼ぶ．

ニューロンの軸索はパルスを運び，シナプスを介して信号を他のニューロンの樹状突起や細胞体に伝える．たくさんの他のニューロンから送られてきた信号（＝ 電圧 ≈ 膜をはさんだ電荷）が細胞膜という共通のコンデンサで合算されて，膜電位を脱分極の方向にゆさぶる．それが細胞体でのパルス生成を引き起こす（すなわち発火）．パルスの尖頭値はおよそ ＋40 mV である．

細胞体で発生したパルスが軸索を伝搬する様子を示す模式図を示す（図 11.6）[1]．チャネルの非線形性によって，パルスはその形を崩すことなく安定して伝搬する．A はパルス発生から 2 ms 後，B は 6 ms 後，そして C は 10 ms 後の様子である．パルスの伝搬速度はおよそ 1 m/s 程度であるが，速い場合には数十 m/s になる．それは軸索の太さなどによって決まり，太いほど速くなる．

11章

*3 パルスが発生していないときの膜電位＝細胞の外の電位を基準としたときの細胞内電位

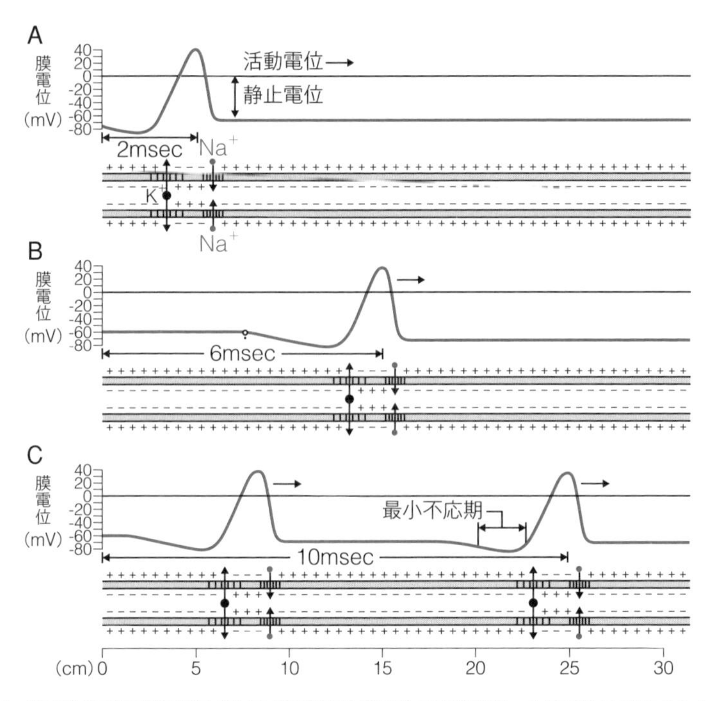

図 11.6 軸索を長手方向に電気パルスが伝搬する様子を示す模式図．A はパルス発生から 2 ms 後，B は 6 ms 後，そして C は 10 ms 後である．文献 1 より

パルスの直後には**不応期**と呼ばれるパルス発生が不可能な期間がある．これはイオンチャネルが元に戻るのに必要な時間である．そのため，単位時間あたりに発生可能なパルスの密度には上限が生じる．パルスの頻度を周波数で表すとき，上限は 100 Hz 程度になる．入力されるパルスの合計頻度がどんなに大きくても，発火のパルス頻度はこれを上回ることはなく，出力パルス密度は入力に対して飽和する．また，入力パルス頻度がある程度以上大きくならないと膜電位に影響を与えない場合も多い．そして影響を与え始めるパルス頻度の閾値がニューロンによってそれぞれ異なることもある．

6 ホジキン・ハクスレー方程式

1940 年代後半，ケンブリッジ大学のホジキン（Alan Lloyd Hodgkin）とハクスレー（Andrew Fielding Huxley）は微小電極の直列抵抗を大幅に減らすなどの工夫を凝らし，膜間の電位を強制的に所望の電位に固定する**膜電位固定法**と名付ける計測方法を開発した．そして膜電位に対する膜電流の時間変化をさまざまな条件で詳細に計測することに成功した．1952年，一連の実験に基づいて次のような1組の定量的な方程式を提案した[5]．彼らはその後，この研究でノーベル賞を受賞することになる．

$$I = C_M \frac{dV}{dt} + \bar{g}_K n^4 (V - V_K) + \bar{g}_{Na} m^3 h (V - V_{Na}) + g_l (V - V_l) \tag{11.1}$$

ただし，

$$\frac{dn}{dt} = \alpha_n (1-n) - \beta_n n \tag{11.2}$$

$$\frac{dm}{dt} = \alpha_m (1-m) - \beta_m m \tag{11.3}$$

$$\frac{dh}{dt} = \alpha_h (1-h) - \beta_h h \tag{11.4}$$

$$\alpha_n = 0.01 \frac{V+10}{e^{\frac{V+10}{10}} - 1} \tag{11.5}$$

各変数や関数の意味は次のとおりである．

I　細胞の外部から内部に流入する全電流の電流密度 [μA/cm^2]．
V　$-${(細胞膜の外を基準にした内側の電位 E)$-$(静止電位 E_r)} [mV]
　はじめの負号は脱分極する方向を負にとることを意味する．
C_M　細胞膜の単位面積当たりの外側と内側の間の電気容量 [μF/cm^2]．
$\bar{g}_K$　細胞膜の単位面積当たりのカリウムイオンチャネルの最大コンダクタンス [mS/cm^2]（[mS] はミリ・ジーメンスで [(kΩ)$^{-1}$] と同一（抵抗値オームの逆数）．図11.7では縦軸が [m･mho/cm^2] となっているが，mho も抵抗値 Ω の逆数で，オームのつづり（Ohm）をひっくり返したもの）．
$\bar{g}_{Na}$　細胞膜の単位面積当たりのナトリウムイオンチャネルの最大コンダクタンス [mS/cm^2]．
g_l　細胞膜の単位面積当たりの漏れ電流に対応するコンダクタンス [mS/cm^2]．
V_K　(濃度に依存したカリウムイオンに関する平衡電位 E_K)$-$(静止電位 E_r) [mV]．
V_{Na}　(濃度に依存したナトリウムイオンに関する平衡電位 E_{Na})$-$(静止電位 E_r) [mV]．
V_l　(塩素イオンなどによる漏れ電流が0になる平衡電位 E_l)$-$(静止電位 E_r) [mV]．
n　カリウムイオンチャネル内の n ゲートの開口率（無名数）．
m　ナトリウムイオンチャネル内の m ゲートの開口率（無名数）．
h　ナトリウムイオンチャネル内の h ゲートの開口率（無名数）．
α_n　閉じている n ゲートが開く速さの定数で，膜電位の関数 [(ms)$^{-1}$]．
β_n　開いている n ゲートが閉じる速さの定数で，膜電位の関数 [(ms)$^{-1}$]．
α_m　閉じている m ゲートが開く速さの定数で，膜電位の関数 [(ms)$^{-1}$]．
β_m　開いている m ゲートが閉じる速さの定数で，膜電位の関数 [(ms)$^{-1}$]．
α_h　閉じている h ゲートが開く速さの定数で，膜電位の関数 [(ms)$^{-1}$]．
β_h　開いている h ゲートが閉じる速さの定数で，膜電位の関数 [(ms)$^{-1}$]．

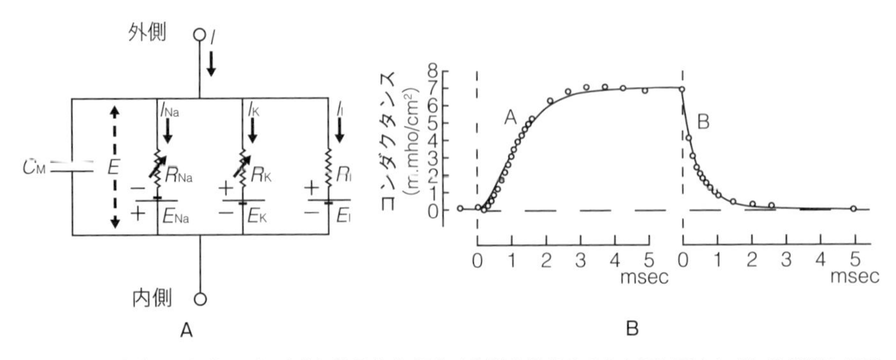

図 11.7 細胞膜の電気的モデル(A)と膜電位を 25 [mV] 脱分極させてまた元に戻すときに計測される電流波形（ここではコンダクタンスの値として表されている）の例（○）と式(11.15)によるフィッティング曲線(B)．文献5より

$$\beta_n = 0.125\, e^{\frac{V}{80}} \tag{11.6}$$

$$\alpha_m = 0.1 \frac{V+25}{e^{\frac{V+25}{10}} - 1} \tag{11.7}$$

$$\beta_m = 4\, e^{\frac{V}{18}} \tag{11.8}$$

$$\alpha_h = 0.07\, e^{\frac{V}{20}} \tag{11.9}$$

$$\beta_h = \frac{1}{e^{\frac{V+30}{10}} + 1} \tag{11.10}$$

その発想と解析では，物理と数理が極めて重要な役割を演じている．これらの方程式は，次のように考え出された．ホジキンとハクスレーはまず，細胞膜の電気的な特性を図 11.7 A のようにモデル化した．細胞膜は脂質二重膜で基本的には絶縁体であり，それをコンデンサとして表す．その単位面積あたりの容量を C_M [μF/cm^2] とする．微小電極を使い，膜電位固定法で細胞の内側と外側の間の電圧を所望の電圧にしたときの，微小電極を流れる電流の波形を計測した（図 11.7 B）*4．この図で縦軸は，カリウムに対する単位面積あたりのコンダクタンスであり電流の大きさに対応する．

領域 A は膜電位固定法でステップ関数的に 25 [mV] だけ脱分極させたときの電流の立ち上がり波形であり，領域 B は電位を元に戻して再分極させたときの立ち下がり波形である．図中○印が実測点である．ここから静止電位でのカリウ

*4 この計測はヤリイカの軸索で行われた．ヤリイカは非常に太い軸索をもっていて，この当時からよく実験に利用されてきた．

表 11.1 実験結果（図 11.7 B）から見積もられる，静止電位でのカリウムのコンダクタンス g_{K_0} と電位を 25 [mV] 脱分極させて十分に時間がたったときのコンダクタンス g_{K_∞}，および立ち上がりや立ち下がりの時定数 τ_n．文献 5 より

フィッティング対象（細胞膜クランプ電圧）	曲線 A（V＝−25 [mV]）	曲線 B（V＝−0 [mV]）
g_{K_0} [mS/cm^2]	0.09	7.06
g_{K_∞} [mS/cm^2]	7.06	0.09
τ_n [ms]	0.75	1.1

ムのコンダクタンス g_{K_0} と電位を 25 [mV] 脱分極させて十分に時間がたったときのコンダクタンス g_{K_∞}，および立ち上がりや立ち下がりの時定数 τ_n が見積もられた（表 11.1）．

ここで問題になるのは，領域 A の立ち上がり初期が緩やかであることである．もし 1 次の変化，すなわち $(1-e^{-t})$ の形ならば，初期は急峻に立ち上がらなければならない．立ち上がりの鈍り具合から，これは 3 次か 4 次の変化と見積もられた．どちらかというと 4 次とするとよく合致し，すなわち彼らは立ち上がりは $(1-e^{-t})^4$，立ち下がりは $(e^{-t})^4=e^{-4t}$ の形の変化であると考えた．

そのため，式(11.1)でカリウムのコンダクタンスは $g_K=\bar{g}_K n^4$ の形であるとした．ただし n は式(11.2)の中の n であり，再掲すれば $\dfrac{dn}{dt}=\alpha_n(1-n)-\beta_n n$ である．この一般的な式の意味は，n（コンダクタンス値相当）がこの上限からどのぐらいの割合であるかを表す変数で 0 から 1 の間の値をとること，それが α_n と β_n の時間変化率でその開閉の割合を変えること，である．また n^4 の 4 乗は，そのようなゲートが 4 つあって全体として積の形で効くような機構をもつことを示唆する．

この α_n と β_n も実験から次のようにその値が得られる．静止電位の状態の n を n_0 とすると，定常状態を考えて次の関係を得る．

$$0=\alpha_{n_0}(1-n_0)-\beta_{n_0}n_0$$

$$n_0=\frac{\alpha_{n_0}}{\alpha_{n_0}+\beta_{n_0}} \tag{11.11}$$

また，同様に膜電位をステップ的に変化させれば，その立ち上がりの様子と，十分に時間がたったときの α_{n_∞} や β_{n_∞}，n の値について次の関係を得る．

$$n = n_\infty - (n_\infty - n_0)e^{-\frac{t}{\tau_n}} \tag{11.12}$$

$$n_\infty = \frac{\alpha_{n_\infty}}{\alpha_{n_\infty} + \beta_{n_\infty}} \tag{11.13}$$

$$\tau_n = \frac{1}{\alpha_{n_\infty} + \beta_{n_\infty}} \tag{11.14}$$

実験値は表 11.1 であったことから，さまざまなクランプ電圧 V に対して電圧の関数として $\alpha_{n_\infty}(V)$ と $\beta_{n_\infty}(V)$（図中では α_n と β_n と表記）を得ることができる（図 11.8）．そして，式(11.5)と式(11.6)の具体的な定数を決めることができる*5．

そして，図 11.7 B の実験をうまく表す曲線として，$(1-e^{-t})^4$ の形に基づいて次のフィッティング曲線を得る．

$$g_K = \left\{(g_{K_\infty})^{\frac{1}{4}} - \left[(g_{K_\infty})^{\frac{1}{4}} - (g_{K_0})^{\frac{1}{4}}\right]e^{-\frac{t}{\tau_n}}\right\}^4 \tag{11.15}$$

ナトリウムについても類似の考えで定数を決めてゆく．その結果，全体として式(11.1)が得られる．

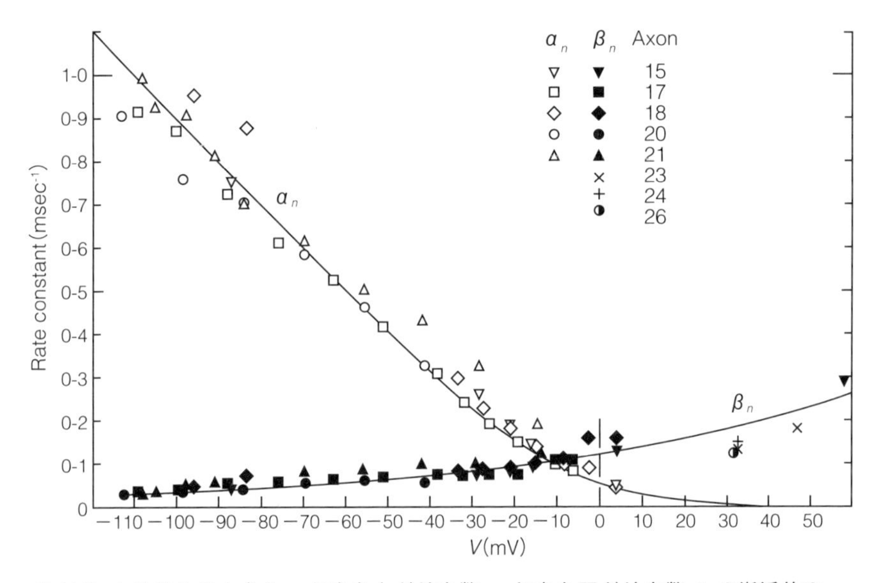

図 11.8 カリウムチャネル n の立ち上がり定数 α_n と立ち下がり定数 β_n の漸近値の，電圧＝(膜電位)−(静止電位) に対する計測値（いくつかの軸索サンプル（15 番，17 番，……）を計測）と式(11.5)および式(11.6)に基づくフィッティング曲線．文献 5 より

*5 ここでは詳しく触れないが，式(11.5)〜式(11.10)の式の形自体は，物理で出てくるボルツマン分布，ボーズ分布，フェルミ分布といったものである．

なお当時は，この非線形なコンダクタンス変化をもたらすものがどのような機構なのかは不明であった．そのためホジキンとハクスレーの論文[5]にも，それが起こる機構がいくつか挙げられ，「……かもしれない」といった表現が多数ある．

その後約25年経って，イェール大学のネーア（Erwin Neher）とマックスプランク研究所のザックマン（Bert Sakmann）が，極微小な電極を作製しその先端開口部分を細胞膜に押し当てて細胞膜の10 μm^2 程度のわずかな面積のコンダクタンスを調べる方法（パッチクランプ法）を開発して電流を計測したところ，（この論文では対象は神経細胞ではなく筋肉だが）コンダクタンスが離散的な値をとることが確認された[6]．すなわち，現在イオンチャネルと呼ばれる機構が存在することがわかり，その一つひとつの動作が明らかにされるようになった．ホジキン・ハクスレーの理論の式によって実際の機構が予言された，といえる．

図11.9 Aはネーアとザックマンによる実験の方法の模式図である．この計測では，微小電極の直径は3 μm程度と非常に細く，微小電極の直列抵抗（ガラス・ピペットの中の抵抗）は約2.5 [MΩ]，電流を増幅するための反転増幅器のフィードバック抵抗は500 [MΩ] としてあり，全体に非常に電気的インピーダンスの高い計測系になっている．そのため彼らは雑音を除去するために，回路構成やシールドに繊細な工夫を施した．図11.9 Bの波形を見ると電流が飛び飛びの値をもっていることがわかり，単一～数個のイオンチャネルが開閉している様子を表していると理解できる．ネーアとザックマンも，このパッチクランプ法の開発とその展開で，その後ノーベル賞を得ている．

なお，ネーアは後に次のように話している．

「生物学の世界で何が起こっているのかを深く理解しようと思うなら，物理学や化学は知っておかなければなりません．…（中略）…．生化学や分子生物学は学校で習う化学とはまるで違います．生化学や分子生物学は固有のテクニックやルールから成り立っています．それらは，数学的テクニックや物理学的アプローチなしでは理解できません．生化学や分子生物学は，今も数学や物理学や化学を基礎に発展しているからです．」[7]

現代のこの分野の学問はますます加速し，先端の知見や技術に上乗せする形でさらに新たなたくさんの発見や発明が続いている．しかし特に大きなジャンプを

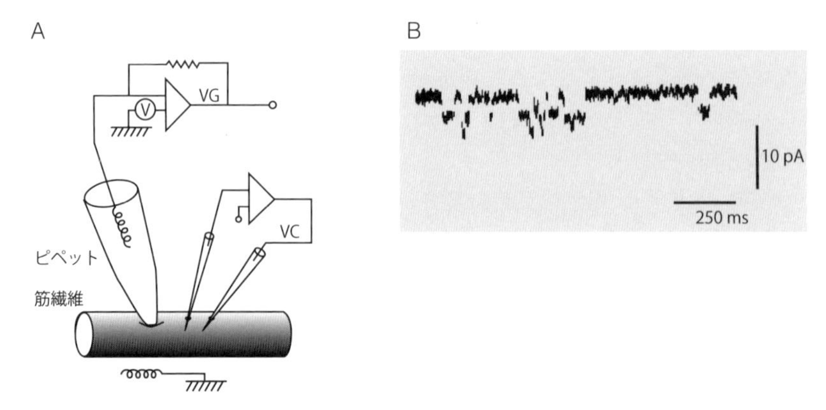

図11.9 パッチクランプ法で単一イオンチャネルの開閉を観測する方法を表す模式図(A)と離散的な電流値を示していることがわかる観測例(B)
VC：電圧クランプ（標準2端子局所型），P：ピペット（クランプから200 μm以内の距離，VG：仮想接地を伴う電流増幅回路.

伴う発見・発明の基盤は，常に物理や数理に根ざした深い洞察である．つまり生物分野でも大事なことは暗記ではない．電気電子情報工学や機械工学を含む数理や物理がもつ論理の展開や予言能力を駆使する能力が極めて重要である．これもバイオ分野を工学として展開することの意義の1つである．

まとめ

- 脳のモノとしての側面を概観した．脳の配線の細部は「作りこまれていない」．かなりランダムである．ただし層構造やコラム構造をもつ部分が多い．
- 体の部位や情報内容とそれらを処理する皮質の部位との整然とした対応関係（マッピング）も特徴的である．
- 脳の信号である膜電位がどのように生成されるか，それを定量的に表現したホジキン・ハクスレー方程式の成り立ちも追った．それは信号計測の工夫と物理・数理に基づく定量的な解釈とによって初めて実現されたものであった．
- バイオ分野においても，電気電子情報工学や機械工学を含む数理や物理の考え方が極めて有効であることを確認した．

章末問題

① 脳の構造の特徴を ゆたか に説明せよ.

② ホジキン・ハクスレー方程式の意味と特徴を説明せよ.

文献

[1]「図説 脳」(塚田裕三/編), 日経サイエンス, 1983

[2] Margaret S. Livingstone and David H. Hubel, "Anatomy and physiology of a color system in the primate visual cortex," The Journal of Neuroscience, 4, 309-356, 1984

[3] Theodore B. Rasmussen and Wilder Penfield, "The human sensorimotor cortex as studied by electrical stimulation," Federation Proceedings Journal, 6 452-460, 1947

[4] Klaus Obermayer and Gary G. Blasdel, "Geometry of orientation and ocular dominance columns in monkey striate cortex," The Journal of Neuroscience, 13, 4114-4129, 1993

[5] Alan L. Hodgkin and Andrew F. Huxley, "A quantitative description of membrane current and its application to conduction and excitation in nerve," Journal of Physiology, 117, 500-544, 1952

[6] Erwin Neher and Bert Sakmann, "Single-channel currents recorded from membrane of denervated frog muscle fibres," Nature, 260, 799-802, 1976

[7] 徳永太, 中島龍一, シリーズ『若手の会インタビュー』日生誌, 66, 92-95, 2004

[8]「バーチャルスライド組織学」(駒崎伸二/著), 羊土社, 2020

第Ⅳ部 ニューラルネットワークの基礎

第12章 パターン情報表現とパターン情報処理

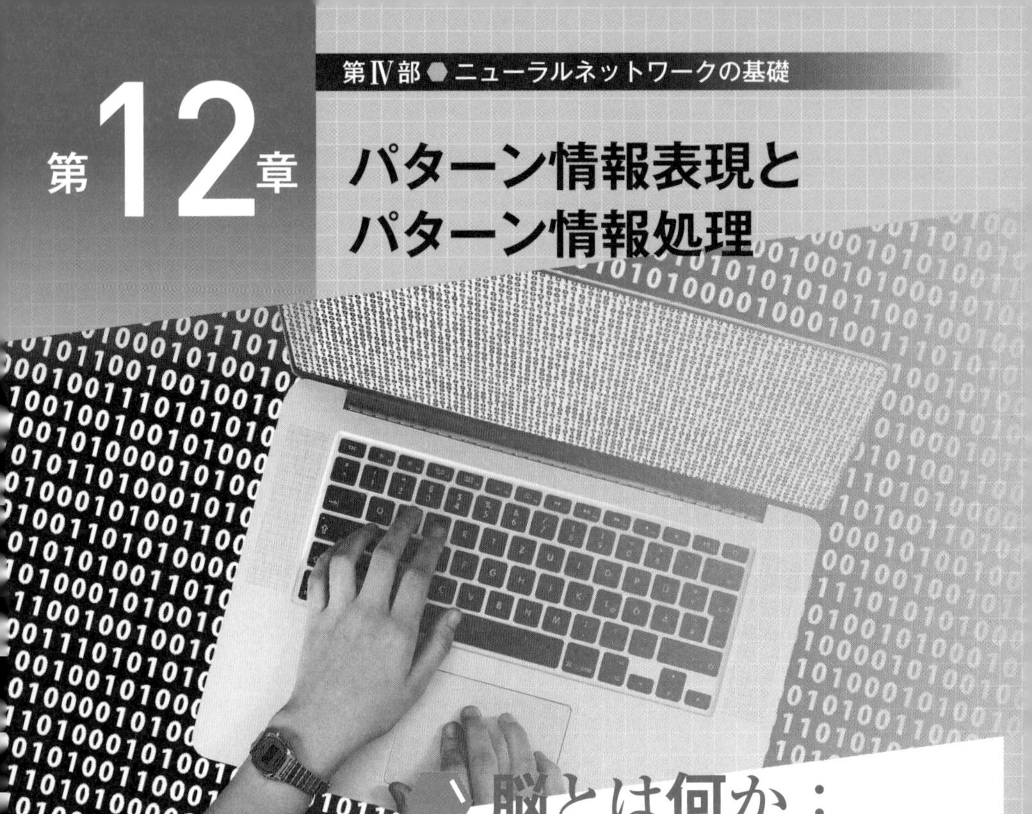

脳とは何か：コトとしての側面

11章で脳の構造とコンピュータの構造はかなり異なることをみた．また脳は層やコラム構造といった特徴を有しているものの，ニューロンのネットワークは多かれ少なかれランダムであり「作り込まれてはいない」ことも確認した．それにもかかわらず，脳は高度な情報処理をやってのける．なぜ，脳はこのような処理を実現できるのだろう．これから述べるように，そこではニューロンのネットワークすなわちニューラルネットワークの，自己組織化や学習が大きな役割を果たしている．その情報的な基盤がパターン情報表現・パターン情報処理であり，それはコンピュータの基盤である記号情報表現・記号情報処理とは全く異なる．言わば，モノが異なるだけでなく，コトも異なっているのである．本章では，脳のコトとしての基盤であるパターン情報表現とパターン処理をみてみよう．

【キーワード】モデル化，パターン情報表現，記号情報表現，パターン情報処理，記号情報処理，連想記憶，ヘブ則，相関学習，自己組織化マップ

ポイント
可塑性とヘブ則/連想記憶/自己組織化マップ

1 モデル化と形式ニューロン

11章では，脳のモノとしての存在をみた．脳の大まかな構造，ニューロンやその層構造やコラム構造，電気パルスの生成の様子など，その発見と解析の歴史もいくつか追った．その発展を支えた基本的な考え方は，**要素還元法**である．すなわち，物事はその基になっているより下の階層の細かい項目に置き換えて調査し考察しこれを解明してゆけば，いずれ元のもの全体が理解できる，という考え方である．太古の昔から人類はこの考え方に沿って，哲学や物理学を作ってきた．

要素還元法は重要な手段であるが，実はこれは世の中を理解する方法の1つでしかない．細胞のチャネルの動作が細かく解明されても，なぜ脳が認識を行えるのかは説明できない．さらに意識や自己といった概念の本質にも近づけない．もう1つの大事な考え方は，要素間や階層間の関係性や相互作用に着目する**全体法**[*1]である．要素間に複雑な関係や相互作用があって，むしろそこに着目する考え方である．これにも，長い歴史がある．物事の全体は，要素の単純な合算ではない．世の中をとらえるには，要素還元法と全体法の両方が必要である．実は脳の働きも，全体法によって理解される部分が多い．

脳は複雑である．複雑なものの要素間の関係性や相互作用を理解するには，**モデル化**が欠かせない．モデル化とは，全体の本質に関与している（と思われる）現象に注目して，それ（それら）を比較的簡明な数式で表現することである．数式に表現することによって，関係性や相互作用を明示的に定量的に取り扱うことが可能になる．そのモデルによって現象の全体や一部が再現できれば，そのモデルは現実をうまく表現していると考えられる．これが脳をコトとして捉えるための考え方である．

1.1 マカロック・ピッツのモデル

脳の中の信号は電気パルスである．微小電極やオプティカル・レコーディングによってその時間的・空間的分布は計測できる．しかしそれは非常に多数のデータの集まりで，ある程度ランダムにも見え，そのままでは計測結果の解釈が難しい．そこでまず，それぞれの細胞が大雑把に言って発火しているか発火していないかに注目して，その全体の動作を把握してみよう．

---

*1　holism．全体重視，複雑性重視，などともいう．

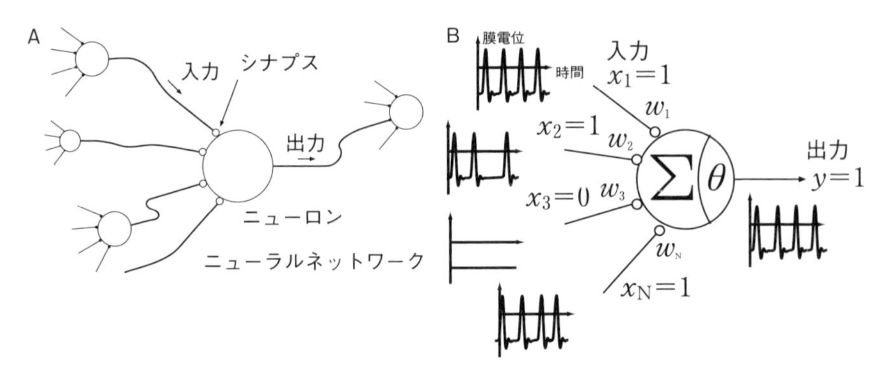

図12.1　ニューロンとそれらの結合の模式図(A)と1つのニューロンに注目した時のマカロック・ピッツのモデル(B).

図12.1は，**マカロック・ピッツのモデル**（McCulloch-Pitts model）の説明図である．このモデルでは，1つひとつのパルスに注目する代わりに，パルスの頻度（時間的な密度）に注目する．あるニューロンに着目すると，他のたくさんのニューロンからシナプスを通して信号が伝達される．いろいろ観測してみると，シナプスには，信号を伝えやすいものと伝えにくいものがある．入力パルスの信号はシナプスの「伝えやすさ」で「重み付け」され，細胞膜という共通のコンデンサで足し算される．その電位が閾値を超えると，細胞体の軸索の根元の部分の膜はパルスを発生する．それが軸索から出力される．

1.2 モデル化

この様子を次のようにモデル化する．まずi番目の結合の入力パルスがたくさんあるとき，すなわちパルス頻度が高いとき，この入力信号を単純に$x_i=1$と表すことにする．パルス頻度が低いときには$x_i=0$とする．このように，1か0かで表現する方法は，ディジタルのコンピュータと似ている．出力も，同様にパルス頻度が高いときには$y=1$，低いときには$y=0$としよう．またi番目の荷重の大きさをw_iと表そう．するとニューロン1個の入出力関係を次のように表現できる．

$$y=f(u)=f\left(\sum_{i=1}^{I} w_i x_i-\theta\right) \tag{12.1}$$

ただし，i：入力の番号，I：入力の総数とする．またθは**閾値**であり，ある程度以上に合算入力パルス頻度が大きくならないと出力に影響を与えないことに対応するシフト量である．この合算されシフトされた量を，ニューロンの内部状態と呼び，u と表す．$f(\mu)$ は飽和を表す非線形関数で，**活性化関数**と呼ばれる．これは，ニューロンのパルス頻度に上限があって飽和することを表現している．活性化関数はステップ関数（図 12.2 A）や [0, 1] すなわち 0 から 1 の連続的な値をとる S 字型の関数（シグモイド関数，図 12.2 B）としてみよう．あるいは，パルスがある場合とない場合の対称性をよくするために [−1, 1] すなわち −1 から 1 のシグモイド関数をとることもある（図 12.2 C）．この場合には，入力 x_i や出力 y の値の範囲も [−1, 1] と考える．

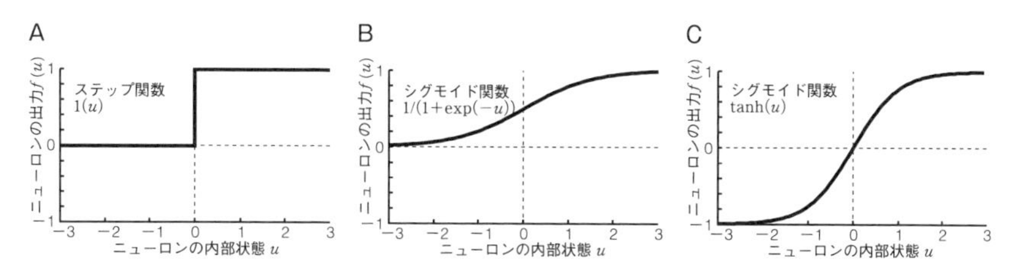

図 12.2　ニューロンの活性化関数の例
A）ステップ関数，B）0 から 1 の値をとるシグモイド関数，および C）−1 から 1 の値をとるシグモイド関数．

このようなモデルを，1943 年の提案者の名前をとって**マカロック・ピッツのモデル**あるいは**マカロック・ピッツの形式ニューロン**と呼ぶ[1]．このように状況を数式にすることにより，ニューロンが作るネットワークの機能を見通しよく議論することを可能にする．

1.3 ニューロンの動作とゲート回路の比較

ニューロン 1 個の動作は，考え方によってはコンピュータの CPU の中のゲート回路（論理回路の要素）に似ているととらえることもできる（図 12.3）．論理回路のゲート回路の知識をもつ読者は，考えてみてほしい．ここでは活性化関数としてステップ関数を考えよう．図 12.3 A のニューロンの動作は，式(12.1)のように各入力 x_i に各荷重 w_i をかけて和をとり，それが閾値 θ よりもよりも大きければ出力 y を $y=1$，小さければ $y=0$ とする．

一方，図 12.3 B のゲート回路の場合は，論理回路の考え方によればその動作は次のように説明できる．各入力 x_i に各荷重 w_i（ただしこの場合はすべて 1）をかけて和をとり，それが閾値 θ よりも大きければ出力 y は $y=1$，小さければ $y=0$ である．

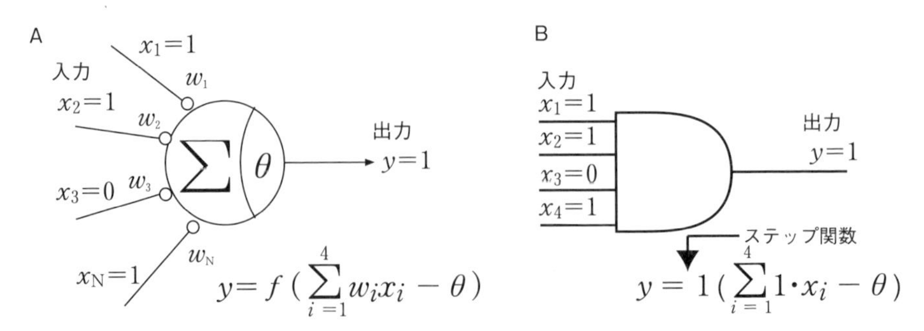

図12.3 マカロック・ピッツの形式ニューロン(A)とCPUに入っている論理回路の中のゲート回路(B).

$$y=1(u)=1\left(\sum_{i=1}^{I} 1 \cdot x_i - \theta\right) \tag{12.2}$$

もし$0<\theta<1$の場合（例えば$\theta=0.5$の場合）には，入力の中で1つでも1があれば，合計は0.5よりも大きくなって出力は1になる．これはゲートの動作としてはOR（論理和）の動作である．もしθが大きくて例えば$\theta=3.5$であれば，4つの入力すべてが1でないと閾値を超えることができない．これはAND（論理積）の動作である．このように閾値を変えることにより，ゲート回路は論理和や論理積，あるいはその中間の動作をすることになる（入力が2つ以上1ならば出力は1，など）．このように，ニューロンの動作とゲートの動作は似ている．

では，このことからニューロンの動作とゲート回路の基盤は同じであるとみなしてよいだろうか．前章でみたように，脳のモノとしての構造はコンピュータとはかなり異なる．脳は作り込まれていない．世の中のコンピュータの中の論理回路がいい加減に作られていたら，全くうまく動作しないだろう．同様に，脳もうまく動作しないのではないか．ここで重要なことが，次に述べる可塑性とパターン情報表現・パターン情報処理である．

2 可塑性とヘブ則

各ニューロンは自らの入力や出力の状況をみて，その状態を更新している．脳全体やニューロンのネットワーク，すなわちニューラルネットワークとしてみると，これが**学習**や**自己組織化**である．状態を更新する，という意味は，具体的にはシナプスの荷重の値を変えることである．この変化できる性質（荷重更新）はニューラルネットワークの**可塑性**とも呼ばれる．

荷重更新の最も基本的な法則が，1949年にモントリオール神経学研究所／マギル大学のヘブ（Donald Olding Hebb）が提案した，いわゆるヘブの学習則〔**ヘブ則**（Hebbian rule）〕である[2]．ヘブ則は生理実験からヘブが考え出した仮説（当時）である．ヘブは図12.4の状況に対して，これを次のように表現した．

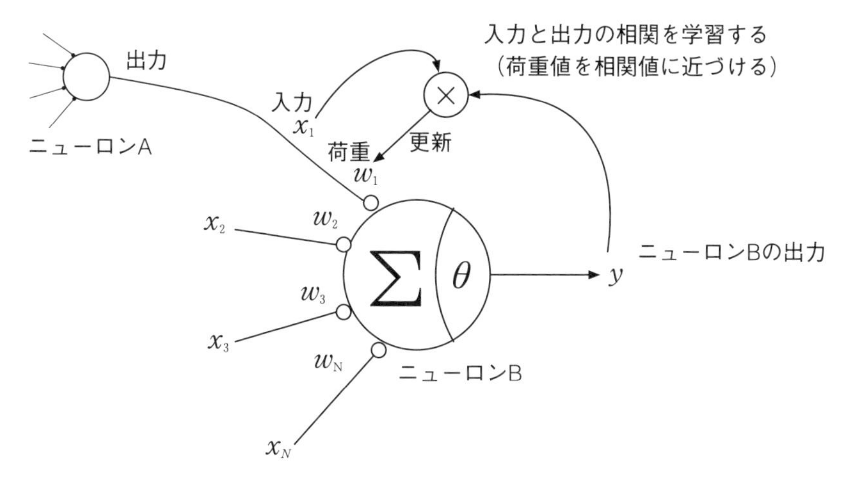

図12.4 ヘブ則による結合荷重の更新

「あるニューロンAの出力が別のニューロンBに送られてBを繰り返し興奮させ発火させるとき，何らかの変化がAまたはBあるいは両方のニューロンに生じ，AがBをより効率よく発火させるようになる．」

2000年代を過ぎてさまざまな生体ニューロン観測技術が発達し，ようやくこの「仮説」は実際に生じている事実であると確認されることになった．

2.1 ヘブ則の式

これを式に表せば，次のようにできるだろう．

$$\tau\frac{dw_i}{dt}=-w_i+yx_i \tag{12.3}$$

ここでτは荷重の更新の速さを決める時定数であり，一般にニューロンが課題（タスク）を処理する時定数よりもかなり長い．また，yとx_iはそれぞれニューロンBの出力と入力である．右辺の初項 $-w_i$ は，放っておけば w_i が減衰することを意味する．

その動作は次の通りである．ニューロンAの出力（＝ニューロンBの入力）x_i とニューロンBの出力 y がともに1に近いとき，それらの積 yx_i も1に近く，w_i は増大する．片方あるいは両方が0に近い場合には，それらの積 yx_i も0に近く，w_i は減少する．定常状態では式(12.3)の左辺は0であるから，長い時間の平均をとれば，さまざまに変化する入出力 y，x_i に対してゆっくり変化する w_i の漸近値として次を得る．

$$
\begin{aligned}
0 &= -w_i + \langle yx_i \rangle \\
&\longrightarrow\ w_i = \langle yx_i \rangle
\end{aligned}
\tag{12.4}
$$

ただし，$\langle \cdot \rangle$ は時間平均を表す．すなわち，荷重は入力と出力の相関の値に収束する，といえる．この意味で，ヘブ則はニューロン1個という局所的なところで入出力の相関を学習する学習則である．

信号が対称性よく $[-1, 1]$（すなわち -1 から1）をとる場合を考えると，その意味はさらにわかりやすい（$[0, 1]$ でも本質は変わらない）．y と x_i がともに -1 に近い場合にも，その積 yx_i は1に近く，やはり w_i は増大する．逆に y と x_i の符号が逆の場合には，w_i は負の方向に更新される．このように，入力と出力の相関が荷重に記録される．

2.2 ベクトルを使った表現

入力も荷重も複数あるので，まとめてベクトルとして表現すれば，次のように書ける．いま入力信号も荷重もそれぞれ縦ベクトルで表そう．

$$
\boldsymbol{x} = \begin{bmatrix} x_1 \\ x_2 \\ \vdots \\ x_I \end{bmatrix}, \quad \boldsymbol{w} = \begin{bmatrix} w_1 \\ w_2 \\ \vdots \\ w_I \end{bmatrix} \tag{12.5}
$$

荷重 $\boldsymbol{w}$ は入力 $\boldsymbol{x}$ と内積をつくって内部状態（ここではスカラ）u を生み出すので，転置して横ベクトル $\boldsymbol{w}^{\mathrm{T}}$ として表現すると好都合である．

$$
\boldsymbol{w}^{\mathrm{T}} = [w_1\ w_2\ \cdots\ w_I] \tag{12.6}
$$

そして荷重更新の式(12.3)は次のように両辺が横ベクトルの式として書けることになる．

$$\tau\frac{d}{dt}\boldsymbol{w}^{\mathrm{T}}=-\boldsymbol{w}^{\mathrm{T}}+y\boldsymbol{x}^{\mathrm{T}} \tag{12.7}$$

学習はこのように表現できる．

3 連想記憶

本節では，脳はパターンによって情報を表現し（**パターン情報表現**），パターンによって処理を行う（**パターン情報処理**）ことを説明する．脳ではニューロン1つの発火が重要な意味をもつというよりは，むしろたくさんのニューロンがどのようなパターンで発火しているかに意味がある．すなわち，たくさんの要素をもつ $\boldsymbol{x}$ 全体のパターンが意味をもっているのであり，1つの x_i が意味をもつ*2のではない．実はこのことが学習や自己組織化を意味のあるものにし，脳の高い柔軟性を実現している．

ニューロンがつくるネットワーク，すなわちニューラルネットワークの代表的な機能の1つが，**連想記憶**である．連想記憶の機能は，入力されたパターン情報に対して，あらかじめ記憶しておいたいくつかのパターン情報の中から最も近いものを出力する，というものである．あやふやなパターンや雑音が乗ったパターンが入力された際に，記憶の中から最も類似のパターン情報を連想して想起する（出力する）．連想記憶を実現するニューラルネットワークの構造を，図12.5に示す．これは大脳皮質中の海馬（かいば）にみられ，記憶と想起を行うネットワークである．**ホップフィールド・ネットワーク**（Hopfield network）と呼ばれることもある．海馬はその構造が明確にループ（フィードバック）を描いており，わかりやすかったため，古くから研究されてきた．連想記憶は，パターン情報処理の代表でもある*3．

3.1 連想記憶ニューラルネットワークの構成

ニューロンはすべて互いに結合されている（**全結合**；図12.5）．あるパターンが外部入力されると，出力は再び入力側に戻され，ぐるぐるめぐることになる．このような構造を，**リカレントな構造**と呼ぶ．

入力 $\boldsymbol{x}$ も出力 $\boldsymbol{y}=[y_1\ y_2\ \cdots\ y_I]^{\mathrm{T}}$ も I 次元のベクトルである．その要素は，こ

*2　コンピュータの言葉で言えば，1つひとつのビットやフラグが立つことに意味がある．
*3　なお，本節の一部は文献3と重複するが，より深くはそれを参照されたい．

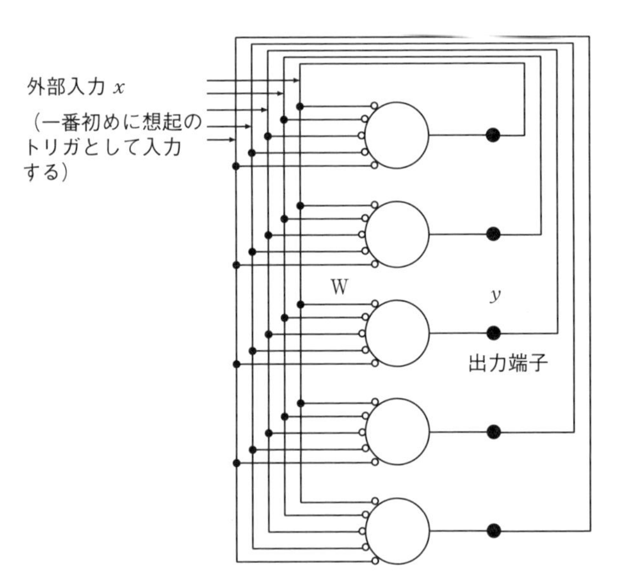

図 12.5　連想記憶を行うニューラルネットワーク
文献3より

こでは [−1, 1] の値をとるとしよう.

$$\boldsymbol{x} \equiv \begin{bmatrix} x_1 \\ x_2 \\ \vdots \\ x_I \end{bmatrix}, \quad \boldsymbol{y} \equiv \begin{bmatrix} y_1 \\ y_2 \\ \vdots \\ y_I \end{bmatrix}$$

それに合わせて，ニューロンの活性化関数は正負対称に [−1, 1] で飽和するものにしよう.

$$f(u) = \tan\mathrm{h}(u) \equiv \frac{e^{u} - e^{-u}}{e^{u} + e^{-u}} \tag{12.8}$$

複数の記憶しておいた（される）パターン情報 $\boldsymbol{s}_{\mu}$（$\mu=1, 2, \cdots, \bar{\mu}$，$\bar{\mu}$ は記憶ベクトルの個数）も I 次元ベクトルであり，その情報パターンはやはり ±1 を要素とするベクトルで表されているものとする.

$$\boldsymbol{s}_\mu \equiv \begin{bmatrix} s_{1\mu} \\ s_{2\mu} \\ \vdots \\ s_{I\mu} \end{bmatrix} \tag{12.9}$$

ここでは簡便に全ピクセル数Iの画像の2次元ピクセルの各値を1次元に並べてI次元ベクトルとしよう（図12.6，章末問題も参照）．

このとき出力も複数ありベクトル$\boldsymbol{y}$を構成するので，結合荷重はヘブ則の説

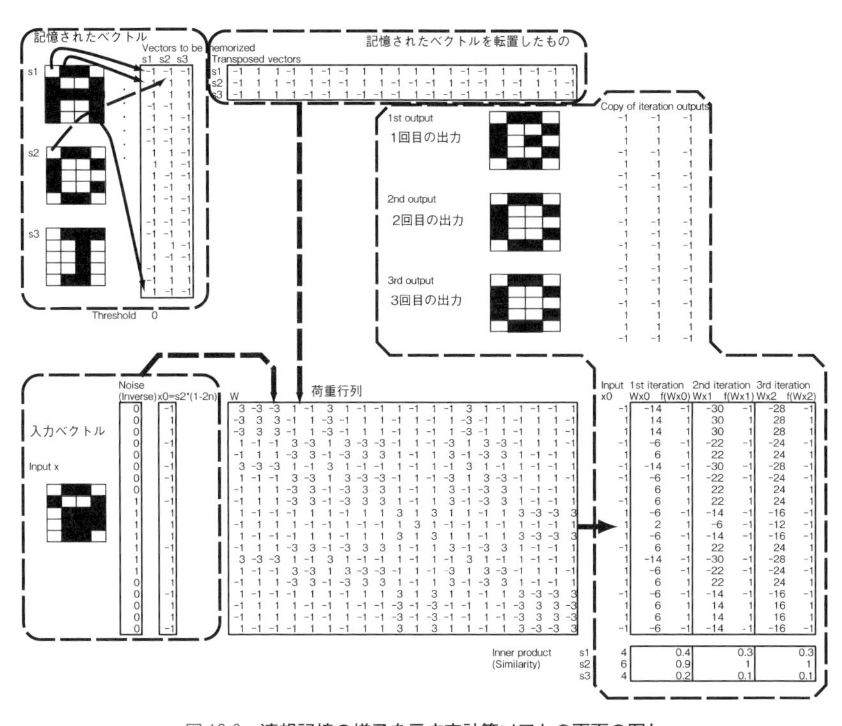

図12.6　連想記憶の様子を示す表計算ソフトの画面の写し
左上に3つの記憶されたベクトルと対応する画像s_1，s_2，s_3がある．右上には対応するs_1^{T}，s_2^{T}，s_3^{T}を置いてある．それらから荷重行列$\mathbf{W}$が算出される．一方，左下には，ノイズでランダムにs_2のいくつかの値を反転させたものを入力信号$\boldsymbol{x}$としてつくり，それに対応する図も置いた．この入力に対して荷重をかけて（閾値は0としている），出力を得た．右中ほどにあるのがそれで，1度ニューラルネットワークを通過したもの，1度入力に戻して2階通過したもの，2度入力に戻して3回通過したものを，それぞれベクトルと画像とで示している．この例の場合，1度目は想起の途中だが，2回目には想起が完了し，3回目は変化なく安定していることがわかる．なお，この表計算ソフトはウェブでダウンロード可能であり，太字の枠2ヶ所に任意のs_μとノイズ（反転／非反転を1と0で入力）を設定することにより，連想記憶の動作を確認できる．試していただきたい．

明における結合荷重更新ベクトルを拡張して，これを結合荷重行列とする．**結合荷重行列** $\mathbf{W}\equiv[w_{ji}]$ が次のように**自己相関行列**となるように決まっていたとしよう*4．すなわち，記憶されるべき I 次元ベクトル $\boldsymbol{s}_\mu$ によって，次のように荷重行列を決める，

$$\mathbf{W}\equiv\left[\begin{array}{c|c|c|c} \boldsymbol{s}_1 & \boldsymbol{s}_2 & \cdots & \boldsymbol{s}_{\bar{\mu}} \end{array}\right]\left[\begin{array}{c} (\boldsymbol{s}_1)^{\mathrm{T}} \\ \hline (\boldsymbol{s}_2)^{\mathrm{T}} \\ \hline \vdots \\ \hline (\boldsymbol{s}_{\bar{\mu}})^{\mathrm{T}} \end{array}\right]$$

$$\equiv\mathbf{S}\mathbf{S}^{\mathrm{T}} \qquad (12.10)$$

ここで，$\mathbf{S}$ は記憶される縦ベクトル $\boldsymbol{s}_\mu$ を $\bar{\mu}$ 個，横に並べたものを表す．

$$\mathbf{S}\equiv\begin{bmatrix} s_{11} & s_{12} & \cdots & s_{1\bar{\mu}} \\ s_{21} & s_{22} & \cdots & s_{2\bar{\mu}} \\ \vdots & \vdots & & \vdots \\ s_{I1} & s_{I2} & \cdots & s_{I\bar{\mu}} \end{bmatrix},\quad \mathbf{S}^{\mathrm{T}}\equiv\begin{bmatrix} s_{11} & s_{21} & \cdots & s_{I1} \\ s_{12} & s_{22} & \cdots & s_{I2} \\ \vdots & \vdots & & \vdots \\ s_{1\bar{\mu}} & s_{2\bar{\mu}} & \cdots & s_{I\bar{\mu}} \end{bmatrix}$$

またこのとき，結合行列 $\mathbf{W}$ は対称行列になる．

3.2 想起（タスクの処理）

タスクである想起は次のように行われる．まず，入力の I 次元ベクトル $\boldsymbol{x}$ が想起開始のトリガ（引き金）として入力される．この時刻を $t=0$ とする．次にその入力がシナプスとニューロンを通って，単位時間遅れて対応する出力 $\boldsymbol{y}(t=1)$ を出す．これが再び入力側に戻され，新しい出力 $\boldsymbol{y}(t=2)$ を生み出す．これが1回あるいは数回繰り返されると，出力 $\boldsymbol{y}(t)$ はある値に収束する．それは記憶されたベクトル $\boldsymbol{s}_\mu$ のうち最も入力ベクトル $\boldsymbol{x}$ に近いものになる．ここで，入力に最も「近い」記憶ベクトルとは，内積 $(\boldsymbol{s}_\mu)^{\mathrm{T}}\boldsymbol{x}$ が最も大きくなる $\boldsymbol{s}_\mu$ を指す．

$$\begin{aligned} &\boldsymbol{y}(1)=f(\mathbf{W}\boldsymbol{x}) \\ &\boldsymbol{y}(2)=f(\mathbf{W}\boldsymbol{y}(1)) \\ &\boldsymbol{y}(3)=f(\mathbf{W}\boldsymbol{y}(2)) \\ &\quad\vdots \\ &\boldsymbol{y}(t) \longrightarrow \text{記憶された } \boldsymbol{s}_\mu \text{ の中でもっとも } \boldsymbol{x} \text{ に近いもの} \end{aligned} \qquad (12.12)$$

---

*4 自己相関行列とは，ベクトル要素の自己相関を表す行列である．実はこれはヘブ則で実現されることを後で述べる．

ここで活性化関数 $f(\mu)$ はベクトルの各要素に働くものとする．

この処理でなぜ想起がうまく行われるのだろうか．信号の変化を追うことで次のように理解される．仮に入力ベクトル $\boldsymbol{x}$ が記憶されたベクトルのうちの1つ $\boldsymbol{s}_2$ に近かったとしよう．すると，$\boldsymbol{x}$ は $\boldsymbol{s}_2$ に雑音 $\boldsymbol{n}$ が加わったかたちで表してもよいだろう．

$$\begin{aligned}\boldsymbol{x}&=\boldsymbol{s}_2+\boldsymbol{n}\\&=\left(\begin{bmatrix}s_{12}\\s_{22}\\\cdots\\s_{I2}\end{bmatrix}+\begin{bmatrix}n_1\\n_2\\\cdots\\n_I\end{bmatrix}\right)=\begin{bmatrix}s_{12}+n_1\\s_{22}+n_2\\\cdots\\s_{N2}+n_I\end{bmatrix}\end{aligned}\tag{12.13}$$

このとき，結合荷重行列との積は次のように計算される．

$$\begin{aligned}\mathbf{W}\boldsymbol{x}&=\mathbf{W}(\boldsymbol{s}_2+\boldsymbol{n})=\mathbf{S}\mathbf{S}^{\mathrm{T}}(\boldsymbol{s}_2+\boldsymbol{n})\\&=\left[\begin{array}{c|c|c|c}\boldsymbol{s}_1&\boldsymbol{s}_2&\cdots&\boldsymbol{s}_{\bar{\mu}}\end{array}\right]\left[\begin{array}{c}(\boldsymbol{s}_1)^{\mathrm{T}}\\\hline(\boldsymbol{s}_2)^{\mathrm{T}}\\\hline\vdots\\\hline(\boldsymbol{s}_{\bar{\mu}})^{\mathrm{T}}\end{array}\right](\boldsymbol{s}_2+\boldsymbol{n})\end{aligned}\tag{12.14}$$

ここで式(12.14)の最後に注目する．もし記憶されたベクトルがばらばらの内容であれば，ある記憶ベクトル $\boldsymbol{s}_\mu$ と別の記憶ベクトル $\boldsymbol{s}_\nu$ の内積をとると $(\boldsymbol{s}_\mu)^{\mathrm{T}}\boldsymbol{s}_\nu\simeq0\ (\mu\neq\nu)$ だろう．すなわち，互いに直交している．また雑音は記憶されたベクトルとは無関係だから，やはり $(\boldsymbol{s}_\mu)^{\mathrm{T}}\boldsymbol{n}\simeq0$ としてよいだろう．すると式(12.14)の最後の部分は次のように計算される．

$$\begin{aligned}&\left[\begin{array}{c}(\boldsymbol{s}_1)^{\mathrm{T}}\\\hline(\boldsymbol{s}_2)^{\mathrm{T}}\\\hline\vdots\\\hline(\boldsymbol{s}_{\bar{\mu}})^{\mathrm{T}}\end{array}\right](\boldsymbol{s}_2+\boldsymbol{n})\\&=\begin{bmatrix}(\boldsymbol{s}_1)^{\mathrm{T}}\boldsymbol{s}_2+(\boldsymbol{s}_1)^{\mathrm{T}}\boldsymbol{n}\\(\boldsymbol{s}_2)^{\mathrm{T}}\boldsymbol{s}_2+(\boldsymbol{s}_2)^{\mathrm{T}}\boldsymbol{n}\\\vdots\\(\boldsymbol{s}_{\bar{\mu}})^{\mathrm{T}}\boldsymbol{s}_2+(\boldsymbol{s}_{\bar{\mu}})^{\mathrm{T}}\boldsymbol{n}\end{bmatrix}\end{aligned}$$

$$
=\begin{bmatrix} 0+0 \\ (\boldsymbol{s}_2)^{\mathrm{T}}\boldsymbol{s}_2+0 \\ \vdots \\ 0+0 \end{bmatrix}
$$

$$
=\begin{bmatrix} 0 \\ |\boldsymbol{s}_2|^2 \\ \vdots \\ 0 \end{bmatrix} \tag{12.15}
$$

したがって，荷重と入力の積として次を得る．

$$
\begin{aligned}
\mathbf{W}\boldsymbol{x} &= \begin{bmatrix} \boldsymbol{s}_1 & \boldsymbol{s}_2 & \cdots & \boldsymbol{s}_{\bar{\mu}} \end{bmatrix} \begin{bmatrix} 0 \\ |\boldsymbol{s}_2|^2 \\ \vdots \\ 0 \end{bmatrix} \\
&= |\boldsymbol{s}_2|^2 \boldsymbol{s}_2
\end{aligned} \tag{12.16}
$$

そして出力 $\boldsymbol{y}(1)$ として次を得る．

$$
\boldsymbol{y}(1) = f(|\boldsymbol{s}_2|^2 \boldsymbol{s}_2) \tag{12.17}
$$

いま，$|\boldsymbol{s}_2|^2\boldsymbol{s}_2$ の各要素に対して飽和特性をもつ関数 $f(u)=\tanh(u)$ を使うと，各要素の値は ± 1 を上限に飽和する．したがって，もし $|\boldsymbol{s}_2|^2$ が1よりも十分に大きければ，次が得られる．

$$
\boldsymbol{y}(1) = \boldsymbol{s}_2 \tag{12.18}
$$

このように $\boldsymbol{s}_2$ が想起された．実際には，記憶ベクトルの互いの内積 $(\boldsymbol{s}_\mu)^{\mathrm{T}}\boldsymbol{s}_\nu$ や雑音との内積 $(\boldsymbol{s}_\mu)^{\mathrm{T}}\boldsymbol{n}$ は完全には0ではないだろう．しかし，この残差は統計的にはかなり小さい値のはずである．したがって，この操作を数回繰り返せば，余分な成分は除去されて $\boldsymbol{s}_2$ が想起される．

なお，ベクトルの長さ（ニューロンの個数）I に対して記憶ベクトルの数 $\bar{\mu}$ が大きくなると，記憶ベクトル間の直交性が劣化して発生する雑音が想起動作に悪影響を及ぼすようになってくる．記憶可能なベクトルの最大数 $\bar{\mu}$ のベクトル長さ I に対する比は，$\bar{\mu}/I=0.15$ 程度であることが知られている．

3.3 記憶（荷重行列の学習）

荷重行列が自己相関行列になることは，ヘブ則（と同類の学習則）によって実現される．次のように，連想記憶ニューラルネットワークの入力側と出力側に記憶されるべきパターンベクトル $\boldsymbol{s}_\mu$ を次々提示しながら，ヘブ則で荷重を更新してゆく．これはネットワークとしての**相関学習**と考えてよい．これは**教師あり学習**の1つである．また提示するパターンを徐々に変えてゆくことも可能であり，タスク処理と並行した，いわばオンラインの学習が可能であって，これは**逐次相関学習**でもある．世界を見せながら徐々に学習を進ませられるため，高い柔軟性をもったニューラルネットワークになる．

記憶されるべき I 次元のベクトル $\boldsymbol{s}_\mu$（$\mu=1, 2, \cdots, \bar{\mu}$）を次々にネットワークの入力と出力に提示し，式(12.7)と同様に次のように結合荷重行列 $\mathbf{W}$ を徐々に更新することにより，その相関が荷重に記憶される．

$$\tau\frac{dw_{ji}}{dt}=-w_{ji}+s_{ju}(s_{i\mu})^{\mathrm{T}} \tag{12.19}$$

ただし，τ は学習の時定数である．いろいろな s_μ を提示したとき，荷重の各要素は次の値に漸近する．

$$w_{ji} \longrightarrow \sum_{\mu} s_{ji}(s_{i\mu})^{\mathrm{T}}=\left[\begin{array}{c|c|c|c} \boldsymbol{s}_1 & \boldsymbol{s}_2 & \cdots & \boldsymbol{s}_{\bar{\mu}} \end{array}\right]\left[\begin{array}{c} (\boldsymbol{s}_1)^{\mathrm{T}} \\ \hline (\boldsymbol{s}_2)^{\mathrm{T}} \\ \hline \vdots \\ \hline (\boldsymbol{s}_{\bar{\mu}})^{\mathrm{T}} \end{array}\right] \tag{12.20}$$

すなわち式(12.10)の自己相関行列になる．また式(12.19)をベクトルと行列で書けば次の通りである．

$$\tau\frac{d\mathbf{W}}{dt}=-\mathbf{W}+\boldsymbol{s}_\mu(\boldsymbol{s}_\mu)^{\mathrm{T}} \tag{12.21}$$

これも式(12.3)と全く同じ形をしており，**ヘブ則**の応用ともいえる．12.2節に述べたように，ヘブ則は相関をとる更新則なので，その意味から考えても，自己相関行列を逐次学習する式は同じ形になる．

3.4 パターン情報表現，パターン情報処理と，それによる脳の柔軟さ

連想記憶の想起のプロセスで重要な点は，内積をとることによって処理が進む点である．入力される情報 $\boldsymbol{x}$ とニューロンの荷重 $\boldsymbol{s}_\mu$（記憶された情報）との内積は，互いの情報の近さ・遠さを表している．そして $\boldsymbol{x}$ や $\boldsymbol{s}_\mu$ の中の要素が1つか2つ雑音で反転しても，内積の大きさにはさほど影響はない．むしろ，ニューロン全体でどのようなパターンをもっているか，これが重要になる．たくさんの

ニューロンが**協調**して情報を表現し，処理しているといえる．

脳の中では毎日ある程度の数の神経細胞が死んでいるが，その悪影響はこの表現方法によって抑えられている．このようなパターンによって情報を表現することは**パターン情報表現**と呼ばれる．また上記のように処理の進行もパターンが担っていて，**パターン情報処理**と呼ばれる．

もし，コンピュータの中のトランジスタが毎日ある程度の個数壊れていたら，コンピュータは動かない．コンピュータの中では，“1”や“0”を表す 1 つひとつのビット（bit）が重要な意味をもっている．コンピュータ構造やプログラミングに詳しい読者は特に実感できるだろう．1 ビット異なる情報は，まったく異なる情報である．2 進法で数値を表しても，最上位ビットの“0”と“1”がひっくり返ると，その数値はまったく異なるものになってしまう．プログラムを書くときには，8 ビットや 16 ビットといったあるまとまりが何を表すかを，プログラムのはじめに宣言する必要がある．例えば C 言語であれば，`int a`，`float x` などと書くことになる．各ビットのもつ意味は基本的に任意であり，プログラマが指定する必要がある．このような情報表現の方法を，**記号情報表現**（**シンボル情報表現**），またその処理を**記号情報処理**（**シンボル情報処理**）と呼ぶ．

このように情報の表現や処理の根本が，脳とコンピュータとでは異なっている．現在の人工知能（AI）では，ハードウエアは従来型のコンピュータであって，その本質は記号情報表現，記号情報処理の機械である．しかしパターン情報表現，パターン情報処理の考え方をソフトウエアに取り入れてそれを基盤にすることにより，脳と類似の方式で情報の近さ遠さを吟味し，いわゆるビッグデータ処理などを行っている．

4 自己組織化マップ

ニューラルネットワークの機能は連想記憶だけではない．本節では連想記憶とは異なるタイプの処理を行うニューラルネットワークをみてみよう．**自己組織化マップ**（self-organizing map：SOM（そむ））は，情報の適応的な分類や，高次元情報の低次元化による可視化を実現するニューラルネットワークである*5．

*5　情報の適応的な分類はクラスタリング，ベクトル量子化などともいう．また高次元情報の低次元化による可視化はトポグラフィック・マッピング，位相（位置）マッピング，意味マッピングなどともいう．

4.1 SOMの動作

次々と入力される信号を，その値に基づいて柔軟に分類する，適応的分類のタスクを考えよう．分類対象の個々の要素の特徴量がベクトルとして表されている．SOMは，次々に入力される特徴量ベクトルがどのクラスに近いかを調べ，入力ベクトルを最も近いクラスに分類する（帰属させる）．近さを調べるには，クラスを代表する代表ベクトル（実は各ニューロンの荷重）と入力ベクトルとの距離を測る．そして入力を分類すると同時に，そのクラスの代表ベクトルの値をその入力ベクトルに少し近い値に更新する．この更新は，**自己組織化**と呼ばれる．これは教師信号を必要としない，入力信号のみに依存した，**教師なし学習**のプロセスである．

このような更新を次々に到来する入力ごとに繰り返すと，その結果，代表ベクトルの特徴量空間内での位置は，入力信号の分布を反映するようになる．すなわち，入力ベクトルの分布が密なところにはよりたくさんの代表ベクトルが集まって細かい分類を行い，分布がまばらなところでは代表ベクトルもまばらになる．代表ベクトルの位置を適応的に変化させることによって，SOMは適切な適応分類を行う．この適応分類を実行する際には，そのニューロンの数を，入力情報信号（特徴量ベクトル）の取りうる値の数よりも，ずっと少なく設定しておく．

同じ自己組織化の振舞いは，低次元化による可視化も実現する．この場合には，ニューロンの数を，入力情報信号の種類の数よりも，ずっと多く設定しておく．実は，このSOMの自己組織化の過程，特に低次元化による可視化の過程は，情報を反映する皮質へのマッピング，すなわち**トポグラフィック・マッピング**[*6]も実現することになる（11章参照）．情報同士の近さ遠さが皮質の上にマッピングされたときの発火ニューロンの近さ遠さに結び付けられることは，全く自明なことではない．しかし，このSOMの動作（ダイナミクス）によって，これが実現される．その結果，内容番地による記憶や処理が行われ，脳の柔軟性は一層高まる．

*6　位置に特徴的な意味があるマッピング，特徴のトポロジー（互いのつながり具合）を表すマッピング．前章も参照．

4.2 SOMニューラルネットワークの構成

SOMのニューラルネットワーク構造を示す（図12.7）．ある層の中の一群のニューロンが同一の入力情報を受け取る．また，それらのニューロンは互いを抑制する結合を持っている．この抑制を**側抑制**と呼ぶ．また，このようなシナプス結合を**抑制性結合**と呼ぶ*7．抑制性結合は，ニューロン間に**競合**を生み出す．パターン情報表現が重要な意味をもつニューロン群だが，そこには前節に述べた協調とここでみる競合が並存している．

各ニューロンは自己組織化を通して，各クラスを代表するニューロンになっていく．いま，ちょうど皮質が2次元に広がっているのと同様に，ニューロンが2次元に配置されているものとしよう（図12.8A）．ニューロンの番号を2次元的につけるものとして，これを$(1, 1)$, $(1, 2)$, …, (c, d), …, (C, D)で表すことにする．各ニューロンは分類の各クラスを代表することになっていくので，このニューロン番号と同一のものを，分類結果のクラスの名前Class(c, d)とする．

いま特徴量ベクトルが入力情報$\boldsymbol{x}$として入ってきたとき，その情報と最も類似した結合荷重$\boldsymbol{w}_{(c, d)}$をもつニューロンの膜電位がより強く脱分極し，発火する．すると，その出力パルスは別のニューロンの発火をすべて抑え込むことになる．その結果，一群のニューロンの中でただ1つのニューロンが発火することに

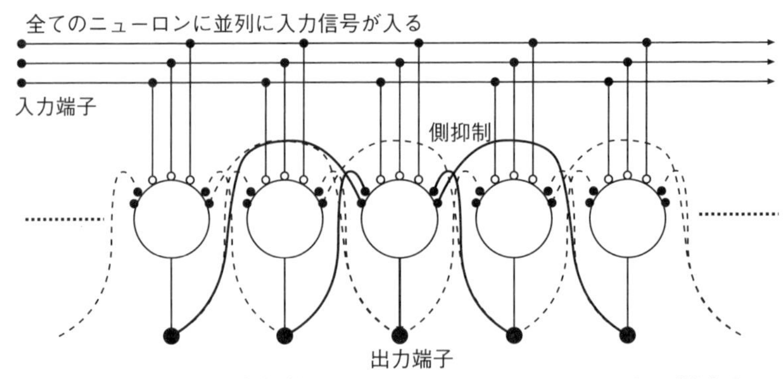

図12.7 自己組織化マップ（SOM）としてはたらくニューラルネットワーク．ニューロンの入力の黒丸は抑制性の結合を示す．白丸は普通の興奮性の結合である．文献3より

*7 それに対して普通の脱分極させる結合を，興奮性結合とも呼ぶ．

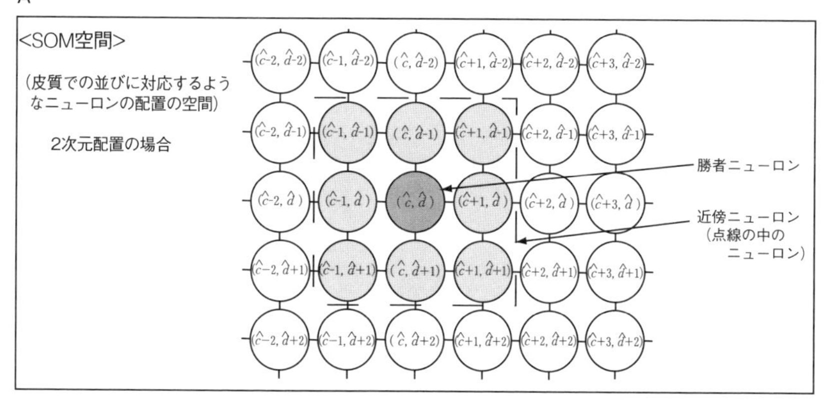

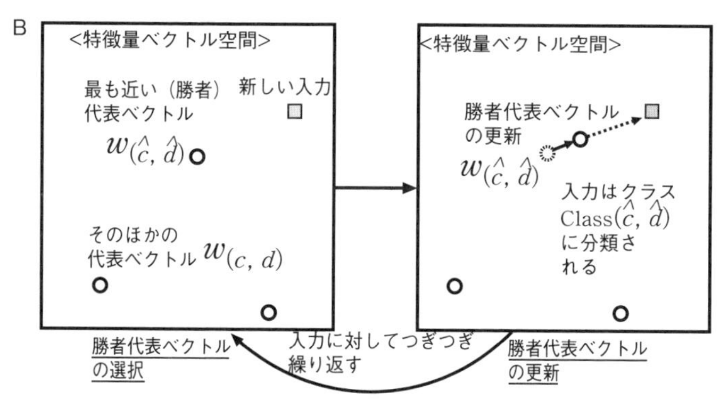

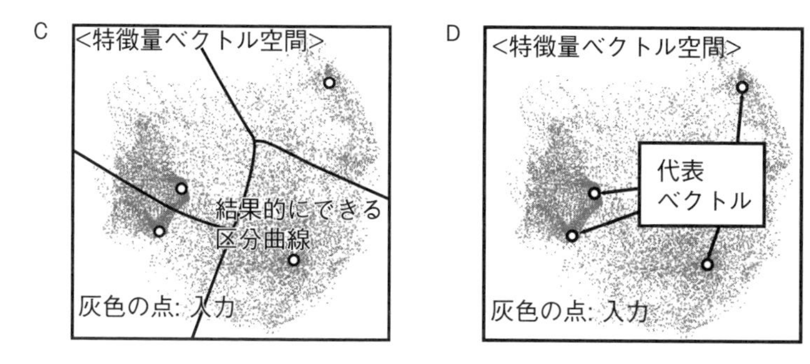

図 12.8　SOM による区分化の概念図.
A)SOM 空間，すなわちニューロンの配置の空間（2 次元の SOM の場合）での勝者ニューロンとその近傍ニューロン SOM 空間，B)新たな入力ベクトルに対する勝者ニューロンの決定とその荷重（代表ベクトル）の更新，C)多数の入力ベクトルが入力され十分に時間が経過した後の代表ベクトルの分布，および，D)それら代表ベクトルによって区分され代表されるクラスの領域．文献 3 より

なる．このニューロンを**勝者**と呼ぶ．またこのような動作を，**ウィナー・テイク・オール**（勝者がすべてを取る）とも呼ぶ．勝者ニューロンの番号を$(\hat{c}, \hat{d})$とする．

またこのとき，その荷重$\boldsymbol{w}_{(\hat{c}, \hat{d})}$は，出力を$y_{(\hat{c}, \hat{d})}=1$と考えて，ヘブ則によって次のように更新される（図12.8 B）．

$$\tau\frac{d\boldsymbol{w}_{(\hat{c}, \hat{d})}}{dt}=-\boldsymbol{w}_{(\hat{c}, \hat{d})}+1\cdot\boldsymbol{x} \quad (12.22)$$

すなわち，$\boldsymbol{w}_{(\hat{c}, \hat{d})}$は$\boldsymbol{x}$に近づく．これを，コンピュータで模擬的に行わせるために離散時刻で表現すれば，適当な定数α（$0<\alpha<1$）によって次のように書き直せるだろう．

$$\boldsymbol{w}^{\mathrm{new}}_{(\hat{c}, \hat{d})} \longleftarrow (1-\alpha)\boldsymbol{w}^{\mathrm{old}}_{(\hat{c}, \hat{d})}+\alpha\boldsymbol{x} \quad (12.23)$$

ただし，$\boldsymbol{w}^{\mathrm{new}}_{(\hat{c}, \hat{d})}$は更新後の，$\boldsymbol{w}^{\mathrm{old}}_{(\hat{c}, \hat{d})}$は更新前の荷重を表す．すなわち，$\boldsymbol{w}^{\mathrm{new}}_{(\hat{c}, \hat{d})}$は$\boldsymbol{w}^{\mathrm{old}}_{(\hat{c}, \hat{d})}$と$\boldsymbol{x}$を内分する点になる．このように勝者荷重は入力に近づきながら，長い時間にはたくさんの入力に対して近くにいたニューロンがそれらにそれぞれ近づき，全体として入力信号の分布を反映するようになる．またこの際，勝者ニューロンの近傍のニューロンも，入力に少し近づけることにする．自己組織化全体の動作は，具体的には図12.9のようになる．

このようにSOMは自分で入力に応じて自らを変えてゆく**自己組織化**を行うニューラルネットワークである．それは分類という処理と平行して進む．ニューロンの荷重が特徴量ベクトル空間の中で自己組織的に移動した結果，適応的な区分が行われる（図12.8）．またそれをあえて学習と捉えれば，教師がない学習，すなわち**教師なし学習**であるともいえる．

なお場合によっては，近傍のニューロンをもっと多く（遠いニューロンまで）とったり，近傍の幅や自己組織化の速さを決める係数αやβの値を自己組織化のはじめに大きくしておき徐々にこれらを小さくして動作を安定化させたりすることもある．

4.3 高次元情報の低次元化／可視化の動作

ニューロンの数をずっと増やし，入力される特徴量ベクトルの種類（ラベルの数）よりも大きくしてみよう．するとニューロンは，さまざまな入力情報xの間を埋めるように存在することになる．この性質を使うと，例えば単語の品詞や意味の近さ遠さを反映したトポグラフィック・マップを得ることができる．元来，

代表ベクトルの初期化（ニューロン荷重の初期化）	**STEP 1** 代表ベクトル $\boldsymbol{w}_{(c,\ d)}(t=0)((c,\ d)=(1,\ 1),\ (1,\ 2),\ \cdots,\ (C,\ D))$ をランダムに初期化する． ここで t は自己組織化に関する離散的な時刻である．
適応的分類と代表ベクトルの更新	それぞれの入力情報 $\boldsymbol{x}$ に対して以下の STEP 2，STEP 3 を繰り返す． **STEP 2** $\boldsymbol{x}$ が属すべきクラス $(\hat{c},\ \hat{d})$（勝者クラス）を探し，$\boldsymbol{x}$ をそのクラスに分類する． $\boldsymbol{x}\in\mathrm{Class}(\hat{c},\ \hat{d})\ \ if\ \ \lVert\boldsymbol{x}-\boldsymbol{w}_{(\hat{c},\ \hat{d})}(t)\rVert^2=\min_{(c,\ d)}\{\lVert\boldsymbol{x}-\boldsymbol{w}_{(c,\ d)}(t)\rVert^2\}$ ここで，$\lVert\cdot\rVert^2$ は適当な距離，例えばユークリッド距離の二乗を表す． $\lVert\boldsymbol{x}-\boldsymbol{w}_{(c,\ d)}(t)\rVert^2=\lVert\boldsymbol{x}\rVert^2+\lVert\boldsymbol{w}_{(c,\ d)}(t)\rVert^2-2\boldsymbol{x}^{\mathrm{T}}\boldsymbol{w}_{(c,\ d)}(t)$ と考えれば，距離の最小は内積の最大とほぼ等価である． **STEP 3** 勝者ニューロンおよび勝者ニューロンの近傍にいるニューロンの荷重を更新する． $\boldsymbol{w}_{(\hat{c},\ \hat{d})}(t+1)=\boldsymbol{w}_{(\hat{c},\ \hat{d})}(t)+\alpha[\boldsymbol{x}-\boldsymbol{w}_{(\hat{c},\ \hat{d})}(t)]$　（勝者） $\boldsymbol{w}_{(\hat{c}\pm1,\ \hat{d}\pm1)}(t+1)=\boldsymbol{w}_{(\hat{c}\pm1,\ \hat{d}\pm1)}(t)+\beta[\boldsymbol{x}-\boldsymbol{w}_{(\hat{c}\pm1,\ \hat{d}\pm1)}(t)]$　（近傍） ここで，α と β は自己組織化の速さを決めるパラメータであり，$0<\beta<\alpha<1$ の値をとる．

図 12.9　適応的な入力の分類を行う SOM の動作，特に代表ベクトルの自己組織化
近傍と書いたものは，勝者の周りのニューロンの変化である．つまり，勝者の近傍のニューロンは，「自分が勝者の近傍にいる」ことを知っていることになる．これは近いニューロンには似た信号が入力されることの結果でもある．もっともそうであっても情報のやり取りはローカルに限られる．

単語は記号である．しかし，ある単語がどのような文脈で使われることが多いのかに注目すると，単語同士の使われ方の類似性を定量的に評価することができる．それによって意味マップなどとも呼ばれる単語地図を作ることができる．

図 12.10 は，単語が使用される文脈に注目して，単語同士の近さ遠さを反映したマップを作成した例である[4]．名詞，動詞，副詞を細目ごとにいくつかずつ用意し，それらが用いられる意味のある文の文脈を準備し，SOM に提示して自己組織化させた結果を，10×15 のニューロン（点の位置）の SOM 空間での発火ニューロンの配置としてみたものである．“water” などの表示は，単語 “water” を使った文に発火するニューロンであり，点はそのほかのニューロンであ

A

Bob/Jim/Mary	1
house/dog/cat	2
beer/water	3
meat/bread	4
runs/walks	5
works/speaks	6
visits/phones	7
buys/sells	8
likes/hates	9
drinks/eats	10/11
much/little	12
fast/slowly	13
odten/seldom	14
well/poorly	15

B

Sentence Patterns:

1-5-12	1-9-2	2-5-14
1-5-13	1-9-3	2-9-1
1-5-14	1-9-4	2-9-2
1-6-12	1-10-3	2-9-3
1-6-13	1-11-4	2-9-4
1-6-14	1-10-12	2-10-3
1-6-15	1-10-13	2-10-12
1-7-14	1-10-14	2-10-13
1-8-12	1-11-12	2-10-14
1-8-2	1-11-13	2-11-4
1-8-3	1-11-14	2-11-12
1-8-4	2-5-12	2-11-13
1-9-1	2-5-13	2-11-14

C

Mary likes meat
Jim speaks well
Mary likes Jim
Jim eats often
Mary buys meat
dog drinks fast
horse hates meat
Jim eats seldom
Bob buys meat
cat walks slowly
Jim eats bread
cat hates Jim
Bob sells beer
(etc.)

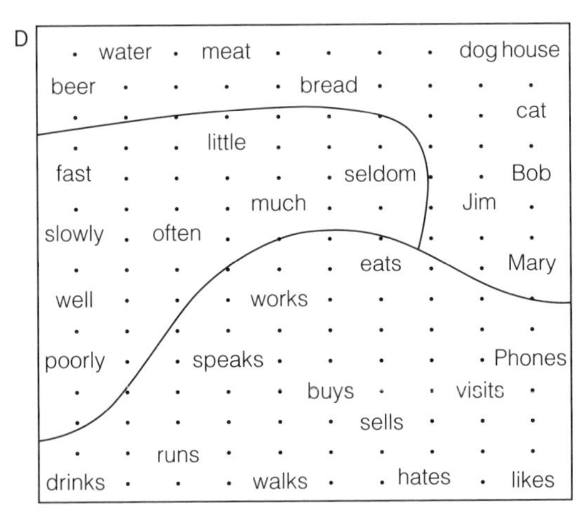

図12.10　名詞，動詞，副詞を細目ごとにいくつかずつ用意し(A)，それらが用いられる意味のある文の文脈を準備して(B)，ランダムに組み合わせた文を作ってSOMに提示し自己組織化させた結果(C)を，SOM空間での発火ニューロンの配置としてみたもの(D)．品詞が分類され，各品詞内の単語も意味の近いものが位置的に近いものになっている．文献4より許諾を得て転載

る．品詞が分類され，各品詞内の単語も意味の近いものが位置的に近いものになっている．この例では簡単に，注目する単語の前後各1単語が，その単語が使われる文脈であると考え，文脈を特徴量としている．

このように自己組織化によって，情報の近いもの同士がSOM空間（ニューロンの位置空間）でも近くなる，そのようなトポグラフィック・マッピングが実現される．これは11章で述べた視覚刺激における，近い刺激は近い位置のニューロンが受け持つ，という状況を実現するものになっている．さらに，一般に単語は記号であるが，それが使用される文脈を体験することによって，記号に自動的に構造を付与していることにもなる．この動作は，いわゆる概念の形成にも通じるものである．

まとめ

- ニューロンが作るネットワーク，すなわちニューラルネットワークは複雑だが，これをモデル化することにより，数理的な考え方を使って見通しよく脳の動作を理解できる．
- ニューロンのシナプス荷重の変化が，ニューラルネットワークの可塑性をもたらしている．
- たくさんのニューロンが協調して情報を表現するパターン情報表現と，そのパターン情報自体が処理を生み出すパターン情報処理が，脳機能の基盤である．
- またニューロン間には競合もあり，それによって引き起こされる自己組織化によってトポグラフィック・マッピングが実現される．

章末問題

① パターン情報表現，パターン情報処理とは何か，説明せよ．

② 連想記憶の動作をパーソナルコンピュータ上で体験せよ．（表計算ソフト用に連想記憶の体験用ファイルを作成したので，これをダウンロードして利用せよ．ダウンロード方法はp.10参照．）

③ 11章で述べた視覚刺激（水平線など）に対してトポグラフィック・マッピングが生じる機構の説明を試みよ．

文献

[1] Warren S.McCulloch and Walter Pitts, “A logical calculus of the ideas immanent in nervous activity,” *Bulletin of Mathematical Biophysics*, 5 115–133, 1943

[2]「行動学入門—第3版」（Donald Olding Hebb，白井常 他 訳），紀伊国屋書店，1975

[3]「複素ニューラルネットワーク第2版」（廣瀬明/著），サイエンス社，2016

[4] Tuevo Kohonen: “The Self-Organizing Map,” *Proceedings of the IEEE*, 78 1464–1480, 1990

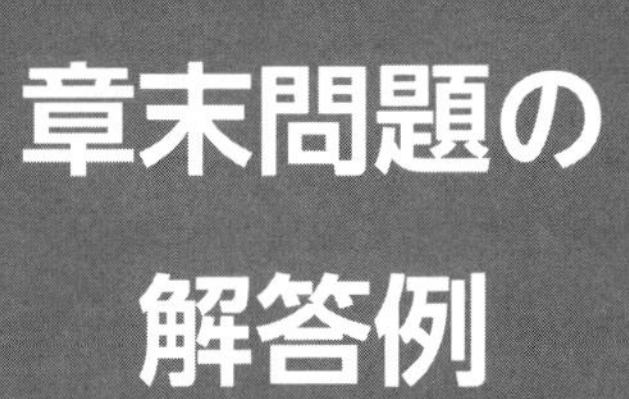

章末問題の解答例

第1章　章末問題

① 生体組織とプラスチック材料の力学的な性質の違いを説明せよ．

解答例）

生体組織は典型的な粘弾性体であることから，その力学的な性質には，時間応答性，周波数依存性，ひずみ速度依存性，温度依存性などの特徴的な性質がある．この点が一般的なプラスチック材料とは大きく性質が異なる点である．

② 生体組織に粘性があることで，どのような現象が生じるか説明せよ．

解答例）

衝撃を吸収してエネルギーを散逸することができる．例えば，骨軟骨組織においては，軟骨組織に多く含まれるプロテオグリカンが関節にかかる衝撃荷重をショックアブソーバーとして吸収する役割を担っている．痛みを感じる骨への過度の衝撃が加わらないようにできていると考えられている．

第2章　章末問題

① 将来，ヒトのデジタルツインが作られるようになると，いろいろな医療革命が起きると考えられるが，どのようなことが考えられるか例を挙げて説明せよ．

さまざまな答えが考えられるが，ここでは2つほど挙げておく．

解答例1）

手術を受ける患者のデジタルツインを用意し，術前に，デジタルツインとバーチャルリアリティ技術を用いて，様々な検討が行えるようになる．また，難易度の高い手術の場合には，事前に繰り返し練習をするためのツールとしても利用できる．さらに将来的には，完全自動化されたロボット手術などにおいて，ロボットが仮想空間上で手術を行ないながら，それと同じ状態で，実空間では実際にヒトがロボット手術をうけるという状況が考えられる．

解答例2）

ヒト遺伝子疾患モデルとして，デジタルツインを利用することも考えられる．個人ごとのゲノム情報を有するヒトのデジタルツインができるようになると，遺伝子情報も考慮して最適な治療法を検討することが可能になる．マウスの場合にはノックアウトマウスと呼ばれる遺伝情報を改変したマウスが，遺伝的疾患との関係を調べるために使われるが，ヒトではそれは許されない．しかし，デジタルツインであれば，遺伝情報を改変した影響を調べることにより，疾患との関係を調べたり，治療法を仮想空間上で検討したりすることも可能である．ただし，このような技術が確立された場合には，多くの生命倫理上の問題が生じると考えられるので，ヒトのデジタルツインの情報をどのように用いるかは，個人情報保護の観点も含めて，慎重な議論が必要である．

第3章　章末問題

① 医療ロボットと産業用ロボットの違いを説明せよ．

解答例）

産業用ロボットは，典型的には工場で部品を対象に作業をするロボットであり，次のような特徴や状況がある．

- 対象の形状や重量，表面の物理的特性などを事前に把握しやすい
- 技術者がそれら対象物の特性やタスクに応じてプログラミングを行って動かす
- 対象は剛体でばらつきの少ない場合が多い
- 事前に動作環境を整えることができ，人や周囲のものと接触しない．

それに対して，医療ロボットはヒトを対象とするロボットであり，次のような特徴と状況がある．

- ヒトと接触することで，格段に高い安全性が要求される
- ヒトやその臓器は柔軟物で個体差も非常に大きく，事前にその特性を把握できないことも多い
- その時，その場で，状況を判断して対処する必要がある場合も少なくない
- ロボットの専門知識を持たない医療従事者や患者が操作するため誤操作防止の機構やそれを加味したユーザインタフェースが必要である．

② 医療ロボットが医療機器となる場合はどのような場合か，説明せよ．

解答例）

診断，治療，予防に用いられる場合に，医療機器となる．

③ 正確度と精度の違いを図を用いて説明せよ．

解答例）

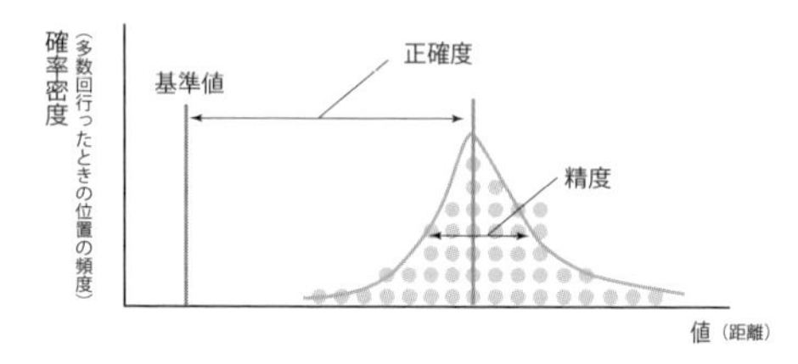

位置決めの性能の評価の場合，正確度（accuracy）はその位置が真の位置（基準値）にどれだけ近いかの尺度であり，精度（precision）は繰り返し動作を行ったときのばらつきの小ささ＝再現性の尺度である．

第4章 章末問題

$$E_i = -\frac{59.1}{1}\log\frac{[160]_{in}}{[4]_{out}} = -94.7\,[\mathrm{mV}]$$

第5章 章末問題

① 1）$\kappa^{-1} \simeq 10$〜数十 nm

2）$\kappa^{-1} \simeq 2$〜5 nm（強い遮蔽効果）

3）$\kappa^{-1} \simeq 1\,\mu$m

② $\zeta = 100$ mV

③ 管路半径 a＝100 μm のとき $Q_{max} = 1.47\,\mu$L/min，$P_{max} = 6$ Pa

管路半径 a＝1 μm のとき $Q_{max} = 0.14$ nL/min，$P_{max} = 62$ kPa

第6章 章末問題

① 心筋細胞膜活動電位の発生機構を説明せよ．

解答例）

静止電位にある際には，細胞膜は K^+ のみに透過性を持つことから，細胞内電位が細胞外電位より負の状態となっている，なんらかの外部刺激により，Na チャネルが活性化を始めると，急速な細胞内への内向き Na^+ 電流の増加により，膜活動電位が脱分極する．そののち Ca チャネルも開口し内向き電流が維持されることから，Na チャネルが不活性化したのちにも脱分極状態が一定期間維持される，その後外向き K^+ 電流の増加により再分極が進み，膜電位は再び静止電位に復帰する．

② 細胞膜の興奮の伝播メカニズムを説明せよ．

解答例）

細胞膜の興奮部位には内向きのナトリウム電流が存在する，その電流が隣接する細胞の細胞内空間を電気的に結合するギャップジャンクションを通じて周囲の細胞内空間に流れ込む．この結果正のイオンが静止電位にある細胞の細胞内空間に流れ込むことになることから，隣接する細胞膜電位が脱分極方向に変化し，細胞膜電位が閾値を超えるとその細胞が興奮する．このような過程を繰り返すことで隣接する細胞に興奮が伝わる．

③ 心電図の P 波，QRS 波，T 波は心臓のいかなる電気的な興奮状態を示すか．

解答例）

心電図の P 波は心房の興奮を，QRS 波は心房から心室への興奮伝播が伝播している状態に，T 波は心室の再分極に対応する．

第7章 章末問題

① アーチファクトとは何か．またどのようなものがあるか，例を挙げよ．

解答例）

アーチファクトとは，偽像のことであり，実際には存在しないものが，あたかも存在しているかのように見える偽の像である．次のような例がある．

⑴ 意図しない超音波伝搬が生じた場合

・プローブが体表面にうまく接触せず，超音波が体表面で反射されてしまって体内に入らない場合，プローブの近くに何本かの層状の白い線がアーチファクトとして現れる．これはプローブと体表面で超音波の多重反射が起きたためである．このとき，体内は黒くなって見えない．

・強い反射を伴う結石の後ろには，超音波が届かないため，それより深部は全体が黒くなり，何も無いかのように見える．

・胆嚢では超音波の減衰が極めて小さいため，標準的なゲイン補正（遠くほど信号を強くする）が効き過ぎてしまい，胆嚢より深部が明るすぎて見えてしまう．

・腸管内の気泡が強い散乱を生じるため，気泡が高輝度領域として画像化されて，その部位の生体組織が観察できなくなる．

⑵ ビームが広がりを持つことによるもの

プローブから正面に出る超音波のほかに脇に出る超音波（サイドローブ）があるとき，脇からの散乱も合算されたパワーが観測され，それがあたかも正面から来たかのように見えてしまう．

⑶ 反射によるもの

上記⑴の体表面での多重反射や，横隔膜など平らな臓器による多重反射が複数の層状の白い線を生む．

⑷ スペックルによるもの

超音波の散乱波が重ね合わさり干渉して，細かい明るい点や暗い点が生じるもの．

⑸ 速度の不均一性によって生じるもの

超音波の速度が一様でないため，実際と異なる位置に像が出たり，像の形がひずんでしまったりするもの．

第8章 章末問題

① パルスエコー法で撮像する場合には，撮像行列はどのようになると考えられるか説明せよ．

解答例）

パルスエコー法では1画素ずつデータを得ていくので，撮像行列は対角行列となる．ただし，厳密に考えると超音波ビームの収束は画素サイズより広いことが多いので，撮像行列の対角要素の近傍要素にもゼロでない値をもつことが考えられる．この時ビームの広がりも考慮した撮像行列 $\mathbf{G}$ として，$\mathbf{I}=\mathbf{G}^{-1}\mathbf{d}$ とするような超音波ビームの広がりを補正した画像再構成を行う方法も考えうる．

② 画素の存在する場所にある生体の物性値と，画素値の対応に関して，リングエコーと従来型超音波エコーではどのような違いが生じるかを説明せよ．

解答例）

従来型超音波エコーでは，音響陰影に伴うアーチファクトが存在するので，必ずしも画素値はその場の生体の物性値を反映している訳ではない．このため，撮像条件（プローブの傾け方）などの相違によって画素値は変化することがある．ただし後方陰影は反射や減衰が大きく，かつ構造寸法が小さいものの視認性を良くする効果もある．超音波CTでは減衰率分布像を用いることで，そのような反射や減衰が大きく異なる領域を検出することが可能である．

第9章 章末問題

① 光電効果，コンプトン効果，電子対生成

② 陽電子（またはポジトロン）γ 線のエネルギーは511 keVで，2個生成する．

第10章 章末問題

① 発火部位(1)：②

発火部位(2)：①

② [1] コイルとコンデンサの両端の電圧は等しいので，これを v とおくと，

$$v=L\frac{di_L}{dt} \tag{1.1}$$

また，コンデンサに流れる電流を i_C とおくと

$$i_C=C\frac{dv}{dt} \tag{1.2}$$

抵抗，ダイオードには電流が流れないのでキルヒホッフの第一法則より

$$i_L+i_C=0 \tag{1.3}$$

式(1.1)～(1.3)より，

$$L\frac{d^2i_L}{dt^2}+\frac{i_L}{C}=0 \tag{1.4}$$

[2] (1.4)式は単振動の式である．$i_L=e^{\lambda t}$ とおき式(1.4)に代入すると，

$$L\lambda^2e^{\lambda t}+\frac{1}{C}e^{\lambda t}=0 \tag{2.1}$$

上式が満たされるためには

$$L\lambda^2+\frac{1}{C}=0 \tag{2.2}$$

すなわち

$$\lambda=\pm i\frac{1}{\sqrt{LC}}\equiv\pm i\omega \tag{2.3}$$

となる．ただし $\omega=\frac{1}{\sqrt{LC}}$ とした．したがって $e^{i\omega t}$ ならびに $e^{-i\omega t}$ が特殊解となる．一般解は

$$i_L=Ae^{i\omega t}+Be^{-i\omega t} \tag{2.4}$$

である．ただし A と B は任意定数である．$t=0$ において $i_L=0$，$v=L\frac{di_L}{dt}=V_0$ であるので

$$A+B=0 \tag{2.5}$$

$$i\omega(A-B)=\frac{V_0}{L} \tag{2.6}$$

$$A=-B=\frac{V_0}{2i}\sqrt{\frac{C}{L}} \tag{2.7}$$

$$i_L=V_0\sqrt{\frac{C}{L}}\left(\frac{e^{i\omega t}-e^{-i\omega t}}{2i}\right)$$

$$=V_0\sqrt{\frac{C}{L}}\sin\frac{t}{\sqrt{LC}} \tag{2.8}$$

$$v = L\frac{di_L}{dt} = V_0 \cos\frac{t}{\sqrt{LC}} \tag{2.9}$$

$$t_1 = \frac{\pi}{2}\sqrt{LC} \tag{2.10}$$

[3] オームの法則より

$$v = Ri_R \tag{3.1}$$

また，キルヒホッフの第一法則より

$$i_C + i_R + i_L = 0 \tag{3.2}$$

が成り立つので，式(1.1)，(1.2)，(3.1)を用いて

$$C\frac{d^2v}{dt^2} + \frac{1}{R}\frac{dv}{dt} + \frac{v}{L} = 0 \tag{3.3}$$

[4] 式(3.3)より，$v = e^{\lambda t}$ とおくと特性方程式は

$$\varnothing(\lambda) \equiv C\lambda + \frac{1}{R}\lambda + \frac{1}{L} = 0 \tag{4.1}$$

$L > 4R^2C$ が成り立つので式(4.1)は 2 実根 $\lambda_1 = -\alpha + \beta$，$\lambda_2 = -\alpha - \beta$ をもつ．ただし $\alpha = \frac{1}{2RC}$，$\beta = \sqrt{\frac{1}{(2RC)^2} - \frac{1}{LC}}$ とおいた．一般解は

$$v = Ae^{\lambda_1 t} + Be^{\lambda_2 t} \tag{4.2}$$

となる．A および B は任意定数である．$t_1 \leq t$ では式(1.2)，(3.2)より

$$\frac{dv}{dt} = -\frac{i_L + i_R}{C} \tag{4.3}$$

式(2.8)，(2.9)より $t = t_1$ において $i_L = V_0\sqrt{\frac{C}{L}}$，$i_R = 0$，$v = 0$ であることから

$$Ae^{\lambda_1 t_1} + Be^{\lambda_2 t_1} = 0 \tag{4.4}$$

$$A\lambda_1 e^{\lambda_1 t_1} + B\lambda_2 e^{\lambda_2 t_1} = -\frac{V_0}{\sqrt{LC}} \tag{4.5}$$

ただし A，B 任意定数である．式(4.4)，(4.5)による連立方程式を解き，以下の解を得る．

$$v = -2V_0 R\sqrt{\frac{C}{L - 4R^2C}} \exp\left(-\frac{t - t_1}{2RC}\right) \sin h\left(\sqrt{\frac{1}{(2RC)^2} - \frac{1}{LC}} \cdot (t - t_1)\right) \tag{4.6}$$

$$
\begin{aligned}
i_L &= -C\frac{dv}{dt} - \frac{v}{R} \\
&= V_0\sqrt{\frac{C}{L-4R^2C}}\exp\left(-\frac{t-t_1}{2RC}\right) \\
&\quad \times\left[\sqrt{1-\frac{4R^2C}{L}}\cos h\left(\sqrt{\frac{1}{(2RC)^2}-\frac{1}{LC}}\cdot(t-t_1)\right)\right. \\
&\qquad \left. +\sin h\left(\sqrt{\frac{1}{(2RC)^2}-\frac{1}{LC}}\cdot(t-t_1)\right)\right] \qquad (4.7)
\end{aligned}
$$

第11章　章末問題

① 脳の構造の特徴を ゆたか に説明せよ．

解答例）

脳は，数百億ものニューロンがその軸索や樹状突起で結合して，これを構成している．皮質などの部分ではニューロンが層構造を作っている．層ではなく，ランダムなところもある．体の各部での刺激を感じたり，体の各部を動かしたりする脳の各部位は，体のつながり具合をそのまま写し取った並びをしている．また刺激の性質，たとえば視覚刺激で水平な横線や少し傾いた横線，もっと傾いた横線，…に対応する脳の反応部位は，刺激のこの順番をなぞるように並んでいることも多い．これらはトポグラフィック・マッピングと呼ばれ，脳のつながりの構造の特徴を反映している．

② ホジキン・ハクスレー方程式の意味と特徴を説明せよ．

解答例）

式のうち，式(11.1)は細胞膜を流れる電流 I （左辺）が，コンデンサとしての細胞膜を流れる変位電流（右辺第 1 項）と，非線形に開いたり閉じたりするイオンチャネルを流れるイオンによる電流（第 2，3 項），および漏れ電流（第 4 項）の和で表されることを示している．そして，イオンチャネルの開閉の確率は，式(11.2)～式(11.4)のような非線形な式によって表されていて，複雑である．しかし，式(11.1)はカリウムのチャネルがその開閉確率の 4 乗に比例する電流を流し（第 2 項），ナトリウムチャネルは 2 種類のチャネルの開閉確率のそれぞれ 3 乗と 1 乗に比例する電流を流すことを意味している．図 11.7B の立ち上がりの曲線（A 曲線）の曲がり具合が，前者（4 乗）を表している．このような実験の精密な解析と検討から，これらの式が生み出された．

第12章　章末問題

① パターン情報表現，パターン情報処理とは何か，説明せよ．

解答例）

パターン情報表現とは，たくさんのニューロンが発火頻度の分布（パターン）として情報を表していることを指す．パターン情報処理とは，たくさんのニューロンによって表現されたパターンが全体として協力しながら出力を生み出す処理を指す．これらは，1 ビット（1 つの“1”や“0”）に意味があってそれを操作する普通のコンピュータの表現（シンボル情報表現）や処理（シンボル情報処理）とは異なる．

② 連想記憶の動作をパーソナルコンピュータ上で体験せよ．

（エクセルで遊んでみてください）

③ 11 章で述べた視覚刺激（水平線など）に対してトポグラフィック・マッピングが生じる機構の説明を試みよ．

解答例）

12.4 節で自己組織化マップ（SOM）の説明がなされた．興奮性の結合だけでなく，抑制性の結合が存在して側抑制があると，SOM の機能が実現される．特にたくさんのニューロンが存在するとき，情報が意味のあるかたちでニューロンの空間にマップされる．たとえば，似た使われ方をする単語は，位置的に近いニューロンの発火で表現されることがわかった．水平線，少し傾いた水平線，もっと傾いた水平線，…といった視覚刺激も，実際の生活でそれが見える状況が似ているといえるだろう．その結果，近い情報が近い位置のニューロンにマップされる，と考えることができる．

索引
INDEX

記号・式関連

数字・欧文

数字

A～C

D～F

G～I

J～N

O～S

T~Z

和文

あ行

か行

さ行

た行

な行

は行

ま行

や行

ら行

■教科書編集委員会（執筆順）

※所属は執筆時のもの

古川　克子　東京大学大学院工学系研究科機械工学専攻/バイオエンジニアリング専攻

高木　　周　東京大学大学院工学系研究科機械工学専攻/バイオエンジニアリング専攻

原田香奈子　東京大学大学院工学系研究科機械工学専攻/バイオエンジニアリング専攻/東京大学大学院医学系研究科疾患生命工学センター

田畑　　仁　東京大学大学院工学系研究科バイオエンジニアリング専攻/電気系工学専攻

佐久間一郎　東京大学大学院工学系研究科精密工学専攻/バイオエンジニアリング専攻/医療福祉工学開発評価研究センター

東　　　隆　株式会社 Lily MedTech

廣瀬　　明　東京大学大学院工学系研究科電気系工学専攻/バイオエンジニアリング専攻

高橋　浩之　東京大学大学院工学系研究科総合研究機構/バイオエンジニアリング専攻

関野　正樹　東京大学大学院工学系研究科電気系工学専攻/バイオエンジニアリング専攻

■正誤表・更新情報

https://www.yodosha.co.jp/textbook/book/5329/index.html

本書発行後に変更，更新，追加された情報や，訂正箇所のある場合は，上記のページ中ほどの「正誤表・更新情報」を随時更新しお知らせします．

■お問い合わせ

https://www.yodosha.co.jp/textbook/inquiry/other.html

本書に関するご意見・ご感想や，弊社の教科書に関するお問い合わせは，上記のリンク先からお願いします．

これからのバイオエンジニアリング

機械・電気・計測・情報を学ぶ人のための生命科学入門

2022年10月20日　第1刷発行

編　集　東京大学バイオエンジニアリング教科書編集委員会

発行人　一戸敦子

発行所　株式会社　羊　土　社

〒101-0052
東京都千代田区神田小川町2-5-1
TEL　03（5282）1211
FAX　03（5282）1212
E-mail　eigyo@yodosha.co.jp
URL　www.yodosha.co.jp/

ISBN978-4-7581-2122-4

装　幀　トップスタジオデザイン室（轟木亜紀子）

印刷所　株式会社加藤文明社印刷所